DIE MUSKELBIBEL

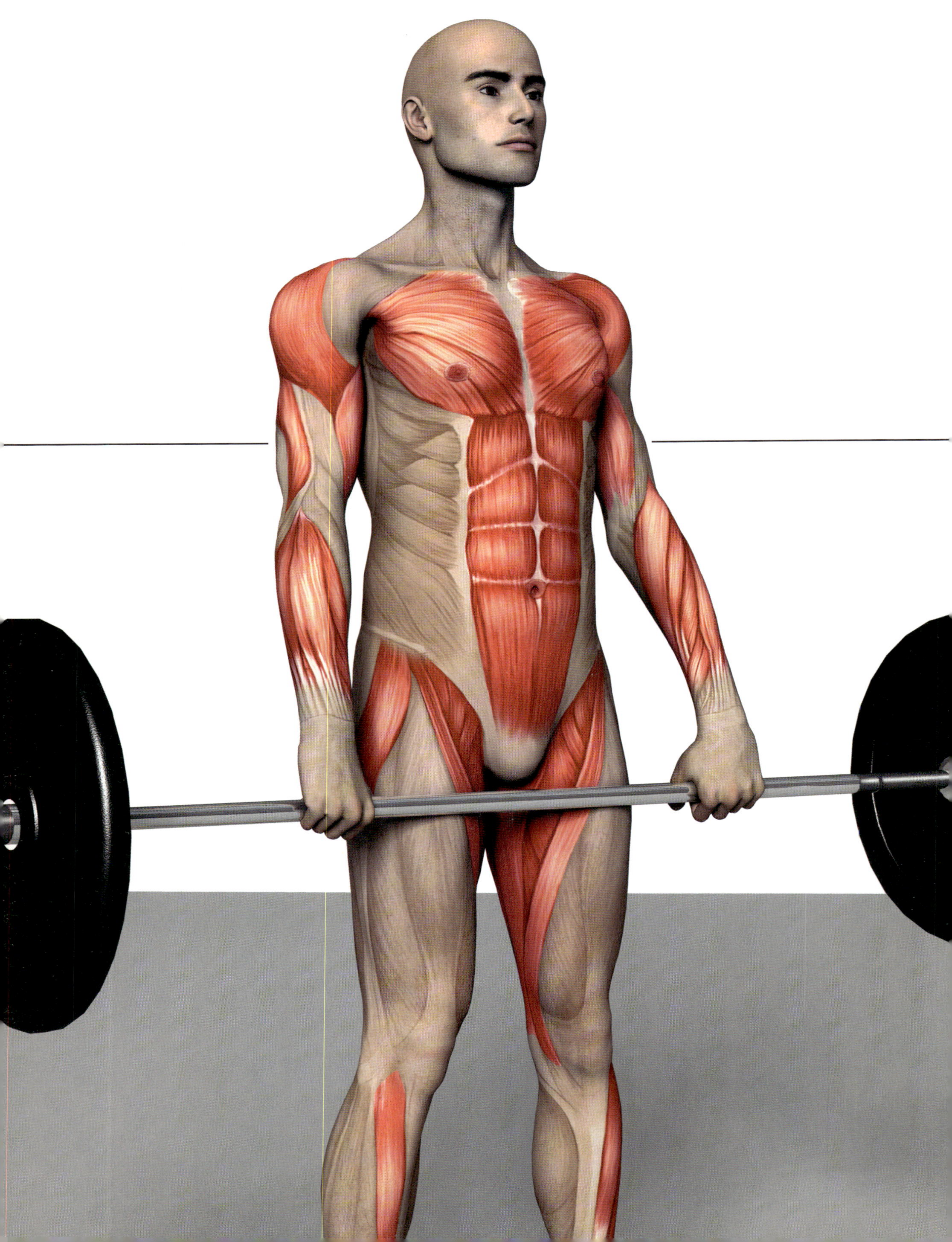

südwest

DIE MUSKELBIBEL

PAT MANOCCHIA

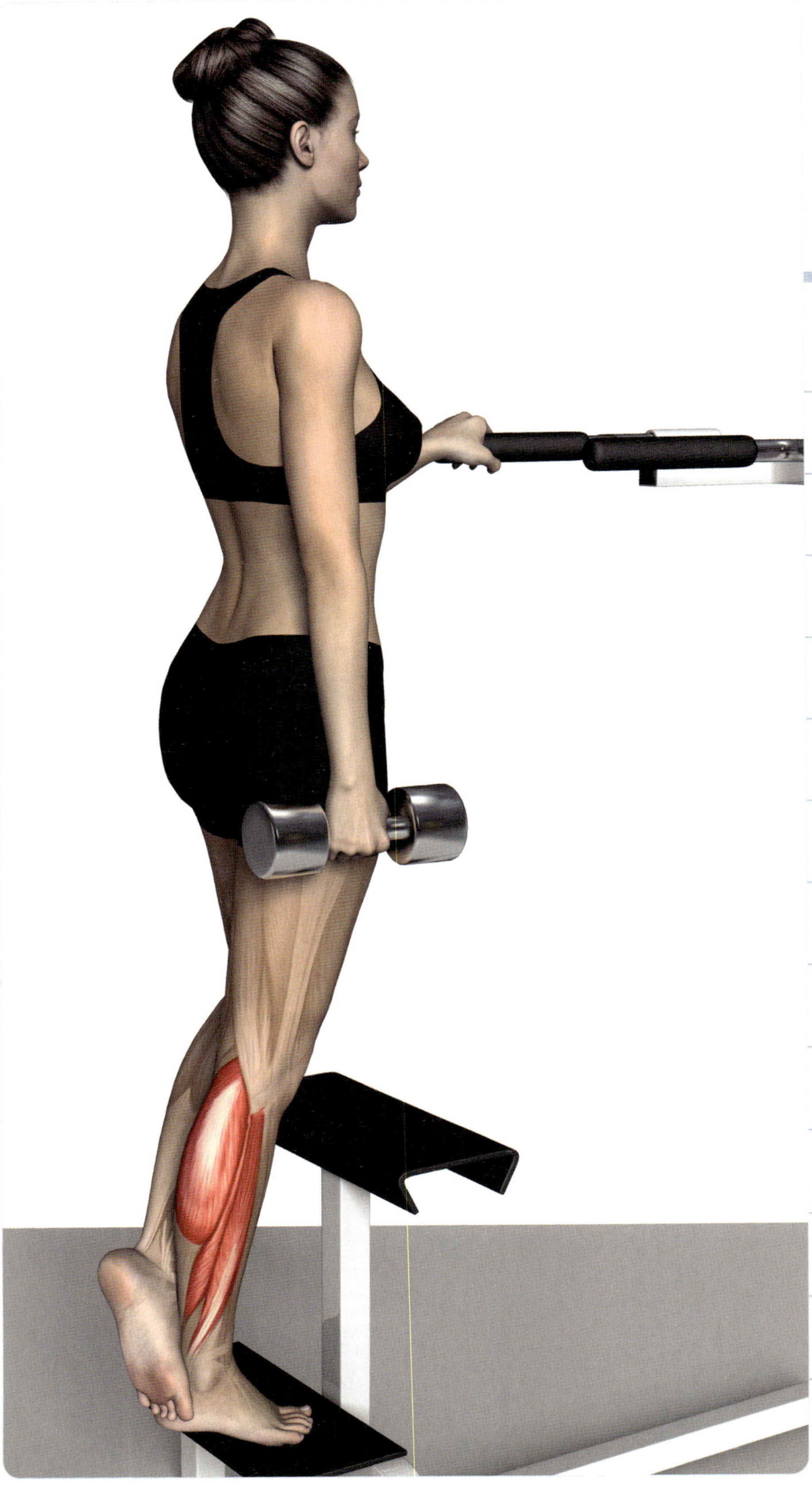

Inhalt

ISBN: 978-3-517-08264-6

Originaltitel: Anatomy of Exercise

Das vorliegende Buch ist eine Übersetzung des im Original bei Hylas Publishing LLC, 129 Main Street, Suite C, Irvington, New York 10533, USA erschienenen Buches.

Umschlaggestaltung: R.M.E Eschlbeck / Kreuzer / Botzenhardt
Übersetzung und Producing: Markus Hederer, Mainz
Lektorat: Karin Schulze-Langendorff, Hünstetten
DTP und Herstellung: K.Design, Wiesbaden
Fotograf: Robert Wright
Design und Illustrationen: Marian Purcell, Pleum Chenaphun, Lee Bartow, Terry Egusa
Art Director: Gus Yoo
Models: Mark Tenore, Sydney Foster

Printed in Slovakia by Neografia a. s., Martin

9817 2635 4453 62

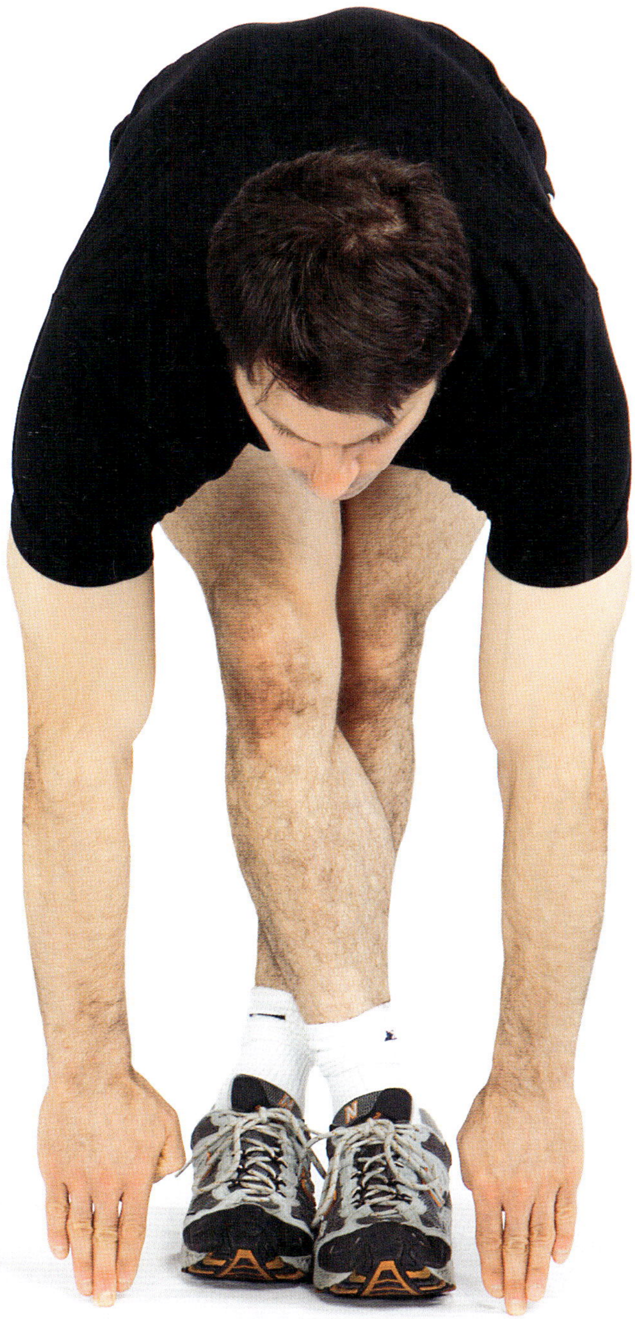

EINLEITUNG

Muskeltraining hat viele sinnvolle Wirkungen und Nebenwirkungen. Es steigert Ihre Muskelkraft, sodass Sie mit mehr Muskelkraft pro Kilogramm Körpergewicht leichter durchs Leben gehen. Obendrein sehen Sie mit mehr Muskeln besser aus, denn Ihr Körper wirkt straffer und Ihre Haltung verbessert sich enorm. Schmerzen können Sie lindern, sogar verschwinden lassen und dafür sorgen, dass sie nicht mehr auftauchen, wenn Ihre Muskeln ausgeglichen stark sind. Knochen, Sehnen, Gelenke und Bänder werden stärker und Sie beugen Osteoporose vor. Ihre Leistungsfähigkeit im Sport, im Beruf und im Alltag steigt und Sie bleiben auch als älterer Mensch stark und vital. Kurz gesagt: Krafttraining steigert Ihre Lebensqualität!

Einen Muskel trainieren

Wenn ein Muskel sich auf Befehl aus dem Gehirn zusammenzieht, dann gleiten in seiner Struktur sogenannte Filamente ineinander wie zwei Kämme, die man aufeinandersteckt. Der Muskel wird kürzer, zieht an der Sehne, die zieht am Knochen und das Gelenk bewegt sich – vereinfacht dargestellt. Unsere Muskeln haben aber eine weitere hervorragende Eigenschaft: Man kann ihre Leistung steigern, sie sind trainierbar. Dazu ist notwendig, dass man einen Muskel über längere Zeit einer ausreichend hohen Spannung aussetzt, sodass er gezwungen ist, darauf zu reagieren. Man kann sich das so vorstellen: Ein bestimmter Widerstand benötigt eine bestimmte Menge Muskelfasern eines Muskels, die vom Gehirn aus eingeschaltet werden, um ihn zu überwinden. Je größer der Widerstand, desto mehr Muskelfasern sind im Einsatz, umso weniger können sich aber auch Fasern erholen, die gerade abgeschaltet wurden, bevor sie wieder an der Reihe sind. Dauert der Widerstand an oder wird er gar stärker, ist bald der Punkt erreicht, an dem keine aktiven Fasern mehr zur Verfügung stehen. Der Muskel greift nun auf Fasern zurück, die normalerweise nie eingesetzt werden. Sie sind schwach und schnell verbraucht (der Muskel ist nun erschöpft und muss aufgeben), gehören aber ab sofort zu den aktiven Fasern dazu, wenn der Widerstand bald wieder auftritt. So wirkt Muskeltraining: Die Leistungsfähigkeit (Kraft) eines Muskels steigt, indem er gezwungen wird, mehr Fasern aktiv zu halten.

Wie oft? Wie lange?

In diesem Buch werden eine Menge Übungen vorgestellt, die gut dafür geeignet sind, die Muskulatur des ganzen Körpers ausgewogen zu trainieren. Nun stellen sich aber ein paar Fragen, die wir an dieser Stelle gerne beantworten.

Welche und wie viele Übungen soll ich wählen?

Am besten aus jeder vorgestellten Körperregion (Beine und Hüfte, Rücken, Brust, Schultern, Arme, Körperzentrum) je zwei, also pro Trainingseinheit nicht mehr als zwölf Übungen, die Sie ruhig über einen längeren Zeitraum (mindestens sechs Wochen) anwenden. Danach können Sie je zwei neue Übungen ins Training einbauen und damit zwei alte ersetzen.

Wie hoch soll der Widerstand sein?

Wenn Sie den Widerstand verändern können, dann wählen Sie ihn so hoch, dass Sie zwischen acht und zehn Wiederholungen die Bewegung nicht mehr technisch richtig ausführen können.

Wie hoch soll die Bewegungsgeschwindigkeit sein?

Langsam. Bewährt hat sich folgendes Muster: Verwenden Sie für den Hinweg vier Sekunden, halten Sie in der Endstellung zwei Sekunden inne und kehren Sie dann über vier Sekunden wieder in die Ausgangsstellung zurück. Arbeiten Sie zu keiner Zeit mit Schwung oder plötzlichen Intensitätssteigerungen.

Wie oft soll ich eine Übung machen?

Machen Sie zunächst einmal in einer Trainingseinheit einen Satz (Satz = vom Beginn der ersten bis zum Ende der letzten Wiederholung einer Übung), dann wechseln Sie zur nächsten. Erst wenn Sie damit keinen Leistungszuwachs mehr erzielen und einen Muskel gesondert fordern möchten, erhöhen Sie die Anzahl der Sätze.

Wie oft soll ich trainieren?

Das hängt von Ihren Zielen ab. Beachten Sie aber, dass ein Muskel, den Sie belastet haben, 48 Stunden braucht, um sich zu erholen und so kräftiger werden zu können. Für Fitnesssportler sind zwei Trainingseinheiten in der Woche mit je etwa zwölf Übungen absolut ausreichend. Leistungssportler, Hochleistungssportler und Bodybuilder gehen in bestimmten Phasen jeden Tag an die Geräte, achten dabei aber auf das richtige Maß von Belastung und Erholung einzelner Muskeln und Muskelgruppen.

Die hier vorgestellte Methode ist für Einsteiger und Fitnesssportler gut geeignet. Es gibt selbstverständlich zahlreiche andere, die sich bewährt und durchaus ihre Berechtigung haben. Wer tiefer ins Krafttraining einsteigt, wird ihnen begegnen.

OBERKÖRPER VORNE

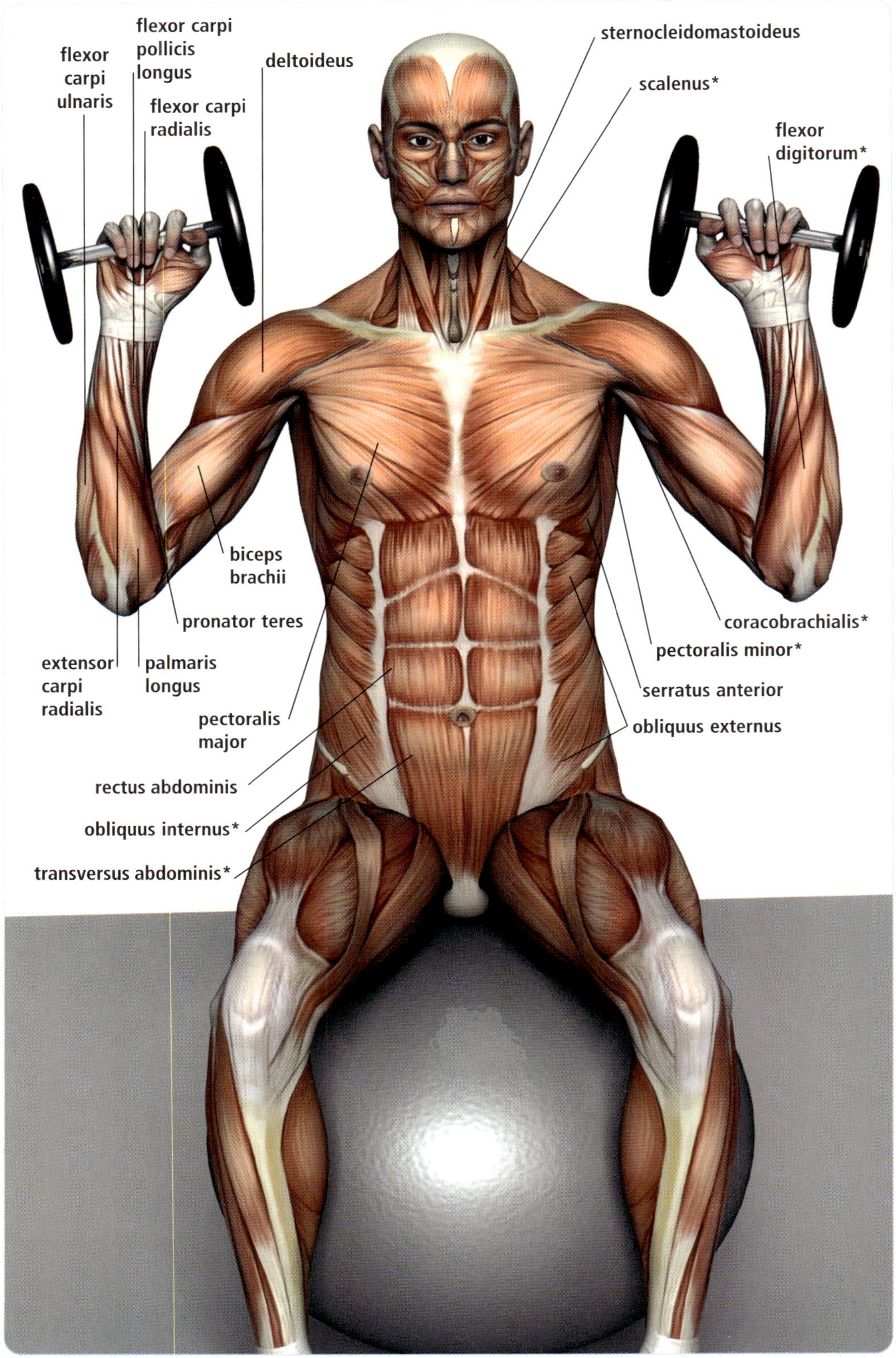

LEGENDE

* steht für tiefe Muskulatur.

OBERKÖRPER HINTEN

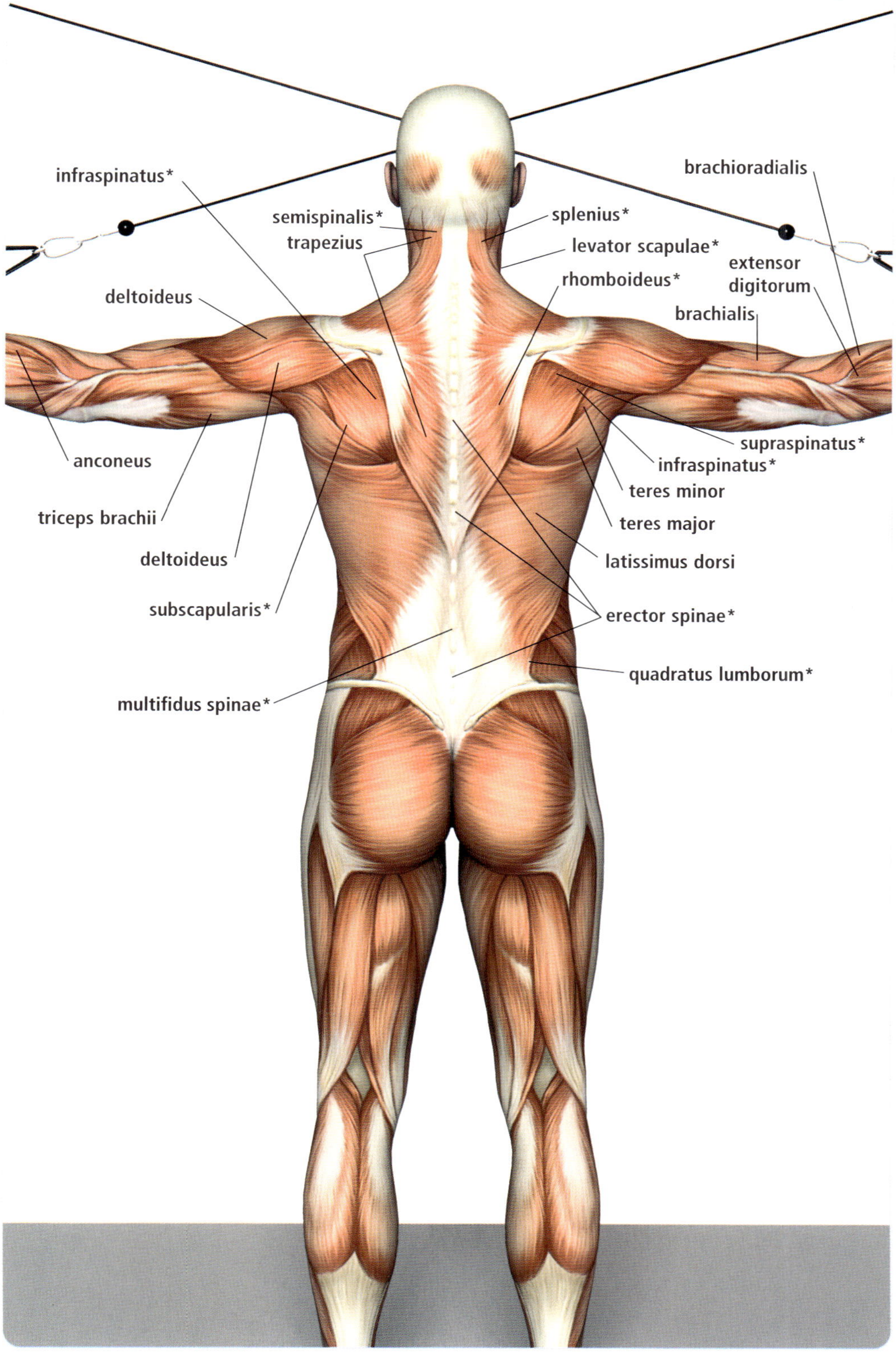

LEGENDE

* steht für tiefe Muskulatur.

UNTERKÖRPER VORNE

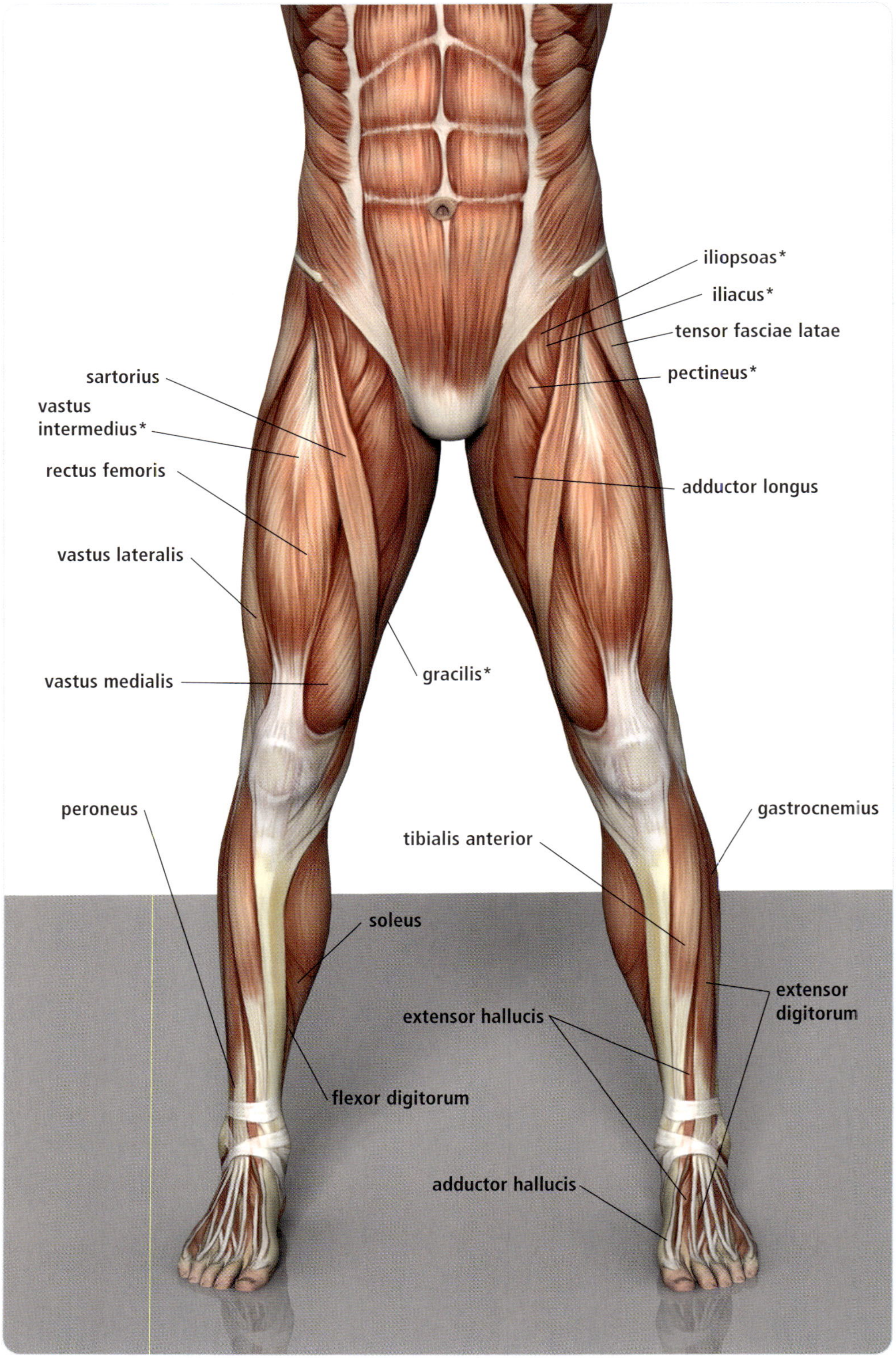

LEGENDE

* steht für tiefe Muskulatur.

UNTERKÖRPER HINTEN

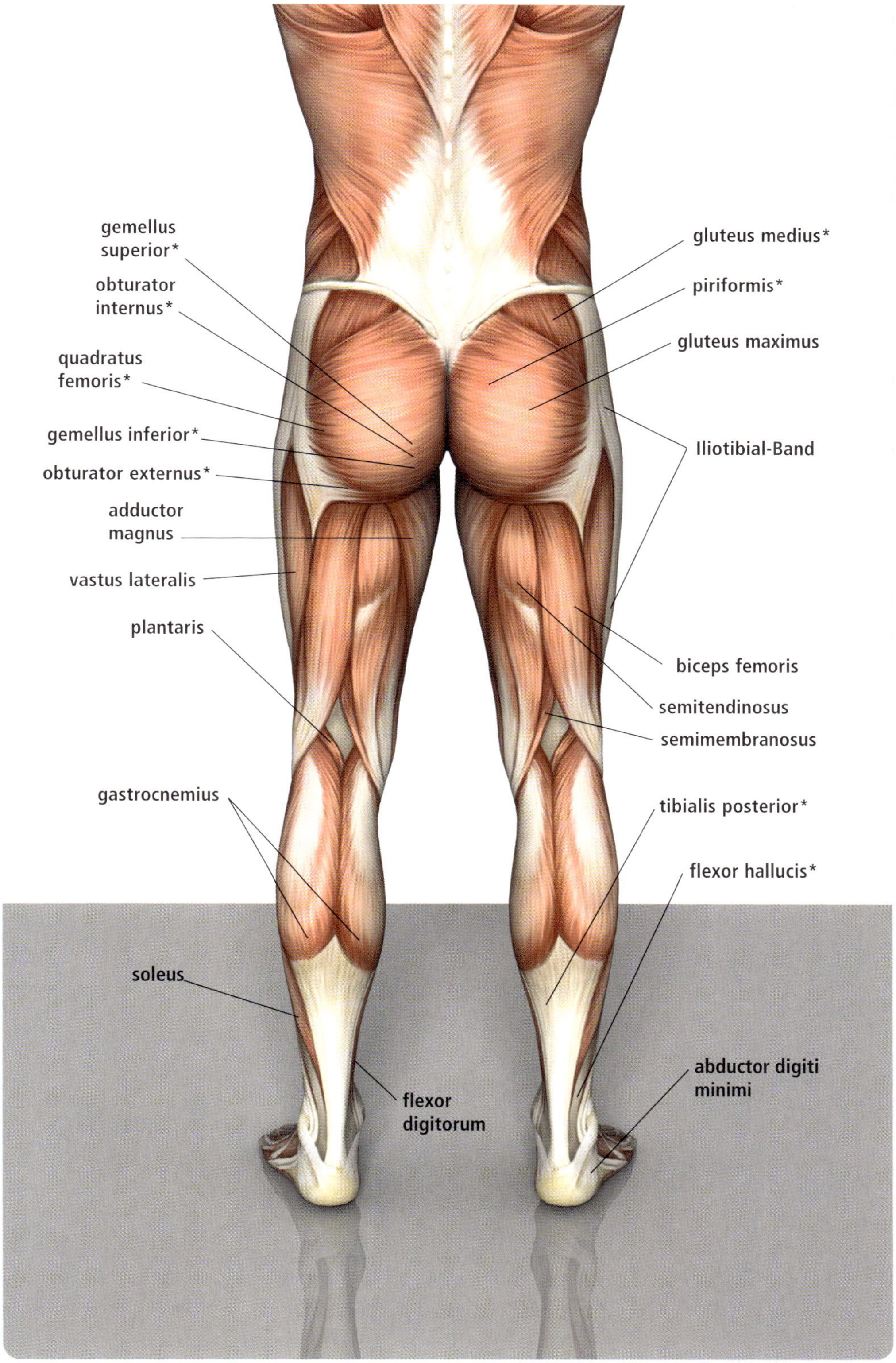

LEGENDE

* steht für tiefe Muskulatur.

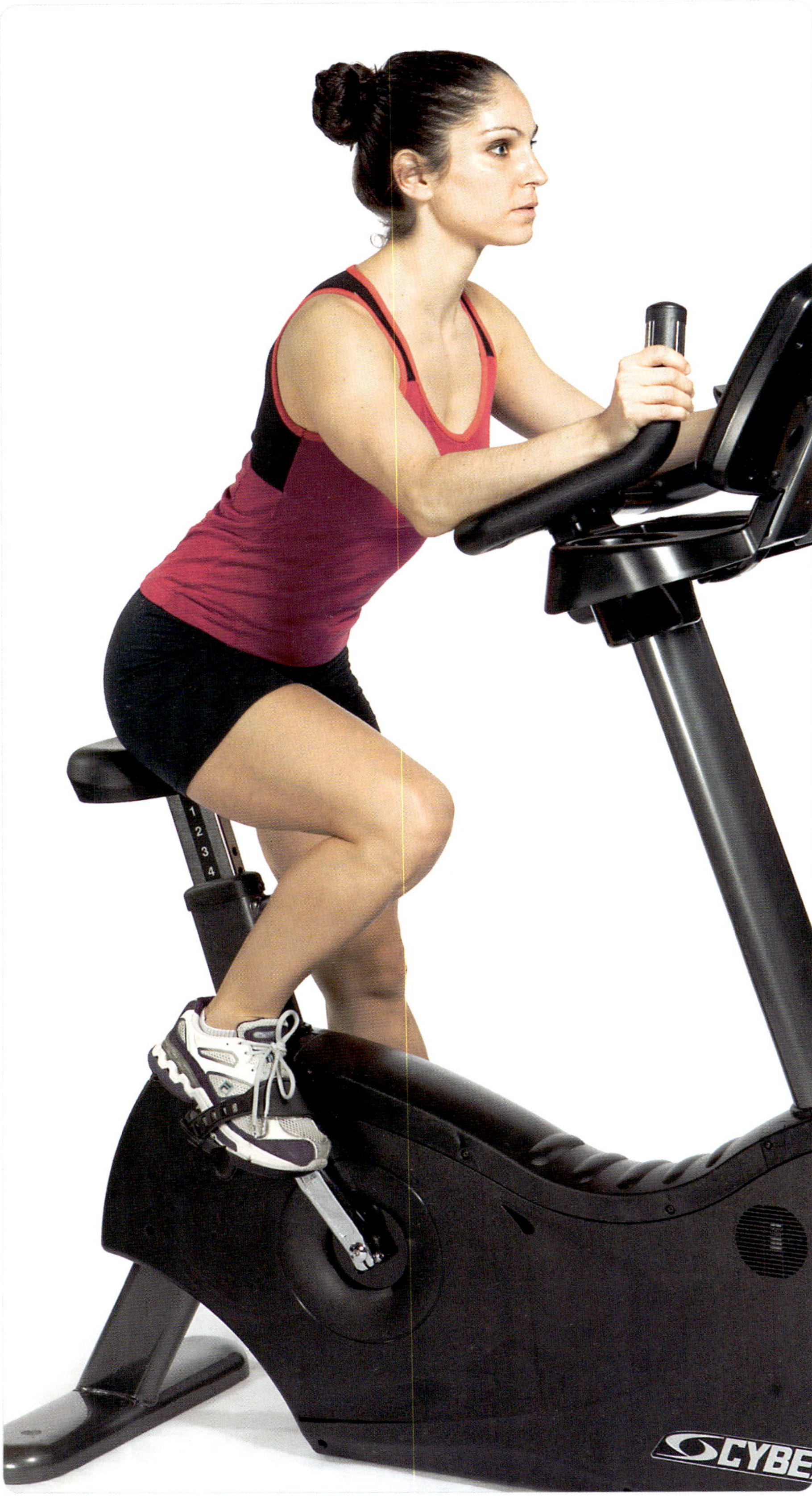
CYBE

AUFWÄRMEN

Das Absolvieren von Aufwärmübungen hat immer zum Ziel, die Herzfrequenz zu erhöhen, damit mehr Blut durch Adern und Venen strömen kann. Durch die Bewegung steigt obendrein die Körpertemperatur. Ergebnis dieser Prozesse ist eine Steigerung der Leistungsfähigkeit: Sauerstoff- und nährstoffreiches Blut steht den Muskeln für ihre Arbeit zur Verfügung, die erhöhte Temperatur begünstigt die Stoffwechselaktivität und Bänder, Sehnen und Gelenke sind bewegungsbereit.

Es gibt viele effektive Aufwärmmethoden – die hier beschriebenen sind nur einige davon. Wichtig ist aber stets: Wärmen Sie sich vor jeder Belastung, vor jedem Krafttraining auf, um den größtmöglichen Nutzen daraus zu ziehen und die Verletzungsgefahr zu minimieren.

LAUFEN

Ausgangsposition: Stand mit leicht gebeugten Knien und fast geschlossen Füßen, die sich direkt unter der Hüfte befinden. Halten Sie Ihre Wirbelsäule in einer neutralen Position mit aufrechtem Kopf und Oberkörper.

Aktion: Auch wenn Laufen alltäglich erscheint, ist es dennoch wichtig, sich die richtige Technik anzueignen und sie oft zu überprüfen, um stets den größtmöglichen Nutzen daraus zu ziehen. Verlagern Sie also Ihr Körpergewicht nach vorne und rollen Sie den Fuß auf den Fußballen, dabei die Ferse hebend. Das Schwungbein führen Sie gleichzeitig nach vorne und drücken sich vom Ballen des Standbeines ein wenig ab, eine Flugphase entsteht. Fangen Sie nun Ihren Körper auf dem Fußballen des Schwungbeines direkt unter dem Körperschwerpunkt landend ab und setzen Sie den Fuß auf. Danach beginnt der Bewegungsablauf von vorne.

Bewegungsablauf: Ihr Körperschwerpunkt (etwa im Zentrum Ihrer Hüfte befindlich) bewegt sich möglichst horizontal vorwärts. Beine und Füße alternieren direkt unter dem Körperschwerpunkt durch sich ständig wiederholende Aktionen.

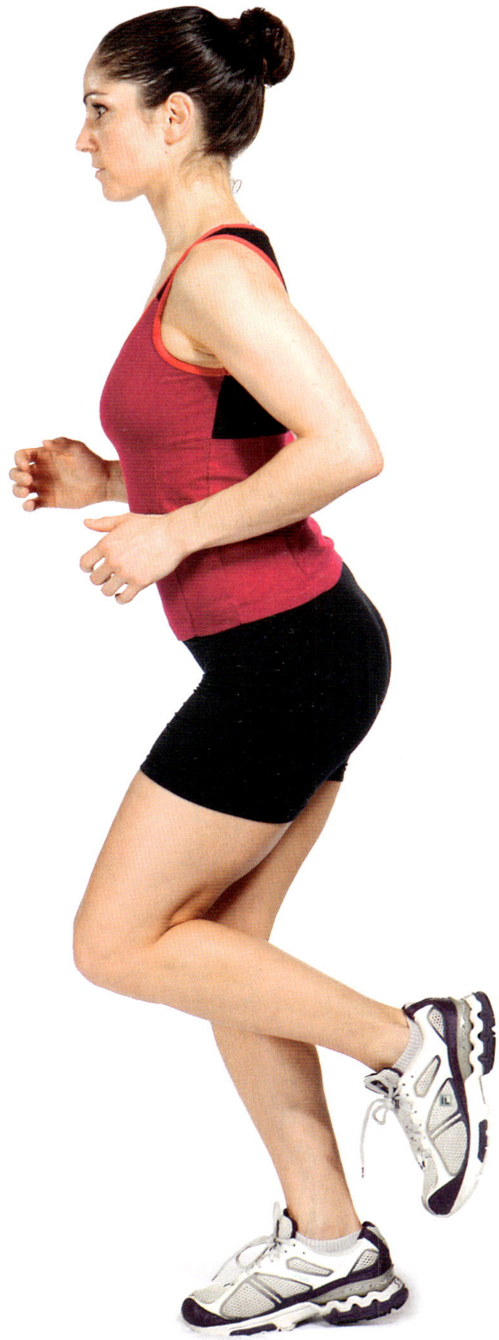

STABILISATION
- Halten Sie Ihre Wirbelsäule in neutraler Position, die Schultern sind entspannt.
- Heben Sie Kopf und Kinn.
- Beugen Sie Ihre Arme leicht in eine angenehme Haltung.

WICHTIG!
- Die Füße berühren den Boden zum Landen stets mit ihrer vorderen Hälfte direkt unter dem Körperschwerpunkt.
- Im Profil betrachtet, haben Sie eine S-Form.
- Die Schritte guter Läufer hört man kaum.
- Ein gleichmäßiger Rhythmus ist sehr hilfreich.

VERMEIDEN SIE,
- vorwärts zu kommen, indem Sie Ihre Knie strecken und vor Ihrem Körperschwerpunkt landen,
- den Boden mit den Fersen zu berühren,
- vertikale Bewegungen Ihres Körperschwerpunktes.

SPRUNGSEIL

Ausgangsposition: Stand mit leicht gebeugten Knien und fast geschlossenen Füßen, die sich direkt unter der Hüfte befinden. Halten Sie Ihre Wirbelsäule in einer neutralen Position mit aufrechtem Kopf und Oberkörper. Schauen Sie nach vorne. Fassen Sie die Seilgriffe. Ihre Ellenbogen sind leicht gebeugt und die Handinnenflächen zeigen nach vorne. Das Seil ist hinter Ihren Fersen.

Aktion: Beugen Sie Ihre Knie leicht und rotieren Sie mit Ihren Handgelenken so, dass das Seil nach hinten oben über Ihren Kopf schwingt. In der Abschwungphase des Seils ziehen Sie es mit den Handgelenken nach unten, dazu drehen sich auch Ihre Handinnenflächen nach vorne. Auf diese Weise schwingt das Seil zum Boden hinab, direkt vor Ihre Füße. Springen Sie leicht ab, damit das Seil durchschwingen kann.

Bewegungsablauf: Ihr ganzer Körper bewegt sich gleichzeitig vertikal auf und ab, während Ihre Handgelenke vorwärts rotieren.

STABILISATION

- Halten Sie den Brustkorb aufrecht und die Wirbelsäule neutral.
- Ihre Sprunggelenke, Knie und die Hüfte sind locker gespannt.

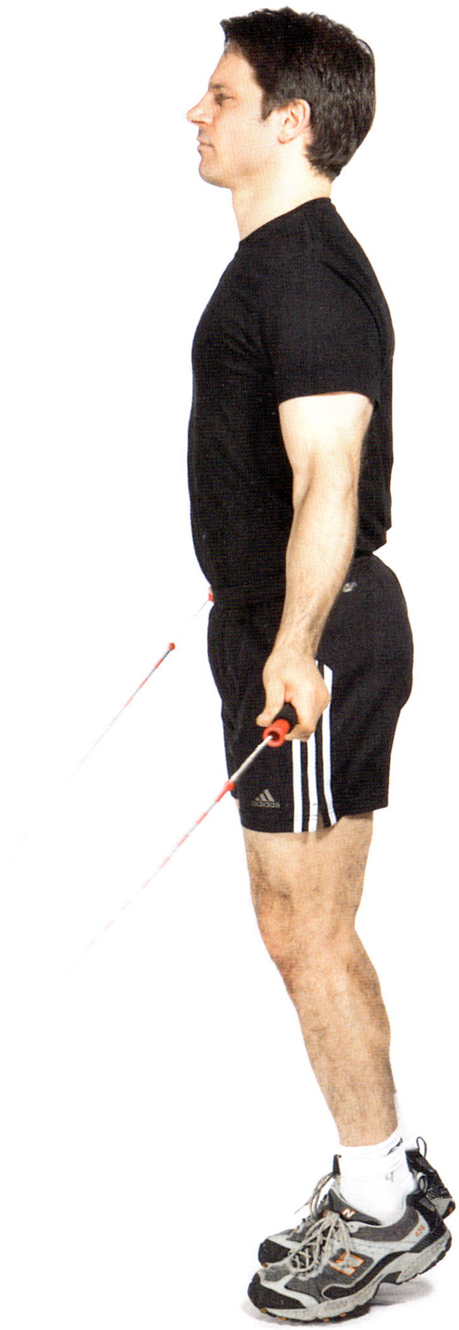

WICHTIG!

- Sprunggelenke, Knie und Hüfte beugen sich mit gleicher Amplitude.
- Eine federnde Bewegung
- Eine kurze Kontaktzeit der Füße, stets auf den Ballen landend
- Die Spannung des Seiles bleibt stets erhalten.
- Die Sprünge sind durch die weiche Landung kaum zu hören.

VERMEIDEN SIE,

- dass Ihre Fersen den Boden berühren,
- dass Ihre Arme sich allzu sehr bewegen,
- zu große Amplituden im Knie- und Sprunggelenk.

FAHRRAD

Ausgangsposition: Sie sitzen auf einem Fitness-Fahrrad mit nach vorn geneigtem Oberkörper und stützen sich mit den Händen und/oder den Ellenbogen ab. Stellen Sie zuvor den Sitz so ein, dass Sie das nach unten aktive Bein im Umkehrpunkt bei waagerechter Hüfte nicht ganz strecken können. Das Schwungbein ist gebeugt und befindet sich mit dem Knie nahe dem Rumpf.

Aktion: Strecken Sie ein Knie und treten Sie in die Pedale, während Sie gleichzeitig den anderen Fuß nach oben ziehen und so fort.

Bewegungsablauf: Ihre Sprunggelenke vollführen eine wiederkehrende Kreisbewegung unterhalb und vor dem Körperschwerpunkt. Knie und Hüfte pumpen durch Beugen zum Rumpf und Strecken vom Rumpf weg.

STABILISATION

- Halten Sie Ihre Wirbelsäule in neutraler Position. Ihre Schultern sind entspannt.

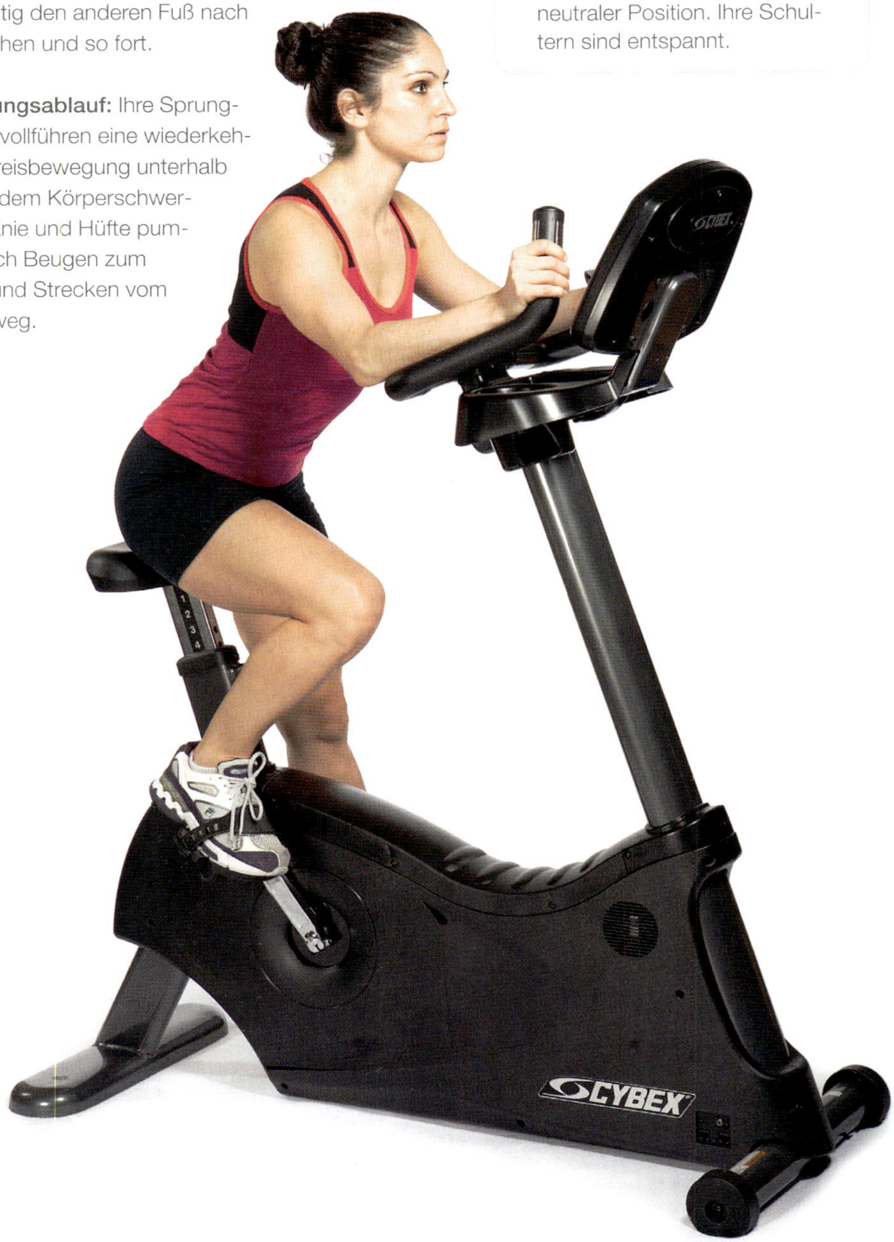

WICHTIG!

- Eine gleichmäßige Bewegung beider Beine
- Kopf und Wirbelsäule bleiben in Position.

VERMEIDEN SIE,

- Ihren Rücken und/oder die Schultern zu beugen,
- sich nur auf das Strecken der Knie und Hüfte zu konzentrieren,
- eine falsche Sitzposition, die es den Beinen nicht erlaubt, sich genügend zu strecken.

RUDERN

Ausgangsposition: Sie sitzen mit fixierten Füßen so auf dem Rudergerät, dass Ihre Wirbelsäule möglichst vertikal und Ihr Becken gekippt ist. Beugen Sie Ihre Knie und fassen Sie die Griffe.

1

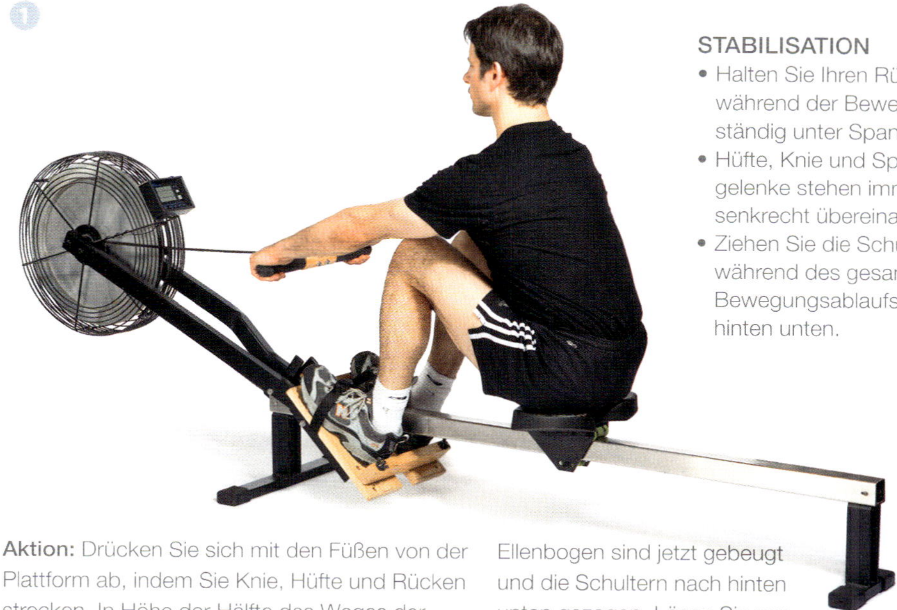

STABILISATION

- Halten Sie Ihren Rücken während der Bewegung ständig unter Spannung.
- Hüfte, Knie und Sprunggelenke stehen immer senkrecht übereinander.
- Ziehen Sie die Schultern während des gesamten Bewegungsablaufs nach hinten unten.

Aktion: Drücken Sie sich mit den Füßen von der Plattform ab, indem Sie Knie, Hüfte und Rücken strecken. In Höhe der Hälfte des Weges der Kniestreckung befindet sich die Wirbelsäule lotrecht zum Boden und die Ellenbogen sind leicht gebeugt, während Sie die Griffe zur Mitte des Rumpfes ziehen. Beenden Sie die Zugbewegung, wenn Ihre Knie gestreckt sind, sich die Wirbelsäule 5 bis 10 Grad hinter der Lotrechten befindet und der Griff Ihren Rumpf berührt. Ihre Ellenbogen sind jetzt gebeugt und die Schultern nach hinten unten gezogen. Lösen Sie nun die Spannung auf, indem Sie die Knie beugen, die Arme strecken und mit dem Rumpf wieder nach vorne kippen, bis sich die Hände über den Sprunggelenken befinden. Atmen Sie ein, wenn Sie ziehen, und aus, wenn Sie nachgeben.

WICHTIG!

- Bewegen Sie Sprunggelenke, Knie, Hüfte, Schultern und Ellenbogen alle gleichzeitig.
- Ihre Unterarme bleiben stets horizontal.
- Kopf und Brust halten Sie hoch und aufrecht.

VERMEIDEN SIE,

- einen runden Rücken,
- ausladende Bewegungen Ihrer Wirbelsäule, egal, in welche Richtung,
- ein asynchrones Bewegungsmuster,
- dass Ihre Knie sich entweder nach innen oder nach außen bewegen.

2

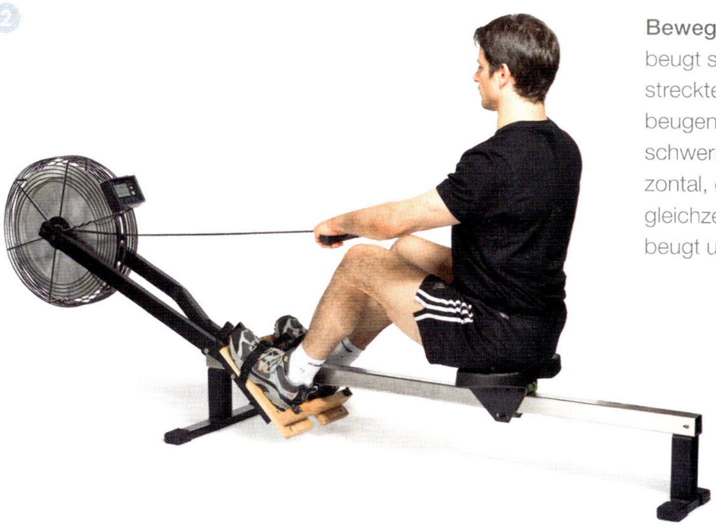

Bewegungsverlauf: Ihr Rumpf beugt sich nach vorne mit gestreckten Armen und mit sich beugenden Knien. Ihr Körperschwerpunkt bewegt sich horizontal, derweil sich der Rumpf gleichzeitig mit Hüfte und Knien beugt und streckt.

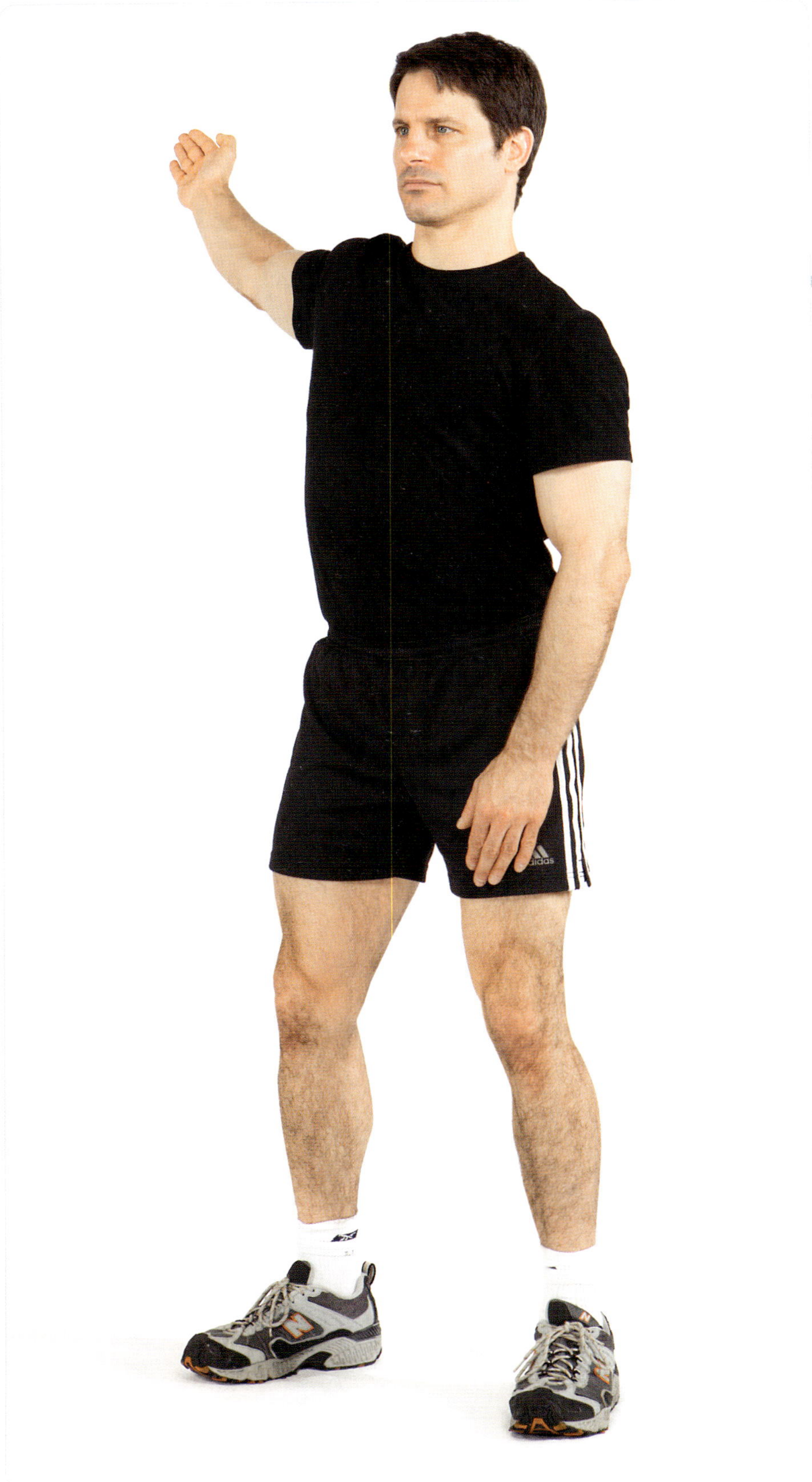

DEHNEN

Es gibt verschiedene Methoden und Übungen, nach denen man Muskeln sinnvoll dehnen kann. Im folgenden Kapitel sind einige davon aufgeführt. Das wichtigste Ziel, wenn es ums Dehnen geht, ist stets die Beweglichkeit sowohl der Gelenke als auch der Muskulatur zu verbessern. Dehnungsübungen sind gut als Einstimmung auf ein Training, also als ein Teil des Aufwärmens. Gelegentlich, aber eher selten, werden sie innerhalb einer Trainingseinheit eingesetzt. Des Weiteren dienen sie vor allem dem sogenannten Abwärmen. Besonders wirksam ist das Dehnen übrigens, losgelöst von jeglicher Aktivität im Muskeltraining, zur Entspannung und Regeneration.

DEN HÜFTBEUGER DEHNEN

Ausgangsposition: Knien Sie sich auf den Boden und stellen Sie den Fuß des freien Beines so weit nach vorne, dass Knie und Hüfte im 90-Grad-Winkel gebeugt sind. Ihre Beine bilden eine gedachte Linie durch Rumpf und Wirbelsäule. Die Arme hängen zunächst nach unten, die Schultern sind entspannt. Hüfte, Knie und Sprunggelenke stehen in einer Flucht.

Aktion: Heben Sie Ihre Arme und führen Sie gleichzeitig die Hüfte nach vorne, bis die Arme direkt über dem Kopf sind und das vordere Knie sich über den Fußzehen befindet. Halten Sie Ihren Rumpf aufrecht, während Sie das untere Bein in Höhe der Hüfte dehnen. Führen Sie nun die Arme nach unten und beugen Sie den Rumpf. Bewegen Sie Ihre Hüfte nach hinten, das vordere Bein gestreckt und stützen Sie sich mit den Händen auf dem Boden ab. Das hintere Knie hält Bodenkontakt.

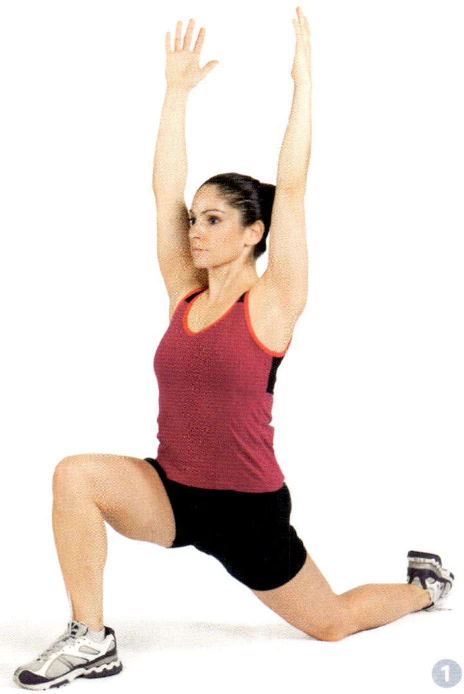

1

WICHTIG!
- Alle Gelenke bewegen sich zur selben Zeit.

VERMEIDEN SIE,
- dass Ihr vorderer Fuß vom Boden abhebt,
- Hüftrotation,
- die Schultern zu heben.

Bewegungsverlauf: Mit der Vorwärtsbewegung wird der Körperschwerpunkt horizontal nach vorne und etwas nach unten bewegt. Dasselbe geschieht entsprechend umgekehrt auf dem Rückweg, mit der Ausnahme des sich nach vorne beugenden Rumpfs.

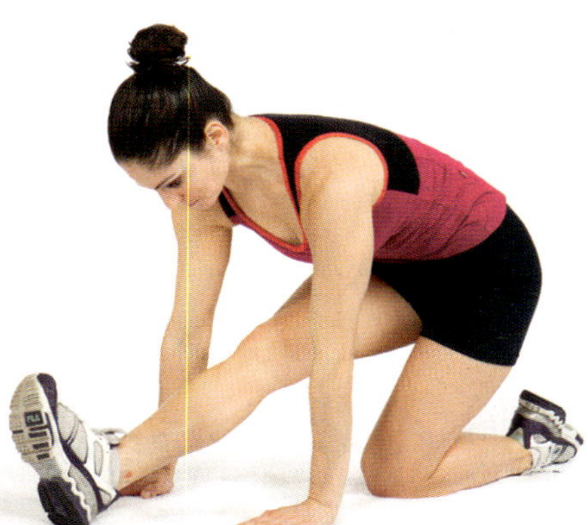

2

STABILISATION
- Halten Sie Ihre Hüfte während der gesamten Bewegung parallel zum Untergrund.
- Der vordere Fuß steht auf der ganzen Sohle.
- Behalten Sie die Linie von Hüfte, Knien und Sprunggelenken immer bei.

VARIANTE
Schwieriger: Die Vorwärtsbewegung bleibt gleich, aber während der Bewegung nach hinten heben Sie Ihr Knie vom Boden ab und strecken das Bein und den Rücken. Die Hände sind auf den Boden gestützt.

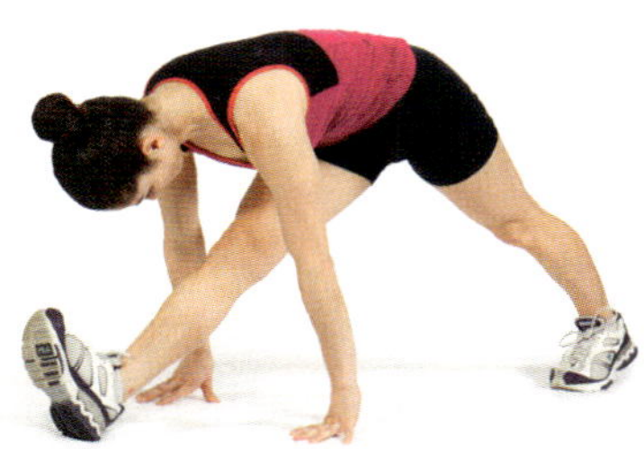

ADDUKTOREN DEHNEN IM AUSFALLSCHRITT

Ausgangsposition: Stellen Sie aus dem Stand heraus Ihre Füße weit auseinander und beugen Sie die Knie. Ihr Körpergewicht ist gleichmäßig verteilt, die Wirbelsäule halten Sie in einer neutralen Position. Neigen Sie den Rumpf im 45-Grad-Winkel nach vorne und stützen Sie sich mit den Händen auf den Knien ab.

Aktion: Verlagern Sie immer wieder Ihr Körpergewicht von einer Seite zur anderen, indem Sie ein Bein strecken und das andere beugen. Schultern und Brustkorb zeigen dabei immer nach vorne.

1

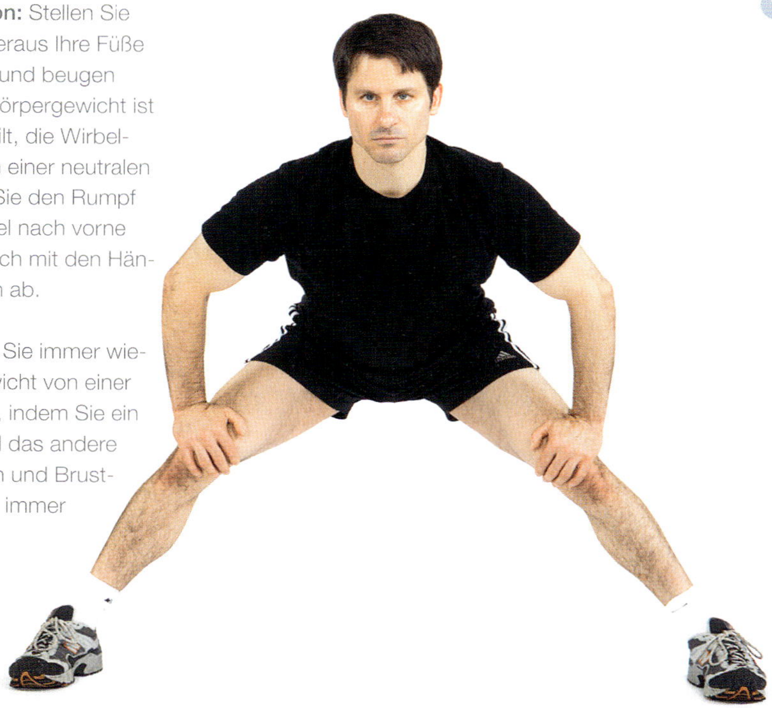

Bewegungsverlauf: Ihre Hüfte befindet sich hinter den Fersen und die Knie sind über den Zehen des gebeugten Beines, während ihr Körperschwerpunkt sich von rechts nach links und zurück bewegt und dabei einen leichten Bogen beschreibt.

STABILISATION

- Halten Sie Ihre Wirbelsäule in neutraler Position.
- Beide Fußsohlen liegen zum Gleichgewichthalten komplett auf dem Boden auf.
- Stützen Sie sich mit den Händen auf den Knien ab.

2

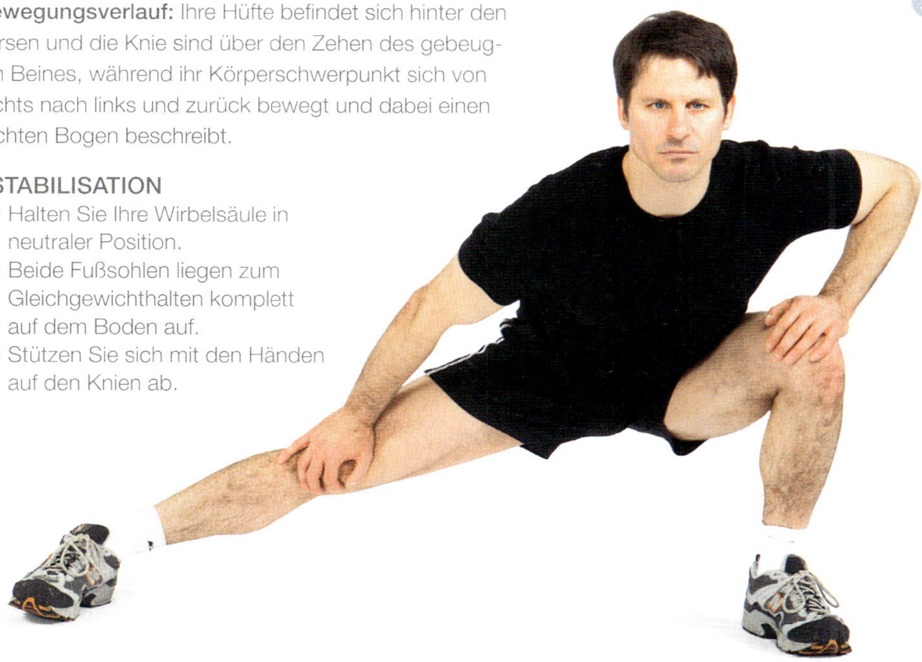

WICHTIG!

- Ihr Rumpf bleibt stabil, während er sich von einer Seite zur anderen bewegt.

VERMEIDEN SIE,

- dass auch nur ein Teil Ihrer Füße den Boden verlässt,
- dass sich Ihre Knie über die Fußspitzen hinaus bewegen,
- jegliche Hüftrotation.

GESÄSSMUSKEL DEHNEN

Ausgangsposition: Aus dem Stand heraus führen Sie das Sprunggelenk des Spielbeines bis über das Knie des Standbeines. Ihr Unterkörper sieht nun aus wie die Ziffer 4. Die Arme hängen locker. Wiederholen Sie die Übung auch zur anderen Seite.

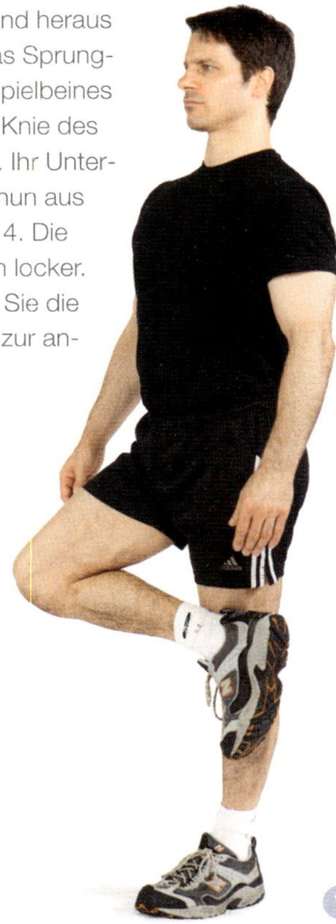

1

STABILISATION
- Fixieren Sie Ihre Wirbelsäule. Wenn Sie Ihre Arme vor den Körper heben, stabilisieren Sie Ihre Schulterblätter. Das überkreuzte Bein ruht mit dem Sprunggelenk auf dem Standbein.

Aktion: Beugen Sie Ihr Standbein in Hüfte und Knie bis jeweils zum 90-Grad-Winkel; diese Übung ist im Wesentlichen eine einbeinige Kniebeuge. Halten Sie das überkreuz positionierte Knie in seiner Position. Um die Intensität des Dehnens zu erhöhen, können Sie mit den Händen etwas auf das freie Knie drücken und das Sprunggelenk ein wenig nach oben ziehen.

Bewegungsverlauf: Um die Dehnungsstellung zu erreichen, führen Sie Ihre Hüfte zunächst nach hinten. Senken Sie Ihren Körperschwerpunkt ab, bis der Oberschenkel des Standbeines sich parallel zum Boden befindet und das Knie im 90-Grad-Winkel gebeugt ist. Heben Sie Ihre Arme waagerecht nach vorne mit den Handflächen nach innen bei stabilem Rücken und stabilen Schultern.

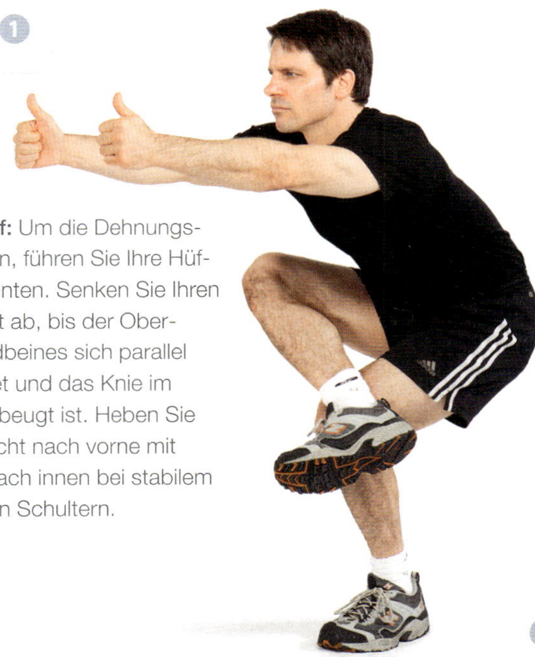

2

WICHTIG!
- Ihr Standbein steht senkrecht zum Boden, die Fußzehen zeigen nach vorne.
- Führen Sie die Hüfte nach hinten, bevor Sie die Knie beugen.
- Fixieren Sie die Wirbelsäule und das Becken, es bleibt parallel zu den Schultern.
- Ihr Kopf bleibt in einer aufrechten Position.

VERMEIDEN SIE,
- Ihren Rücken rund zu machen bei gekipptem Becken,
- dass das Knie des Standbeines zu weit über die Zehen hinausragt.

DIE KOBRA

Ausgangsposition: Legen Sie sich auf den Bauch mit den Handinnenflächen auf dem Boden nahe bei den Schultern. Ziehen Sie die Ellenbogen zum Rumpf heran.

Aktion: Führen Sie Ihre Schulterblätter zusammen und nach unten. Spannen Sie die Gesäßmuskulatur an. Kontrahieren Sie die Muskulatur rund um die Wirbelsäule und heben Sie dadurch Kopf und Rumpf nach hinten oben. Wenn der Brustkorb sich hebt, unterstützen Sie die Bewegung, indem Sie sich mit den Händen vom Boden abstützen. Strecken Sie Ihre Arme so weit Ihr Rumpf es zulässt, ohne dass die Hüfte vom Boden abhebt oder Sie einen Schmerz im unteren Rücken spüren.

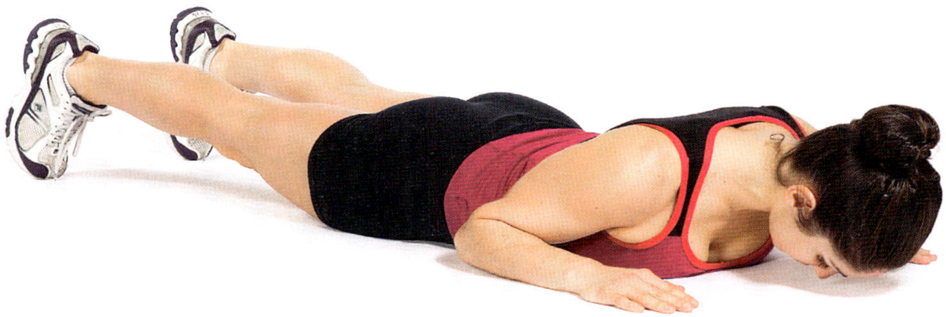

1

WICHTIG!
- Überstrecken Sie die Wirbelsäule aktiv.
- Ihre Arme übernehmen nicht mehr als 50 Prozent der Hebearbeit.

2

VERMEIDEN SIE,
- die Hüfte vom Boden abzuheben,
- den Rumpf nur mit den Armen nach oben zu drücken,
- die Schultern zu heben oder sie zusammenzudrücken.

Bewegungsverlauf: Ihre Wirbelsäule bewegt sich kurvenförmig vorwärts und rückwärts, während Ihre Arme sich beugen und strecken.

STABILISATION
- Spannen Sie das Gesäß an und drücken Sie die Hüfte zum Boden.
- Die Ellenbogen bleiben am Rumpf.
- Brust und Kopf halten Sie hoch.

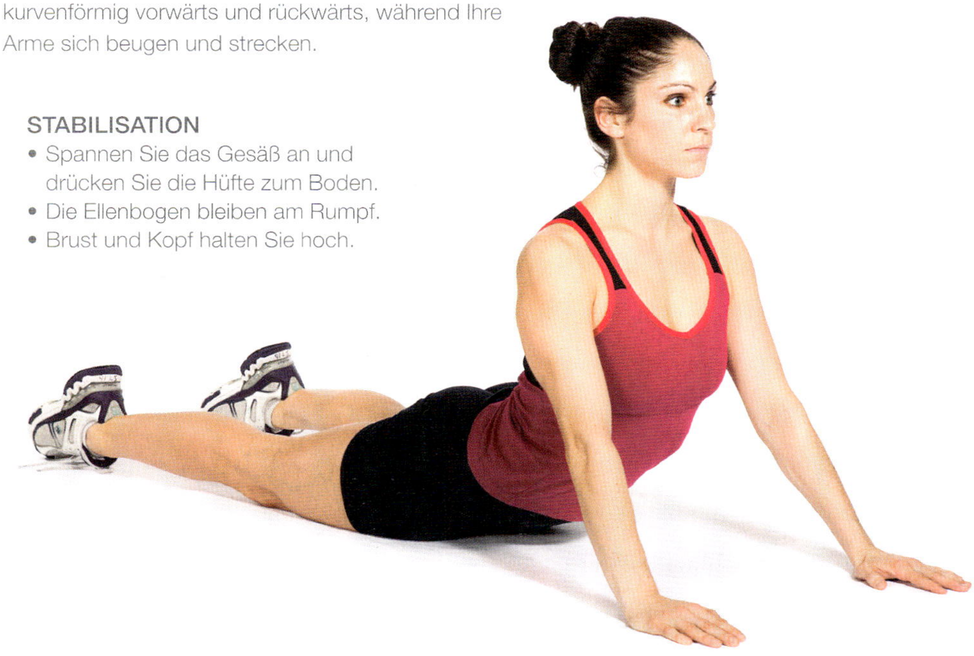

HÜFTE UND TIEFER RÜCKEN

Ausgangsposition: Aus dem Langsitz beugen Sie ein Bein und stellen dessen Fuß auf Kniehöhe an der Außenseite des anderen Beines, das gestreckt am Boden liegen bleibt, ab, und zwar so, dass die Fußsohle komplett den Untergrund berührt. Das Sprunggelenk des gebeugten Beines liegt dabei am Knie an.

Aktion: Verschränken Sie den Arm der gegenüberliegenden Schulter mit angewinkeltem Ellenbogen um das Knie des gebeugten Beines. Ziehen Sie Ihren Brustkorb nach oben und drehen Sie Ihren Rumpf durch Zug des Armes zum gebeugten Bein. Die freie Hand stützt derweil hinter dem Gesäß. So bleibt Ihre Wirbelsäule aufrecht. Wiederholen Sie die Übung auf alle Fälle zur anderen Seite.

Bewegungsverlauf: Ihr oberer Rumpf dreht sich mit aufrechter und senkrecht zur Hüfte befindlicher Wirbelsäule, während Ihr Unterkörper stabil bleibt.

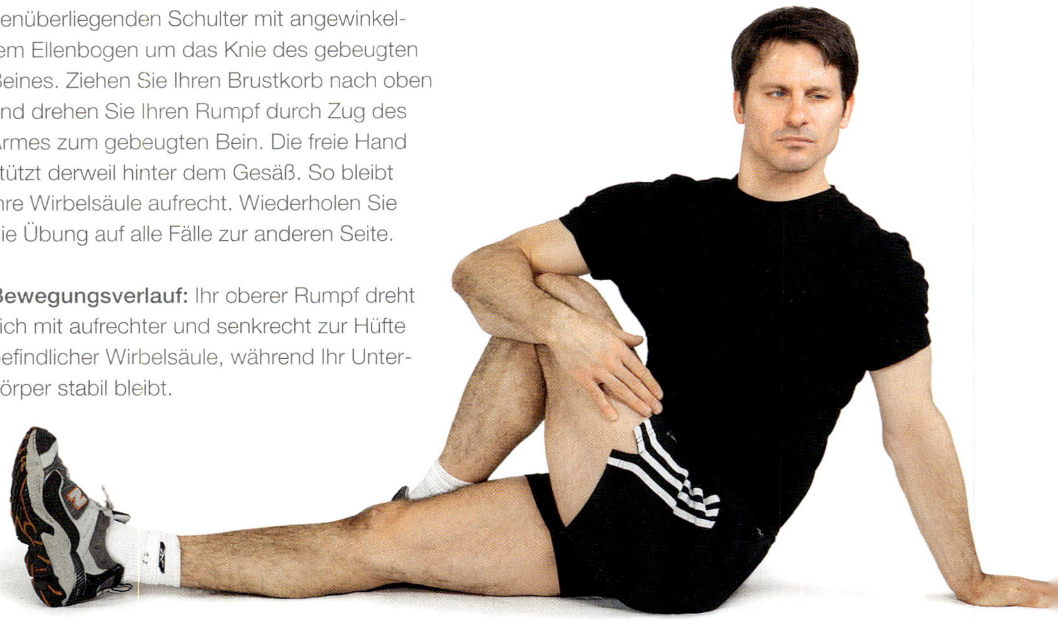

WICHTIG!
- Verschränken Sie den gegenüberliegenden Arm mit der Armbeuge um das gebeugte Knie unterhalb der Kniescheibe.
- Ihre Schultern bleiben parallel zum Untergrund.
- Ihr Brustkorb bleibt oben.

VERMEIDEN SIE,
- einen runden Rücken,
- auch nur einen Teil des Fußes neben dem Knie vom Boden abzuheben.

STABILISATION
- Benutzen Sie beide Arme um Ihren Rumpf aufrecht zu halten.
- Drücken Sie den Fuß des gebeugten Beines auf den Boden und stabilisieren Sie die Hüfte.

HÜFTE UND OBERSCHENKEL

Ausgangsposition: Legen Sie sich auf die Seite und beugen Sie Knie und Hüfte so weit wie möglich. Mit der unteren Hand fassen Sie das untere Knie, mit der oberen die Fessel des oberen Beines.

Aktion: Führen Sie das obere Knie durch Strecken in der Hüfte langsam nach unten. Ihre Hand stabilisiert den Fuß. Wenn Sie die Dehnung spüren, halten Sie inne und ziehen dann den Fuß vorsichtig mit der Hand ans Gesäß heran. Mit der unteren Hand halten Sie das Knie dicht am Rumpf. Wiederholen Sie die Übung auch zur anderen Seite.

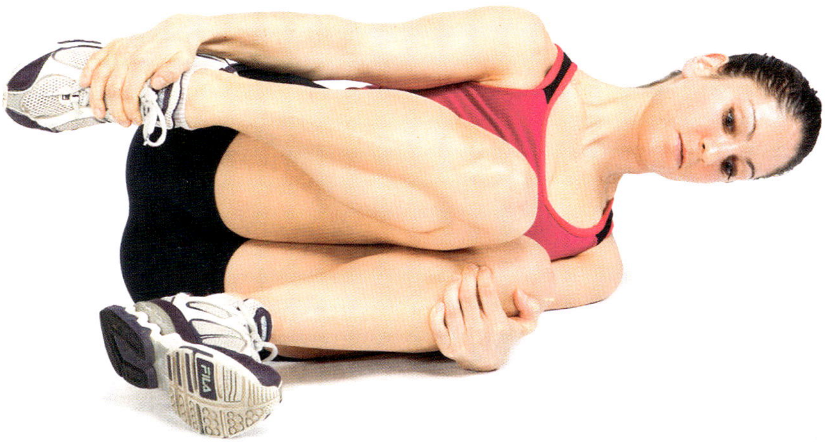

1

Bewegungsverlauf: Ihr Rumpf und das untere Bein verharren am Platz, während das obere Bein sich auf und ab bewegt. Die Ferse führen Sie in der Abwärtsbewegung zum Po.

STABILISATION
- Ziehen Sie den Bauch ein und halten Sie die Hüfte parallel.
- Halten Sie Brust und Brustkorb gerade und ziehen Sie Ihre Schultern nach hinten unten.

WICHTIG!
- Der Oberschenkel des oberen Beines sowie die Hüfte und Schultern bilden in der Streckung eine Linie.
- Ihre Knie sind während der Bewegung vollständig gebeugt.
- Bein und Hüfte beteiligen sich aktiv an der Bewegung.

VERMEIDEN SIE,
- die Dehnung nur durch Zug mit dem Arm herzustellen. Arm und Hand assistieren der Streckung, aber stellen sie nicht her.

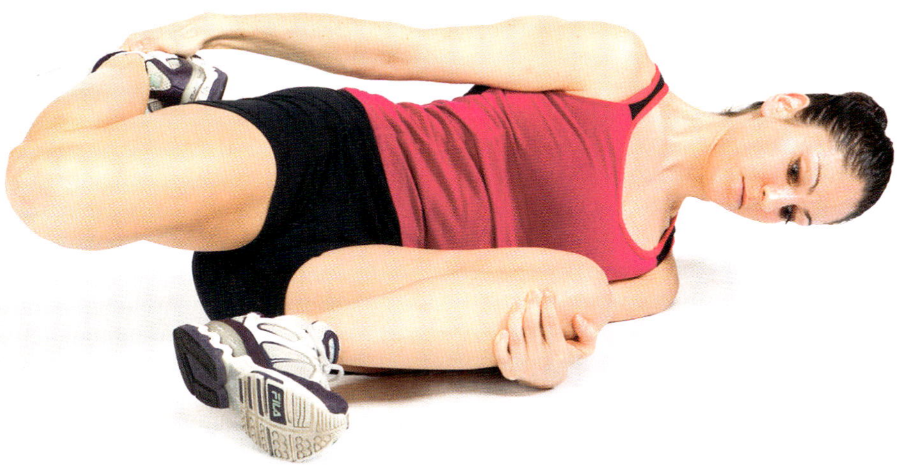

2

RÜCKSEITE DER BEINE

Ausgangsposition: Aus dem Stand führen Sie ein Bein vor das andere und stellen den Fuß mit der Außenseite eng an der Innenseite des anderen Fußes auf den Boden. Das vordere Knie ist leicht gebeugt, das hintere gestreckt.

Aktion: Beugen Sie aus dem Stand mit überkreuzten Beinen den Rumpf nach vorne unten und versuchen Sie, mit den Fingerspitzen den Boden zu berühren. Kehren Sie danach in die Ausgangsstellung zurück. Wiederholen Sie die Übung auch zur anderen Seite.

Bewegungsverlauf: Ihr Rumpf beugt sich genau nach vorne.

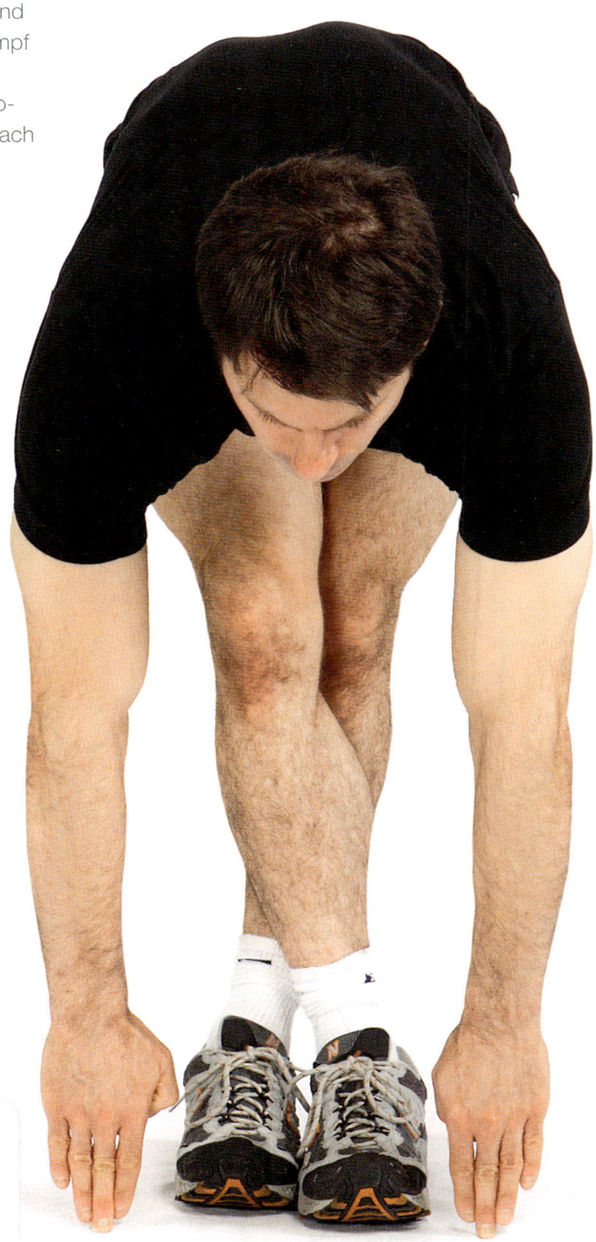

WICHTIG!
- In der Abwärtsbewegung sind Ihre Hände nahe am Körper.

VERMEIDEN SIE,
- zu starkes Federn,
- die Handflächen auf den Boden zu drücken.

STABILISATION
- Die Fußsohlen bleiben am Boden und Ihr Gewicht ist etwas nach hinten verlagert.
- Behalten Sie eine leichte Beugung im vorderen Bein bei.

OBEREN RÜCKEN UND SCHULTERN DEHNEN

1

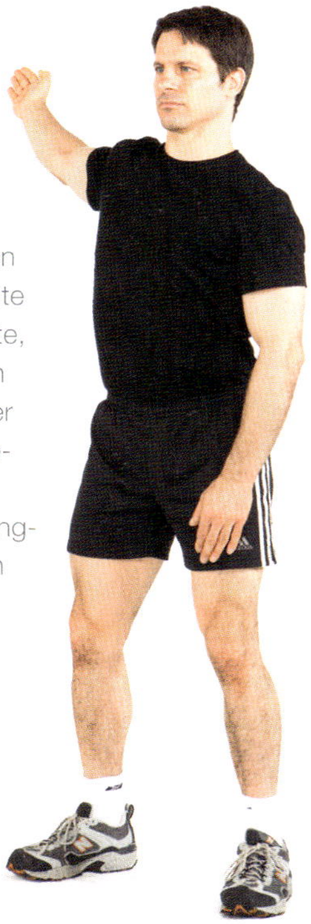

Ausgangsposition: Aus dem Stand heben Sie einen Arm zur Seite bis in die Waagerechte, die Handinnenflächen zeigen nach oben, der Ellenbogen ist fast gestreckt. Schultern, Hüfte, Knie und Sprunggelenke befinden sich übereinander.

STABILISATION

- Halten Sie den Rücken gerade, den Brustkorb oben, die Hüfte zeigt nach vorne.

2

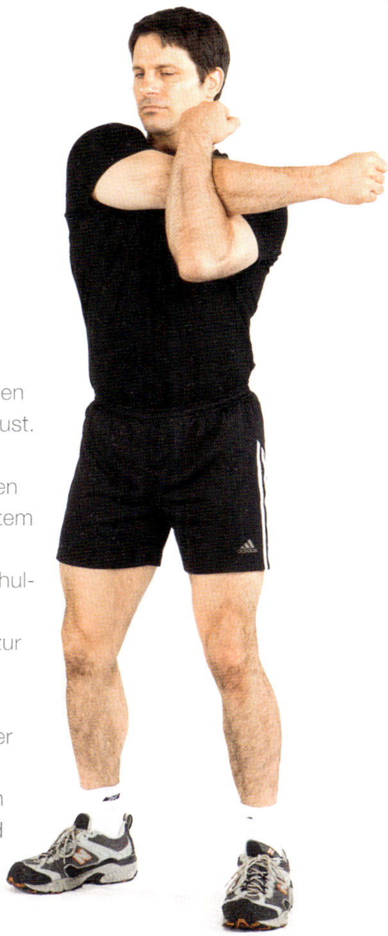

Aktion: Führen Sie Ihren gestreckten Arm in Schulterhöhe bis vor die Brust. Dann legen Sie den Unterarm des noch freien Armes von außen gegen den Oberarm und setzen mit leichtem Zug und Druck dessen Bewegung fort, bis Sie die Dehnung in der Schulter und im oberen Rücken spüren. Wiederholen Sie die Übung auch zur anderen Seite.

Bewegungsverlauf: Ihr gestreckter Arm bewegt sich auf horizontaler Ebene auf einer fast Halbkreisbahn vor Ihrem Körper. Beine, Hüfte und Rumpf sind stabil.

WICHTIG!

- Ihre Schultern sind während der gesamten Bewegung entspannt.
- Sie schauen geradeaus.

VERMEIDEN SIE,

- den Ellenbogen des übenden Armes zu beugen,
- die Schulter auf der Seite des übenden Armes zu heben,
- mit irgendeinem anderen Teil des Körpers zu rotieren.

DIE RÜCKSEITE DER BEINE DEHNEN

Ausgangsposition: Aus der Rückenlage mit auf der Fußsohle aufgestellten Füßen heben Sie ein Bein an und führen es durch Beugen im Hüftgelenk zum Rumpf. Umfassen Sie den Oberschenkel mit beiden Händen etwas unterhalb der Kniekehle. Ziehen Sie die Fußspitze an.

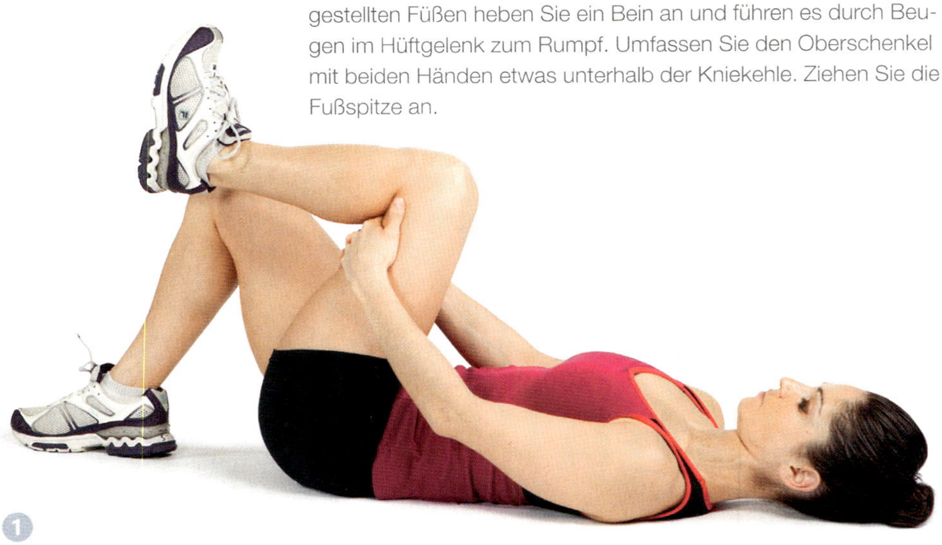

1

Aktion: Führen Sie nun den Fuß des unterstützten Beines in einer Kreisbewegung nach oben, bis das Knie nahezu vollständig gestreckt ist, indem Sie den Quadrizeps-Muskel kontrahieren, der die wesentliche Muskelmasse Ihrer Oberschenkelvorderseite ausmacht. Halten Sie die Streckung und ziehen Sie währenddessen das Bein mit den Händen für ein paar Sekunden etwas näher zum Rumpf heran. Danach kehren Sie in die Ausgangsstellung zurück. Wiederholen Sie die Übung auch zur anderen Seite.

Bewegungsverlauf: Ihr Unterschenkel bewegt sich in einem Aufwärtsbogen zur Decke hin.

STABILISATION
- Halten Sie Ihre Wirbelsäule in einer neutralen Stellung.
- Stellen Sie den Fuß des Standbeines flach auf den Boden.
- Achten Sie darauf, dass Ihre Hüfte nicht ausweicht.

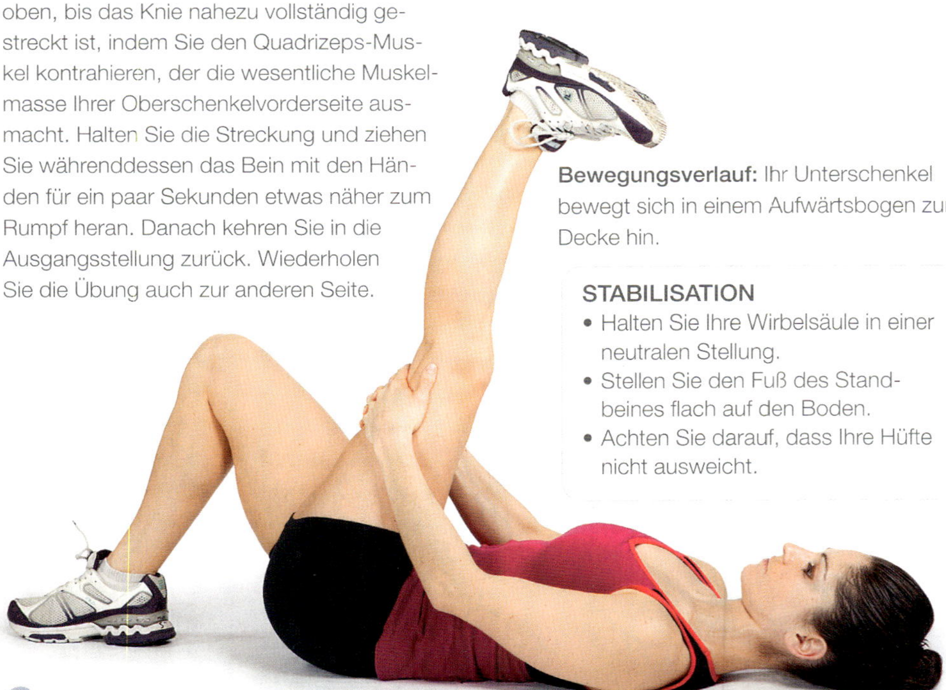

2

WICHTIG!
- Strecken Sie Ihr Knie so weit wie möglich, aber nicht vollständig.
- Ziehen Sie während der Aufwärtsbewegung und der Dehnung die Fußspitzen an.

VERMEIDEN SIE,
- ein Hohlkreuz während des Bewegungsablaufes,
- ruckartig am Oberschenkel zu ziehen.

VARIANTE

Schwieriger: Halten Sie ein Bein gestreckt, führen Sie es nach oben, bis Sie es greifen können, und unterstützen Sie mit leichtem Zug die Weiterbewegung in Richtung des Brustkorbes.

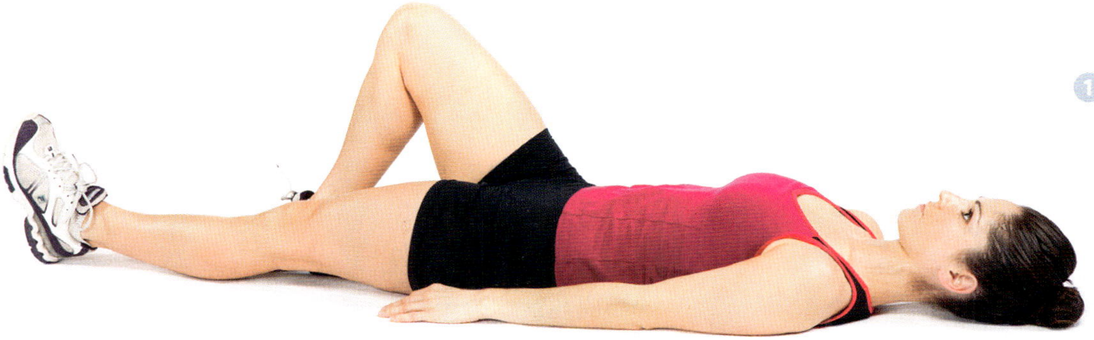

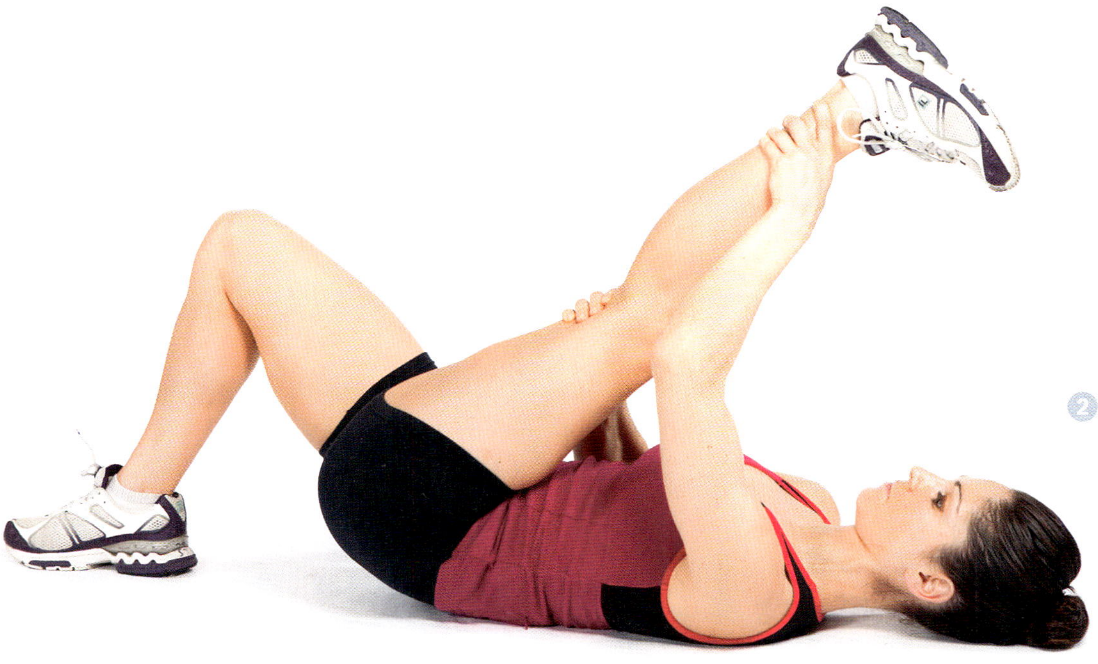

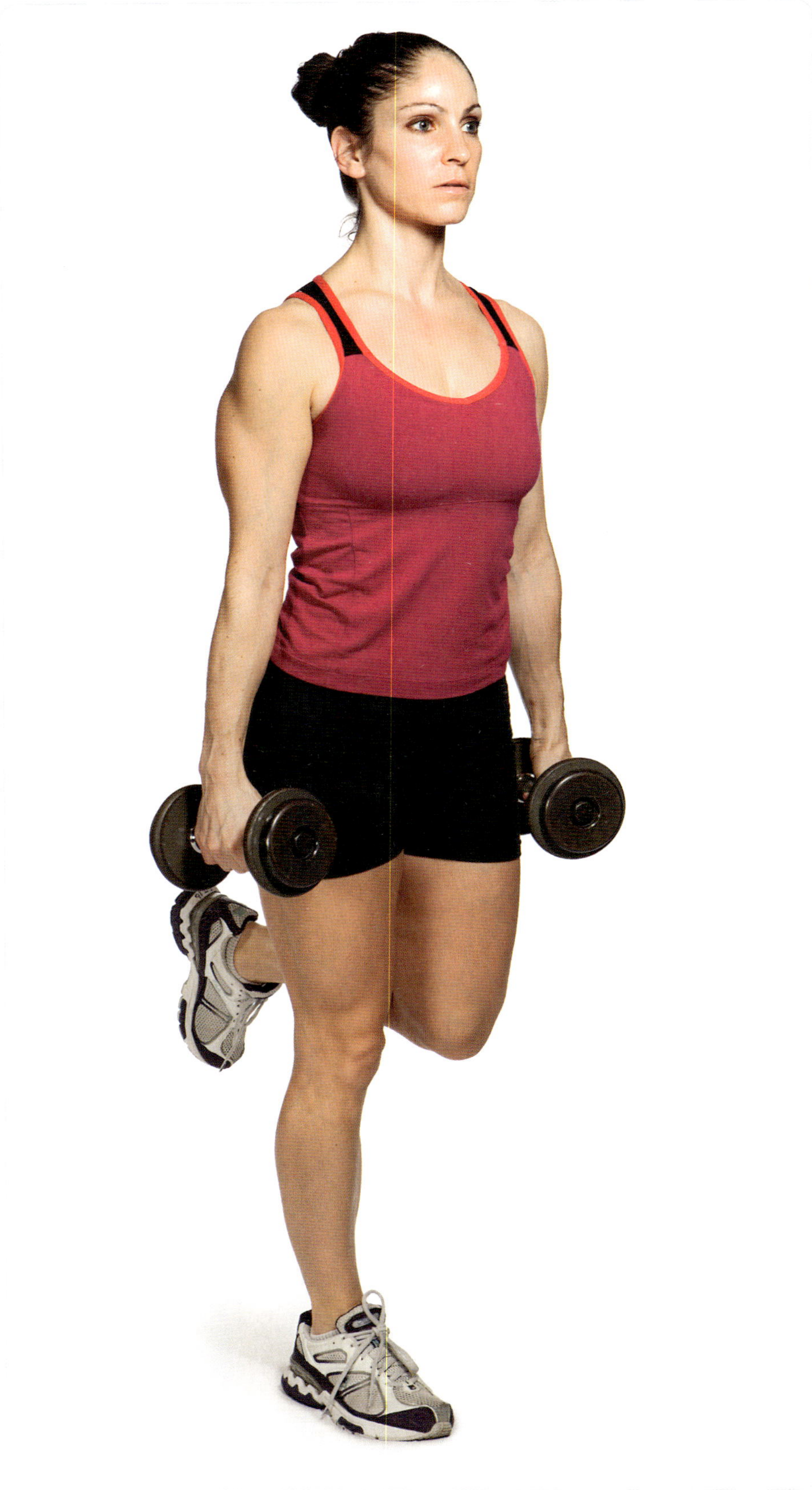

BEINE UND HÜFTE

Die Muskulatur der Beine überspannt drei Gelenke: die Hüft-, die Knie- und die Sprunggelenke. Die Oberschenkelmuskulatur beugt und streckt die Hüfte und beugt und streckt die Knie. Die Unterschenkelmuskulatur beugt und streckt im Wesentlichen den Fuß und die Zehen. Viele Bänder an allen Gelenken sorgen für zusätzliche Stabilität in allen Richtungen. Mit die wichtigste Funktion der Beine ist die Interaktion mit der Hüfte, dem Körperzentrum und der Rückenmuskulatur, um Kraft zu entwickeln, Vorwärtsbewegung herzustellen und Bewegungen abzubremsen. Die Muskeln der Hüfte haben entweder dort ihren Ursprung oder überspannen das Becken und sind in den meisten Fällen für die Bewegungen der Beine zuständig. Die Hüftmuskulatur leidet oft unter Trainingsmangel. Dabei ist ihre Funktion dringend notwendig.

ANATOMIE BEINE, HÜFTE UND PO

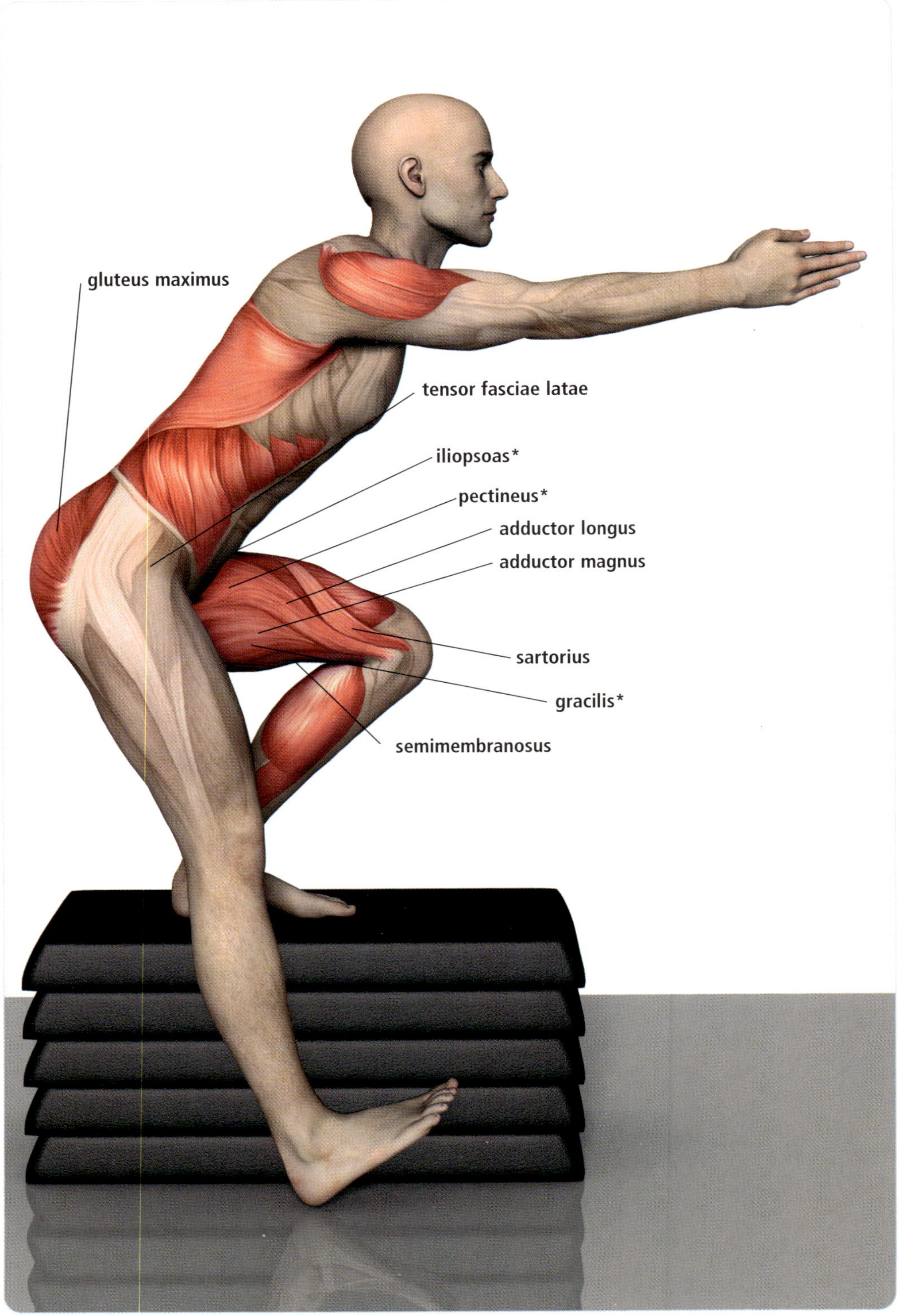

LEGENDE
* steht für tiefe Muskulatur.

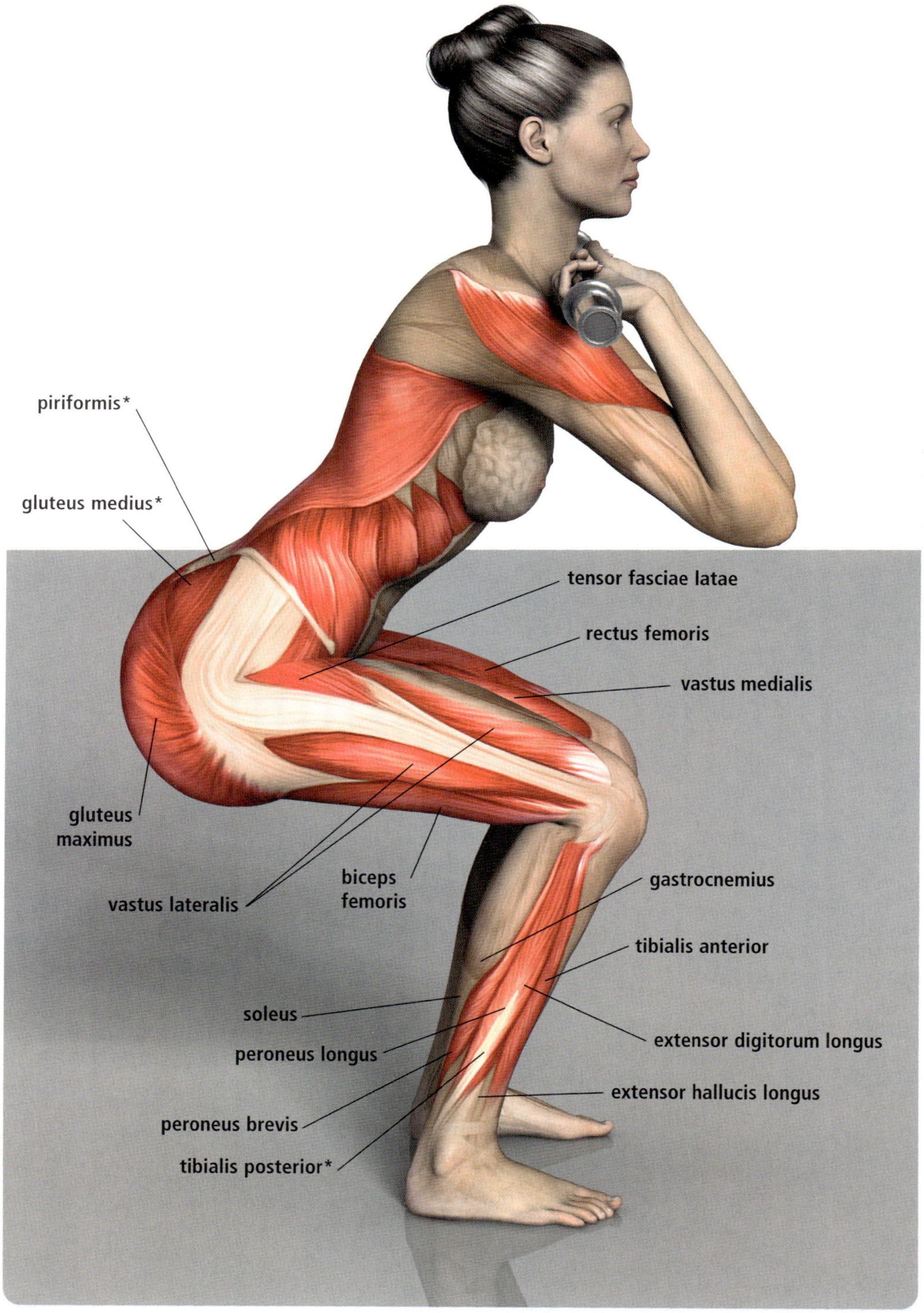

LEGENDE

* steht für tiefe Muskulatur.

LANGHANTEL-KNIEBEUGE

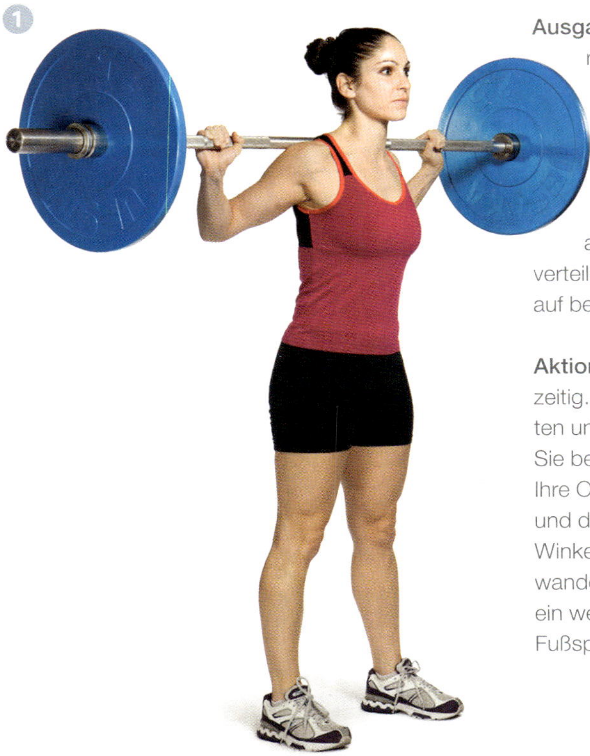

Ausgangsposition: Wählen Sie einen sicheren Stand mit etwas mehr als schulterbreit voneinander entfernten Füßen. Die Hantel ruht auf Ihrem oberen Rücken, Sie stabilisieren sie mit den Händen. Halten Sie Ihren Oberkörper und den Kopf (Blick geradeaus) aufrecht in einer neutralen Position und verteilen Sie Ihr Körpergewicht gleichmäßig auf beide Füße.

Aktion: Beugen Sie Hüfte und Beine gleichzeitig. Führen Sie dabei die Hüfte nach hinten und halten Sie den Rücken gestreckt. Sie beugen die Knie- und Hüftgelenke, bis Ihre Oberschenkel parallel zum Boden sind und der Rücken sich in einem 45-Grad-Winkel zum Untergrund befindet. Ihre Knie wandern während der Abwärtsbewegung ein wenig nach vorne, aber nicht über die Fußspitzen hinaus.

WICHTIG!
- Die Hantel bewegt sich vertikal auf und ab, und zwar direkt über dem Mittelfuß.
- Alle Gelenke bewegen sich gleichzeitig.
- Achten Sie auch auf Ihr Gleichgewicht!

VERMEIDEN SIE,
- die Knie über die Fußspitzen hinauszuführen,
- den Rücken rund zu machen,
- dass die Hantelstange Nacken und Hals berührt,
- dass Ihre Knie sich innerhalb oder außerhalb einer direkten Linie über den Fußspitzen befinden.

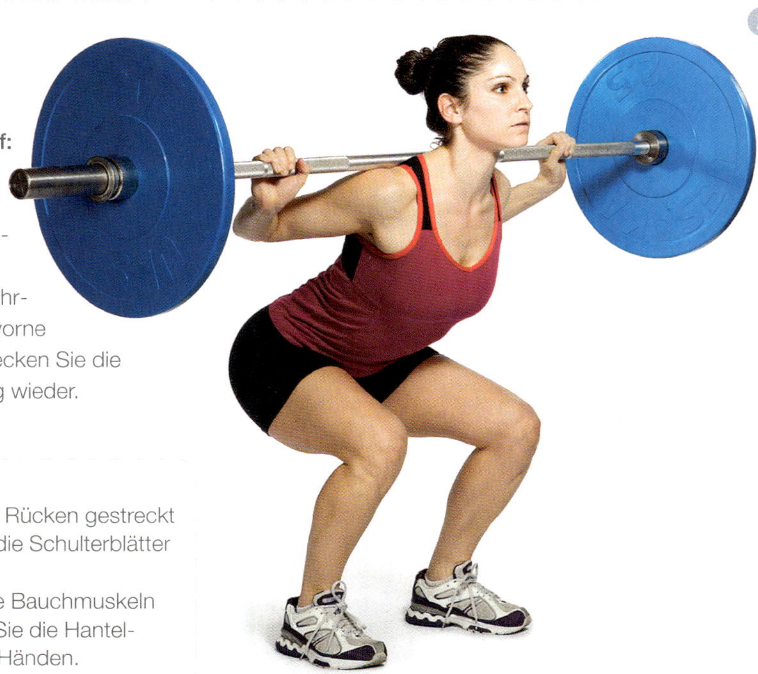

Bewegungsverlauf: Ihre Hüfte und der Rücken bewegen sich nach unten hinten, während Ihre Knie bis zum Umkehrpunkt etwas nach vorne gleiten; danach strecken Sie die Gelenke gleichzeitig wieder.

STABILISATION
- Halten Sie Ihren Rücken gestreckt und ziehen Sie die Schulterblätter nach unten.
- Spannen Sie die Bauchmuskeln an und fixieren Sie die Hantelstange mit den Händen.

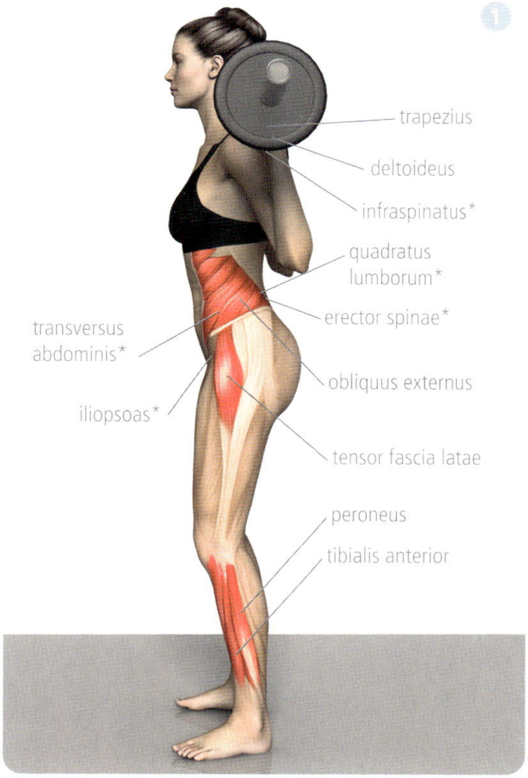

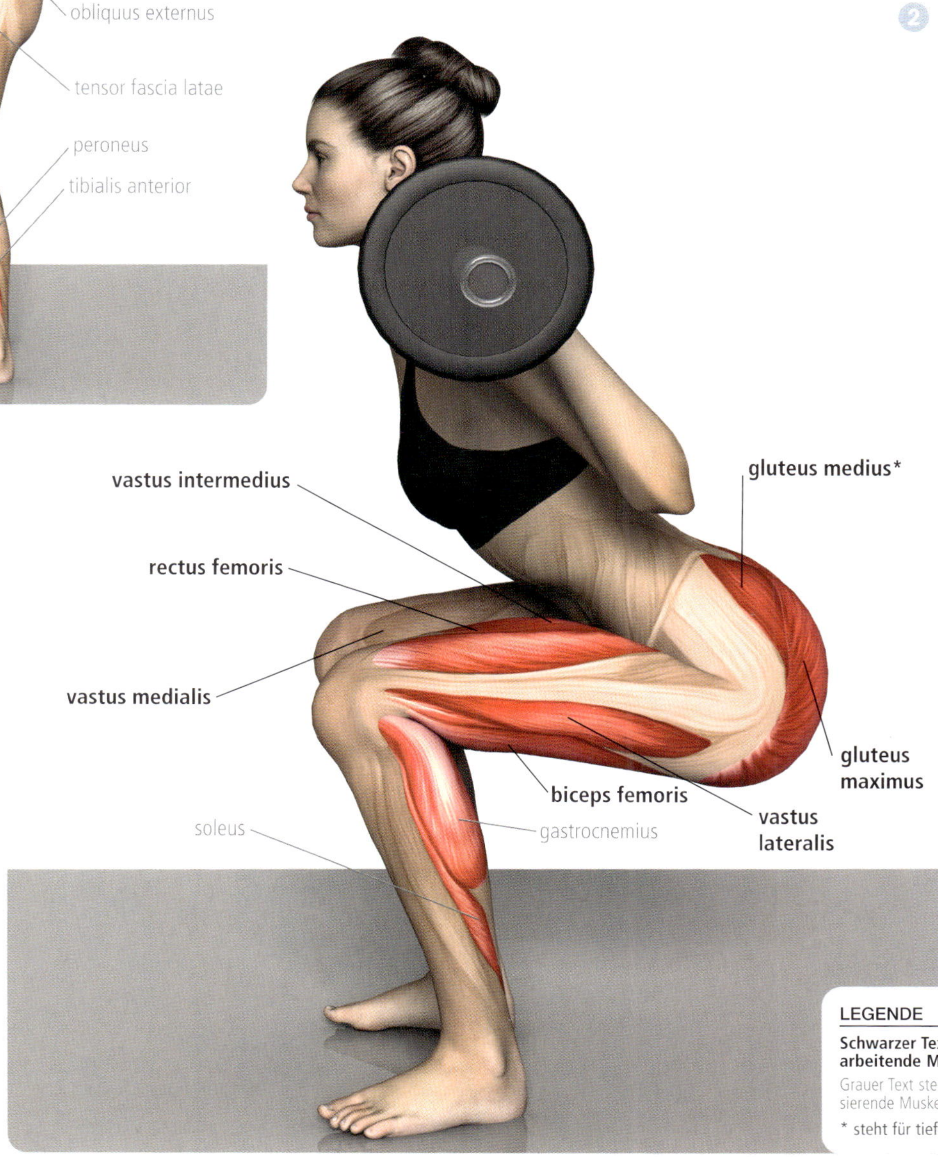

TRAINING

- biceps femoris
- gluteus maximus
- gluteus medius
- rectus femoris
- vastus intermedius
- vastus lateralis
- vastus medialis

LEGENDE

Schwarzer Text steht für arbeitende Muskeln.

Grauer Text steht für stabilisierende Muskeln.

* steht für tiefe Muskulatur.

KNIEBEUGE

1

Ausgangsposition: Im Stand mit aufrechtem Oberkörper, der Kopf ruht in Verlängerung der Wirbelsäule. Halten Sie mit gebeugten Armen und gestützt von den Handinnenflächen eine Langhantelstange auf Ihren Schultern.

Aktion: Führen Sie die Hüfte nach hinten, beugen Sie die Knie und halten Sie dabei den Rücken gestreckt und den Kopf aufrecht. Senken Sie die Hüfte weiter ab, bis die Oberschenkel mindestens parallel zum Boden sind. Rumpf und Kopf befinden sich dann in einem 45-Grad-Winkel zum Untergrund. Mit den Händen halten Sie die Hantelstange, damit sie nicht verrutschen kann.

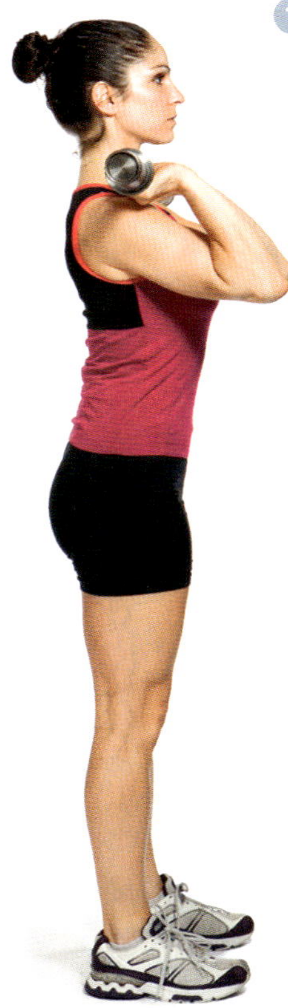

STABILISATION

- Ziehen Sie die Schultern nach hinten unten, den Bauchnabel zur Wirbelsäule. Die Knie befinden sich über den Füßen.

2

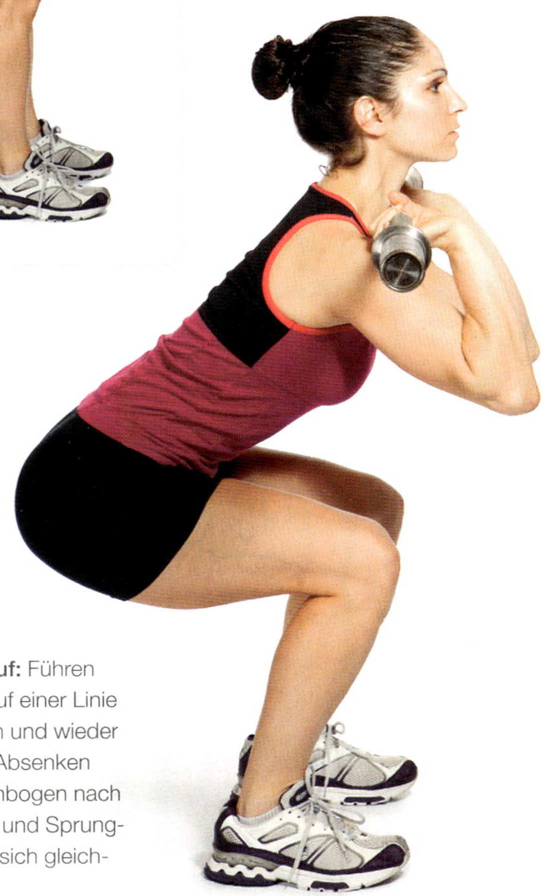

Bewegungsverlauf: Führen Sie Ihren Körper auf einer Linie gerade nach unten und wieder nach oben. Beim Absenken führen Sie die Ellenbogen nach vorne. Hüfte, Knie und Sprunggelenke bewegen sich gleichzeitig.

WICHTIG!

- Bewegen Sie sich langsam und kontrolliert auf und ab.
- Die Hantelstange führen Sie in der Lotrechten.
- Die Füße bleiben stets mit der ganzen Sohle am Boden.

VERMEIDEN SIE,

- Ihre Knie über die Zehen hinauszuschieben,
- die Ellenbogen nach unten fallen zu lassen,
- den Kopf auf die Brust zu nehmen oder die Schultern zu heben.

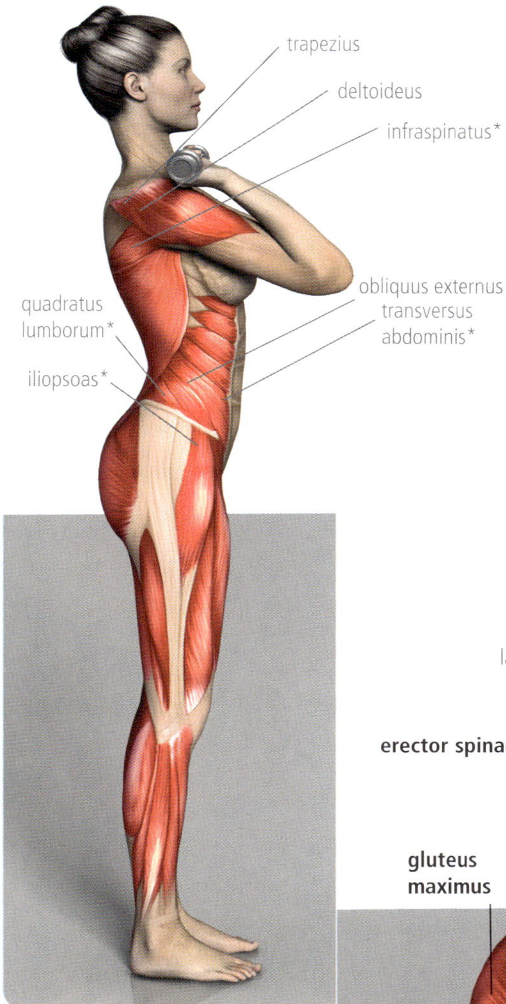

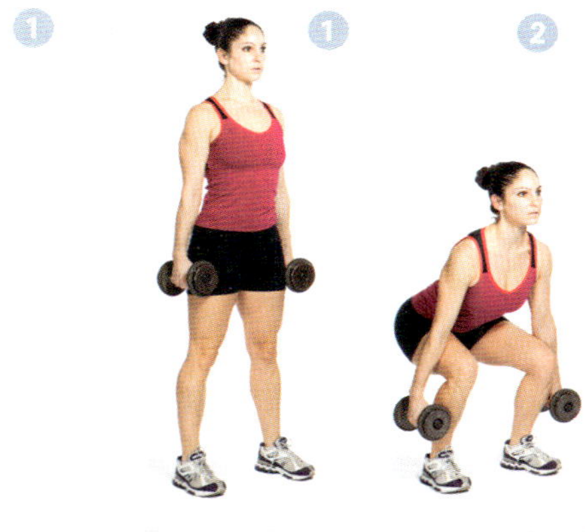

VARIANTE
Gleiche Schwierigkeit: Anstatt einer Langhantelstange halten Sie je eine Kurzhantel. Der Bewegungsablauf ist identisch.

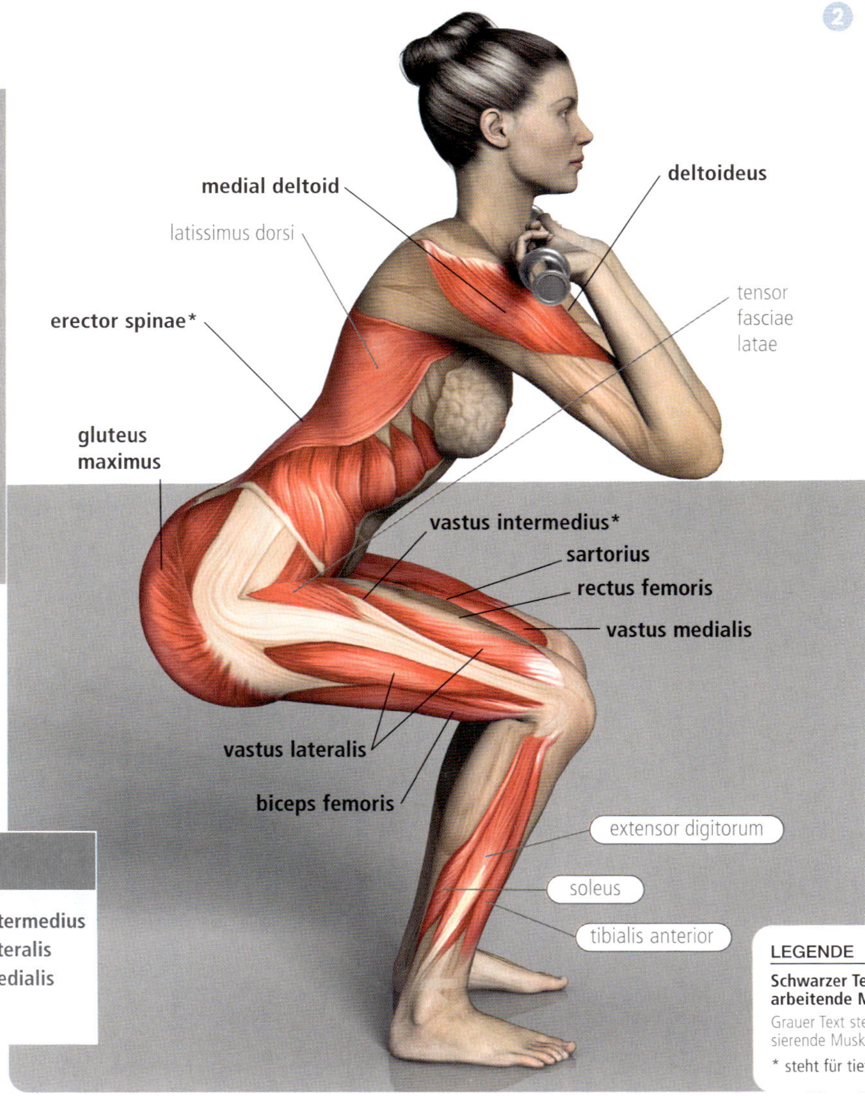

TRAINING

- biceps femoris
- erector spinae
- gluteus maximus
- rectus femoris
- vastus intermedius
- vastus lateralis
- vastus medialis

LEGENDE

Schwarzer Text steht für arbeitende Muskeln.
Grauer Text steht für stabilisierende Muskeln.
* steht für tiefe Muskulatur.

AUSFALLSCHRITT

Ausgangsposition: Stand mit geschlossenen Füßen und Händen an der Hüfte.

Aktion: Halten Sie Ihren Kopf aufrecht, die Wirbelsäule in neutraler Stellung und die Hände an den Hüften. Stellen Sie nun ein Bein so weit nach vorne, dass Sie das Knie im 90-Grad-Winkel beugen können und der Oberschenkel sich parallel zum Boden befindet. Das hintere Bein beugen Sie so im 90-Grad-Winkel, dass Schulter, Rumpf und Oberschenkel eine gerade Linie bilden. Der vordere Fuß steht auf der ganzen Sohle, der hintere auf dem Fußballen. Kehren Sie durch Strecken der Beine in die Ausgangsstellung zurück.

Bewegungsverlauf: Ihr Körperschwerpunkt bewegt sich nach vorne unten und wieder zurück. Die Wirbelsäule bleibt aufrecht und wird durch den Vorwärtsschritt und das Absenken bewegt.

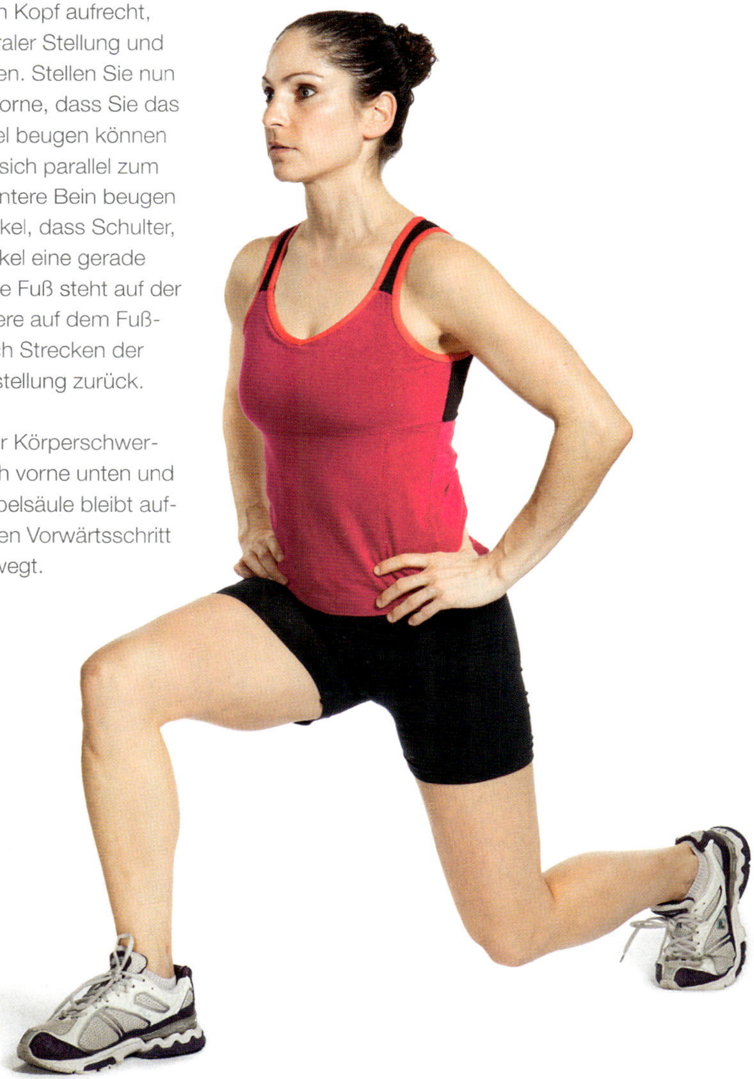

WICHTIG!
- Das Becken behält seine Stellung während der Bewegung bei.
- Die Wirbelsäule verharrt stets in derselben Position.
- Die Beine bewegen sich nach vorne und nach hinten, aber nicht zur Seite.

VERMEIDEN SIE,
- die Ferse des vorderen Beines abzuheben,
- mit Hüfte oder Rumpf zu rotieren.

STABILISATION
- Halten Sie den Brustkorb aufrecht und ziehen Sie den Bauch ein.
- Verteilen Sie Ihr Körpergewicht gleichmäßig über den ganzen vorderen Fuß.
- Der hintere Fuß stützt den Körper auf dem Ballen und den Zehen und sorgt so für Balance.

TRAINING

- adductor magnus
- biceps femoris
- gluteus maximus
- rectus femoris
- vastus intermedius
- vastus lateralis
- vastus medialis

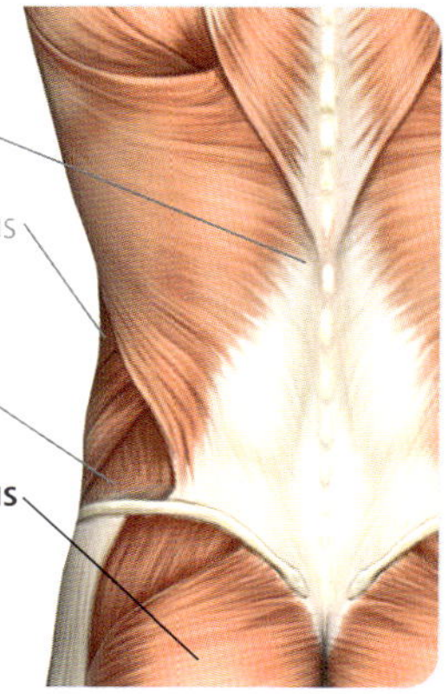

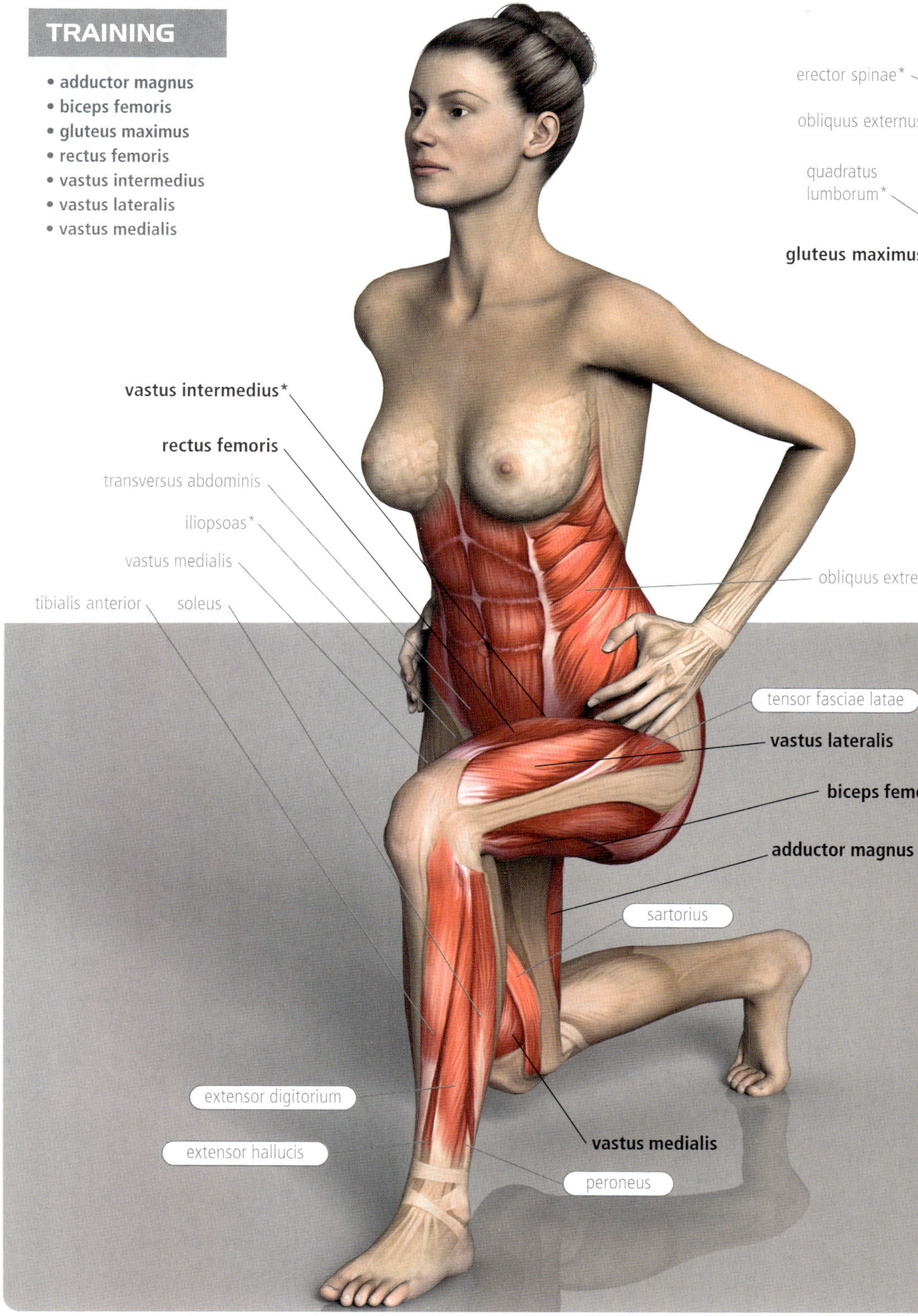

LEGENDE

Schwarzer Text steht für arbeitende Muskeln.

Grauer Text steht für stabilisierende Muskeln.

* steht für tiefe Muskulatur.

SEITLICHER AUSFALLSCHRITT

Ausgangsposition: Aufrechter Stand mit geschlossenen Füßen und Händen an der Hüfte.

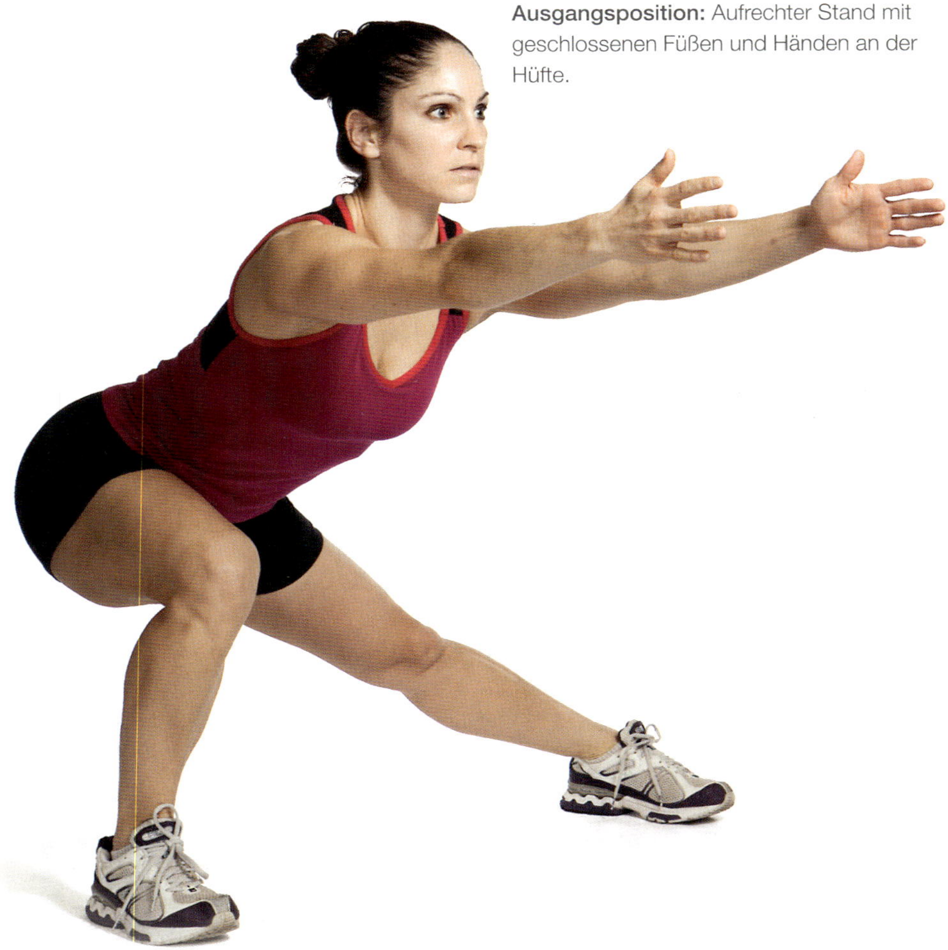

Aktion: Stellen Sie ein Bein weit zur Seite und führen Sie gleichzeitig die Hüfte etwas nach hinten, dabei bleibt die Wirbelsäule in neutraler Stellung. Stellen Sie den Fuß auf die ganze Sohle und beugen Sie das Knie bis zum 90-Grad-Winkel. Gleichzeitig neigen Sie zur Balance den Rumpf nach vorne und führen die Arme nach vorne oben bis in die Waagerechte. Halten Sie die Bewegung an, wenn sich der Oberschenkel des gebeugten Beines parallel zum Boden befindet. Der Fuß des gestreckten Beines steht ebenfalls auf der gesamten Fläche der Fußsohle. Kehren Sie danach in die Ausgangsstellung zurück.

Bewegungsverlauf: Sie bewegen sich zur Seite, die Arme schwingen nach vorne und die Hüfte weicht nach hinten aus.
Ihr Rumpf kommt nach vorne, während Ihre Hüfte sich nach hinten schiebt. Nutzen Sie ein Bein zum Bremsen und Beschleunigen; der andere Fuß dient der Balance.

STABILISATION

- Halten Sie die Hüfte hinten, den Brustkorb oben und benutzen Sie Ihre Arme als Gegengewicht zur Hüfte.
- Das stabilisierende Bein behält über die Fußsohle Kontakt mit dem Fußboden. Spannen Sie die Oberschenkelmuskulatur an, um das Knie zu fixieren.

WICHTIG!

- Bewegen Sie Arme und Hüfte gleichzeitig gegeneinander.
- Ihr Brustkorb ist aufrecht und die Schultern sind entspannt.

VERMEIDEN SIE,

- dass sich das Knie während des Beugens über die Fußspitze hinausbewegt,
- den Rumpf mehr als 45 Grad nach vorne zu neigen.

TRAINING

- adductor longus
- adductor magnus
- biceps fermoris
- gluteus maximus
- rectus femoris
- sartorius
- vastus lateralis

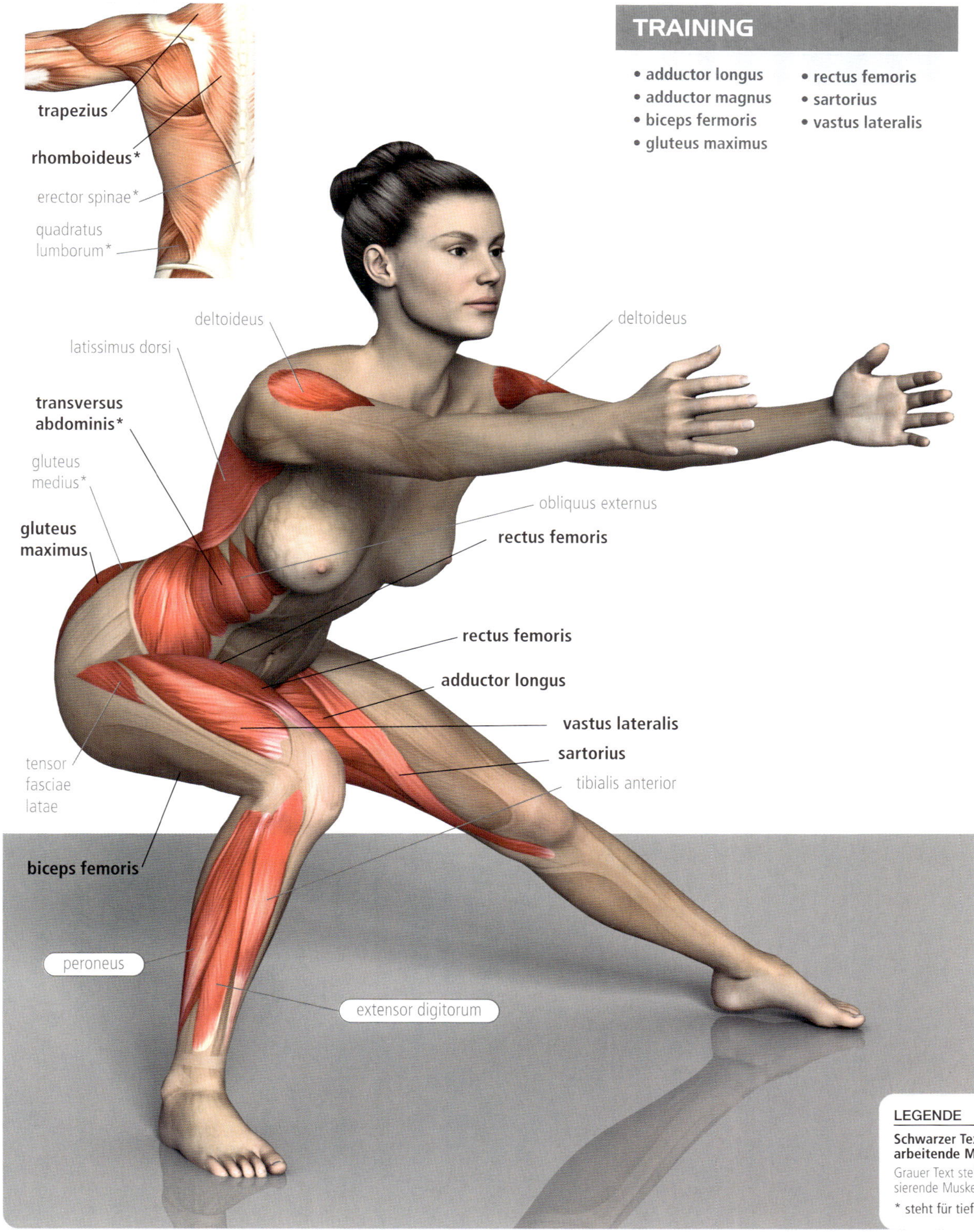

LEGENDE

Schwarzer Text steht für arbeitende Muskeln.

Grauer Text steht für stabilisierende Muskeln.

* steht für tiefe Muskulatur.

AUFSTEIGEN

1

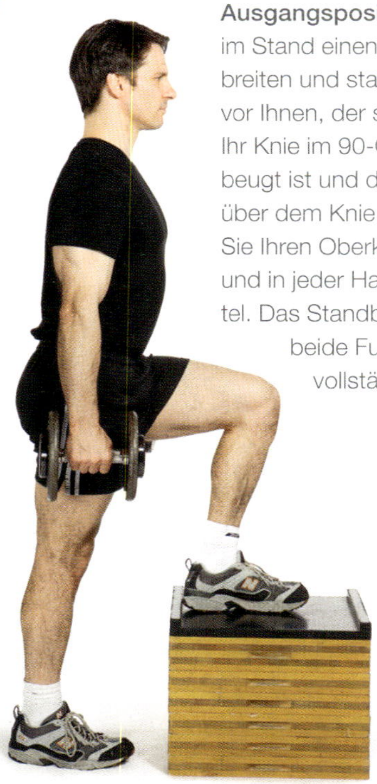

Ausgangsposition: Stellen Sie im Stand einen Fuß auf einen breiten und stabilen Gegenstand vor Ihnen, der so hoch ist, dass Ihr Knie im 90-Grad-Winkel gebeugt ist und der Fuß sich direkt über dem Knie befindet. Halten Sie Ihren Oberkörper aufrecht und in jeder Hand eine Kurzhantel. Das Standbein ist gestreckt, beide Fußsohlen berühren vollständig den Boden.

2

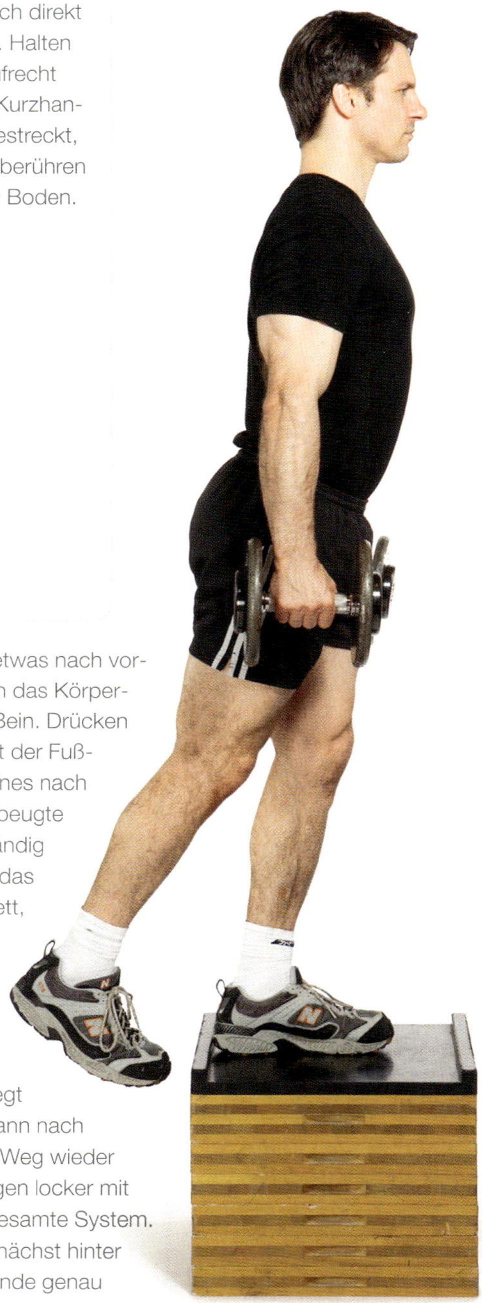

Aktion: Lehnen Sie sich etwas nach vorne und verlagern Sie dann das Körpergewicht auf das vordere Bein. Drücken Sie sich kaum spürbar mit der Fußspitze des noch Standbeines nach oben, bevor das noch gebeugte Bein die Streckung vollständig übernimmt. Strecken Sie das vordere Bein nicht komplett, kehren Sie danach in die Ausgangsposition zurück.

Bewegungsverlauf: Der Körperschwerpunkt bewegt sich etwas nach vorne, dann nach oben und auf demselben Weg wieder zurück. Die Arme schwingen locker mit und stabilisieren so das gesamte System. Der Kopf befindet sich zunächst hinter dem Standbein und am Ende genau darüber.

WICHTIG!

- Die Wirbelsäule bewegt sich etwas nach vorne und danach direkt nach oben.

VERMEIDEN SIE,

- das hintere Knie zu beugen,
- dass das vordere Knie während der Bewegung über die Fußspitzen hinaus nach vorne geschoben wird,
- dass das vordere Knie sich in irgendeiner Weise zur Seite bewegt; halten Sie es stets über dem Fuß.

STABILISATION

- Obere Rückenmuskulatur anspannen, Schultern nach hinten unten ziehen.
- Weder die Gewichte noch der Rumpf eilen der Bewegung voraus.
- Halten Sie Schultern, Hüfte und Sprunggelenk weitestgehend auf einer Linie.

TRAINING

- biceps femoris
- gastrocnemius
- gluteus maximus
- sartorius
- semimembranosus
- semitendinosus
- soleus
- vastus medialis

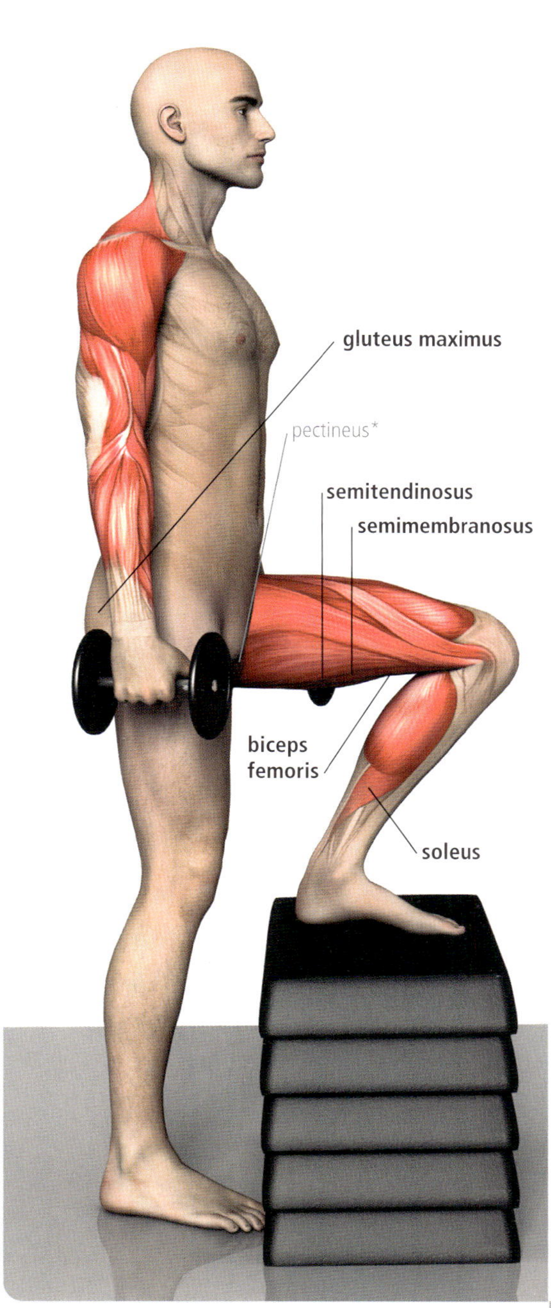

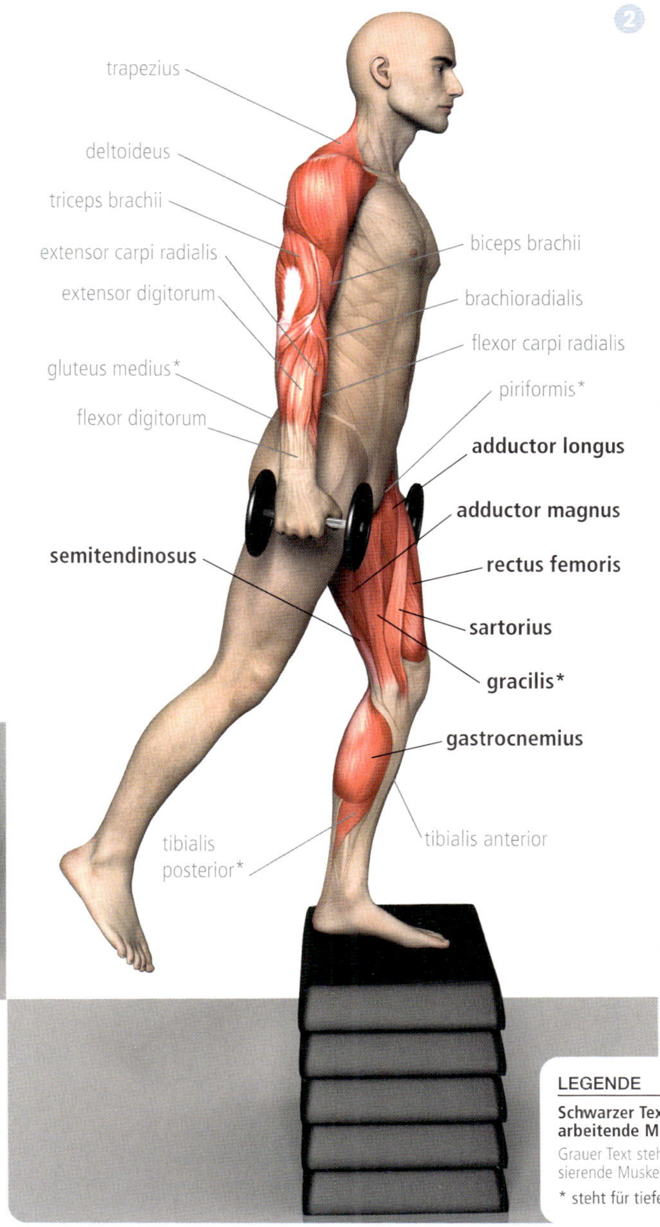

LEGENDE

Schwarzer Text steht für arbeitende Muskeln.

Grauer Text steht für stabilisierende Muskeln.

* steht für tiefe Muskulatur.

ABSTEIGEN

Ausgangsposition: Stellen Sie sich im einbeinigen Stand auf einen breiten und stabilen Gegenstand, der so hoch ist, dass Sie Ihr Knie nach dem Absteigen im 90-Grad-Winkel beugen können.

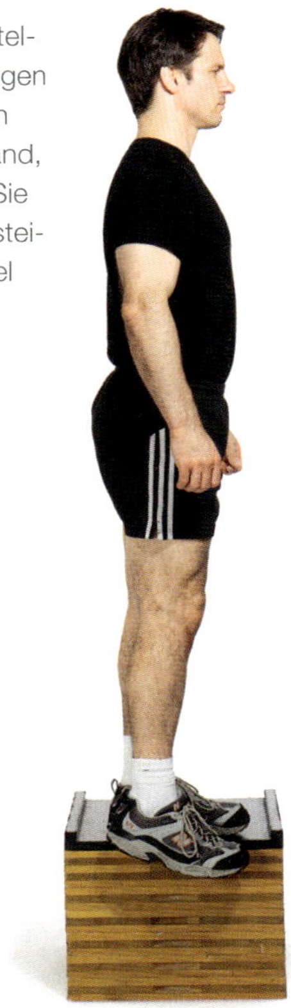

1

STABILISATION

- Aktivieren Sie Ihre Rückenmuskulatur, um den Rumpf und die Wirbelsäule zu stabilisieren. Ziehen Sie die Schultern nach unten und die Fußspitze an.

Aktion: Neigen Sie den Rumpf mit geradem Rücken nach vorne und führen Sie gleichzeitig die Hüfte nach hinten. Beugen Sie das Standbein bis zum 90-Grad-Winkel oder bis der Oberschenkel parallel zum Boden ist und führen Sie zur selben Zeit die Arme gestreckt vor die Brust bis in die Waagerechte. Kehren Sie nun durch Strecken von Knie und Hüfte in die Ausgangsstellung zurück.

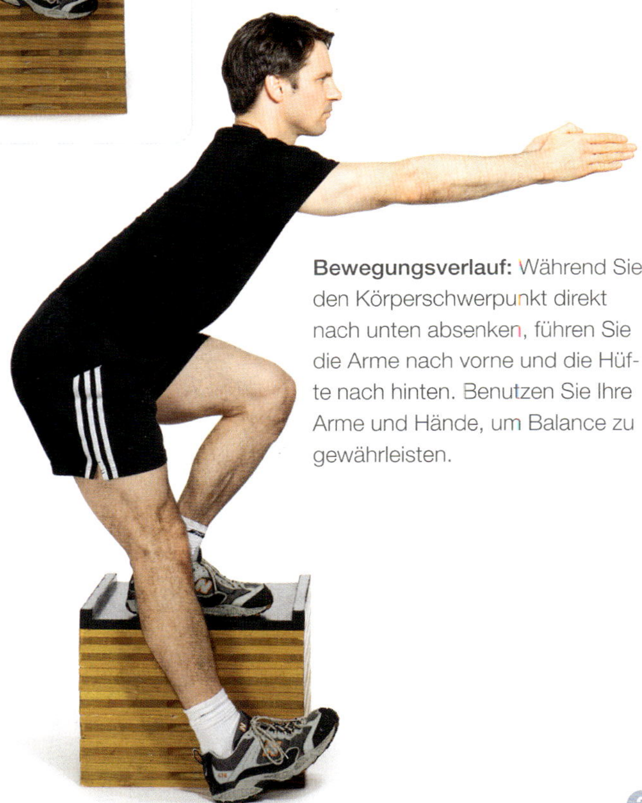

Bewegungsverlauf: Während Sie den Körperschwerpunkt direkt nach unten absenken, führen Sie die Arme nach vorne und die Hüfte nach hinten. Benutzen Sie Ihre Arme und Hände, um Balance zu gewährleisten.

2

WICHTIG!

- Ihr Kopf befindet sich genau über dem Sprunggelenk.
- Knie und Hüfte bewegen sich gleichzeitig.

VERMEIDEN SIE,

- das Knie während des Beugens über die Fußspitze hinauszuschieben,
- mit der Hüfte oder dem Rumpf zu rotieren,
- dass das Knie des Standbeines nach links oder rechts ausweicht.

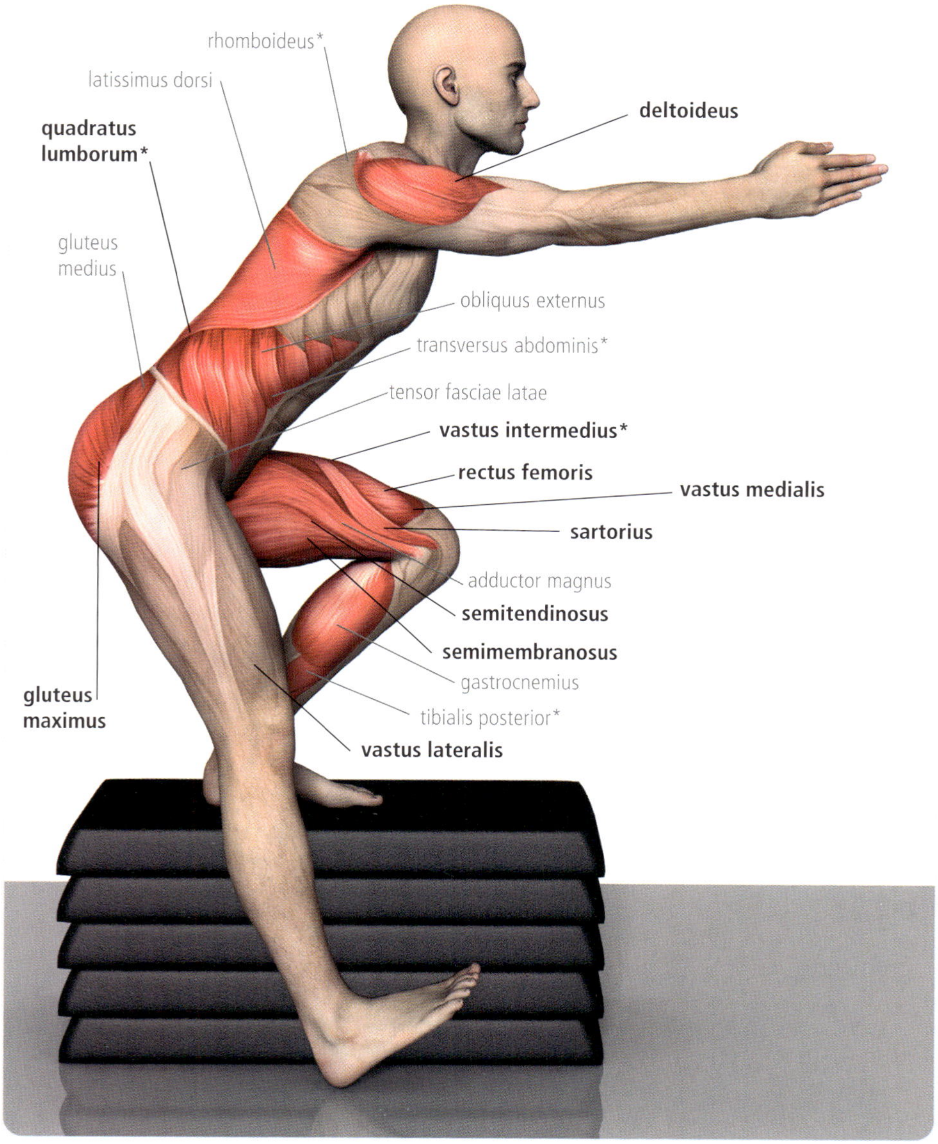

TRAINING

- gluteus maximus
- rectus femoris
- semimembranosus
- semitendinosus
- vastus intermedius
- vastus lateralis
- vastus medialis

LEGENDE

Schwarzer Text steht für arbeitende Muskeln.

Grauer Text steht für stabilisierende Muskeln.

* steht für tiefe Muskulatur.

VARIANTE

Schwieriger: Nehmen Sie zur Ausgangsstellung ein Gewicht in beide Hände, beispielsweise einen Medizinball. Während Sie die Hüfte nach hinten führen, den Rumpf nach vorne neigen und das Standbein beugen, führen Sie die Arme gestreckt nach vorne. Während der tiefsten Beugestellung ist also das Gewicht am weitesten vom Rumpf entfernt, die Balance ist hergestellt. Kehren Sie auf demselben Wege umgekehrt in die Ausgangsstellung zurück und ziehen Sie dabei das Gewicht wieder zu sich heran.

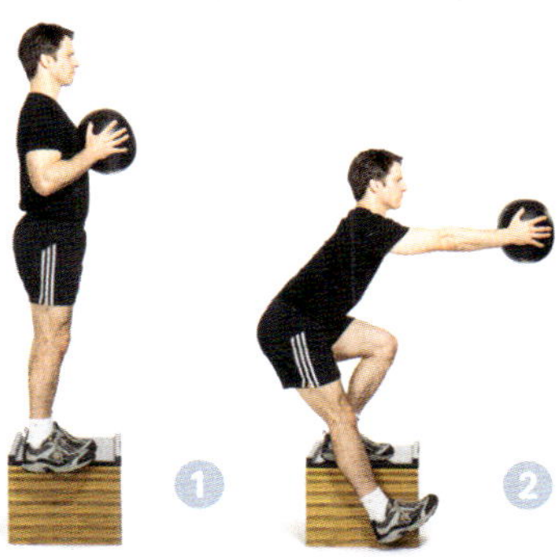

WADEN HEBEN

Ausgangsposition: Stellen Sie im aufrechten Stand einen oder beide Füße mit dem oder den Ballen auf eine Stufe. Senken Sie eine oder beide Fersen nach unten ab, sodass sie sich tiefer als der Fußballen befindet/n. Ihre Schultern, die Hüfte und die Knie sind auf einer Linie, Ihre Wirbelsäule halten Sie in neutraler Position, der Kopf ist aufrecht. Benutzen Sie eventuell in einer Hand eine Kurzhantel.

Aktion: Heben Sie durch Kontraktion Ihrer Wadenmuskulatur die Ferse so weit an, dass Sie auf den Fußballen bis hin zu den Zehenspitzen stehen. Ihr Körper bewegt sich dabei vertikal nach oben und anschließend wieder nach unten.

Bewegungsverlauf: Ihr Körperschwerpunkt bewegt sich senkrecht aufwärts und abwärts. Benutzen Sie den vorderen Teil des Fußes zum Aktivieren und Ausführen der Bewegung.

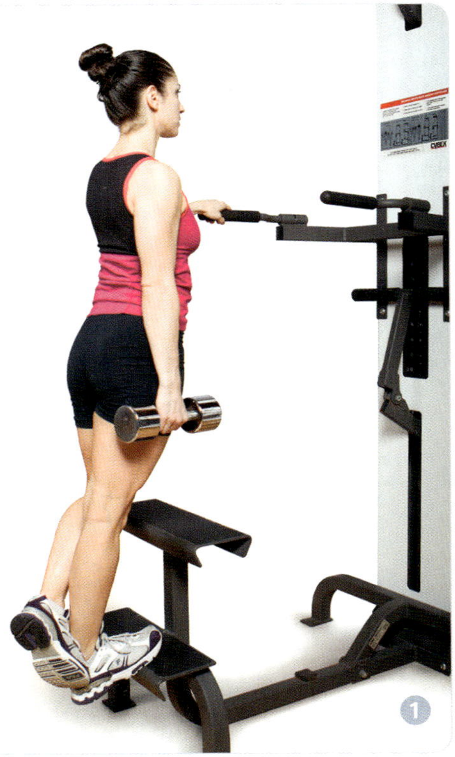

WICHTIG!
- Bewegen Sie beide Fersen gleichzeitig.

VERMEIDEN SIE,
- sich nach vorne zu lehnen oder mit dem Rumpf zu wackeln,
- die Knie oder die Hüfte zu beugen,
- die Wirbelsäule zu bewegen.

STABILISATION
- Die Wirbelsäule ist aufrecht.
- Platzieren Sie den oder die Füße gleichmäßig auf der Stufe.
- Mit den Fingerspitzen einer oder beider Hände können Sie durch Kontakt mit einer Unterstützungsfläche den Körper stabilisieren, ohne aber dadurch den Waden Muskelarbeit abzunehmen.

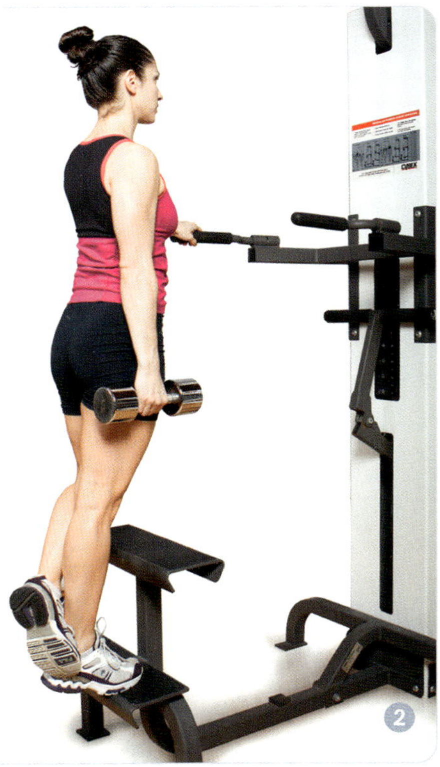

TRAINING

- gastrocnemius
- soleus
- tibialis posterior

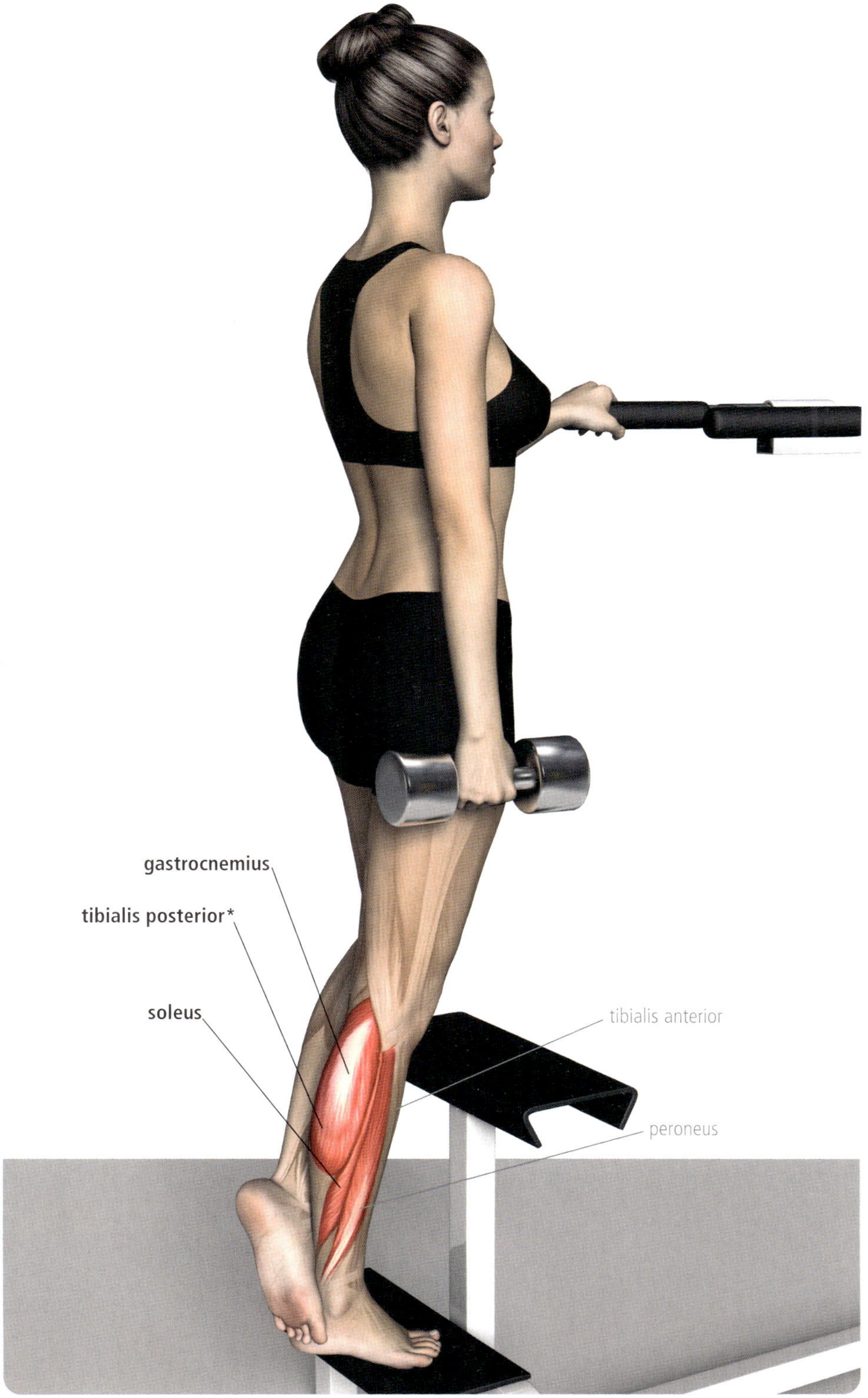

LEGENDE

Schwarzer Text steht für arbeitende Muskeln.

Grauer Text steht für stabilisierende Muskeln.

* steht für tiefe Muskulatur.

SEILZUG-ABDUKTION

Ausgangsposition: Stellen Sie sich seitlich zum Gerät. Ihr äußeres Bein bewegt das Gewicht, dessen Riemen so nahe wie möglich an der Fessel angebracht ist. Halten Sie sich mit einer Hand an einem der Griffe fest.

Aktion: Heben Sie die Hüftseite des Beines, an dem das Gewicht befestigt ist, ein wenig an, sodass der Fuß kein Körpergewicht mehr tragen muss. Mit stabiler Hüfte – spannen Sie dazu den Gesäßmuskel an – ziehen Sie nun an dem Seil und bewegen es exakt zur Seite, und zwar ohne Schwung und so weit wie möglich. Danach kehren Sie langsam wieder in die Ausgangsstellung zurück. Führen Sie die Übung auch mit dem anderen Bein zur anderen Seite aus.

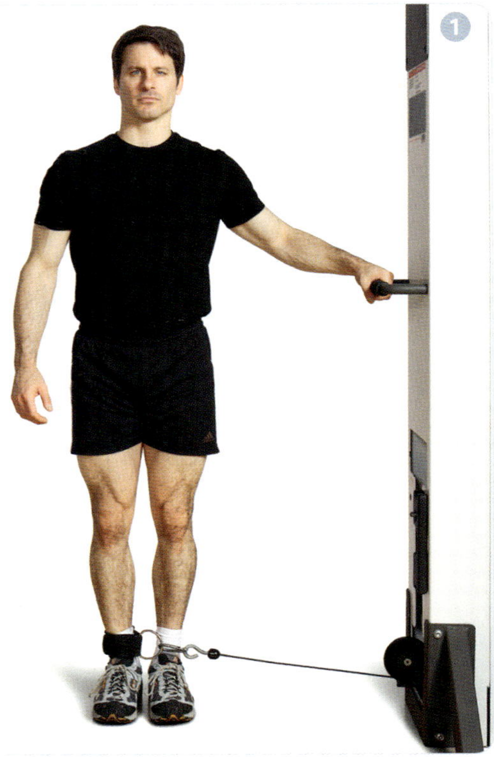

1

WICHTIG!

- Die Hüfte weicht nicht aus.
- Die Bewegung kommt aus der Hüfte.
- Ihre Füße bleiben während der Bewegung parallel.

VERMEIDEN SIE,

- die Knie zu beugen,
- mit der Hüfte oder der Schulter zu rotieren,
- ruckartig am Seil zu ziehen oder die Spannung aufzugeben.

Bewegungsverlauf: Ihr Fuß bewegt sich exakt zur Seite in einem Kreisbogen weg vom Körper und nach oben.
Die Außenseite des Fußes führt die Bewegung an, der Impuls dazu kommt aus der Hüfte.

STABILISATION

- Benutzen Sie Ihre Hand und den Handgriff, um den Rumpf vertikal über dem Fuß zu halten.
- Behalten Sie eine neutrale Stellung der Wirbelsäule bei.

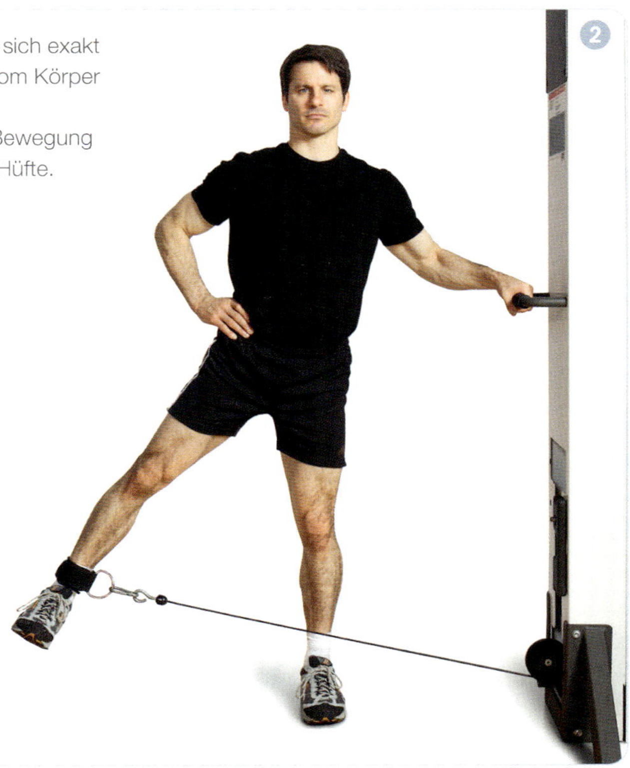

2

VARIANTE

Schwieriger: Halten Sie sich nicht am Griff fest, sondern stemmen Sie die Hände in die Hüften. Der übrige Bewegungsablauf ist identisch.

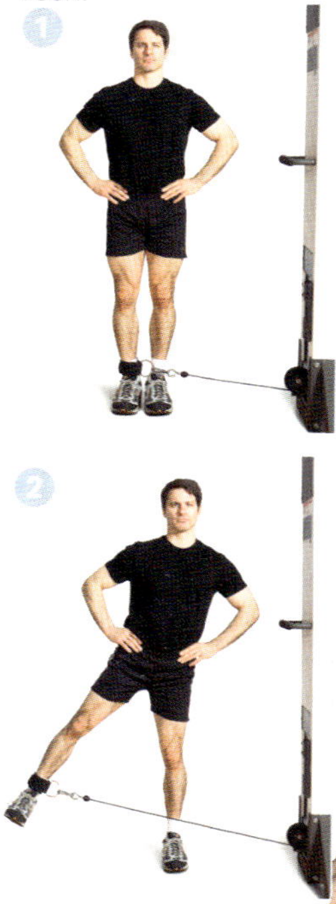

TRAINING

- gluteus maximus
- gluteus medius
- piriformis
- gemellus superior
- tensor fasciae latae

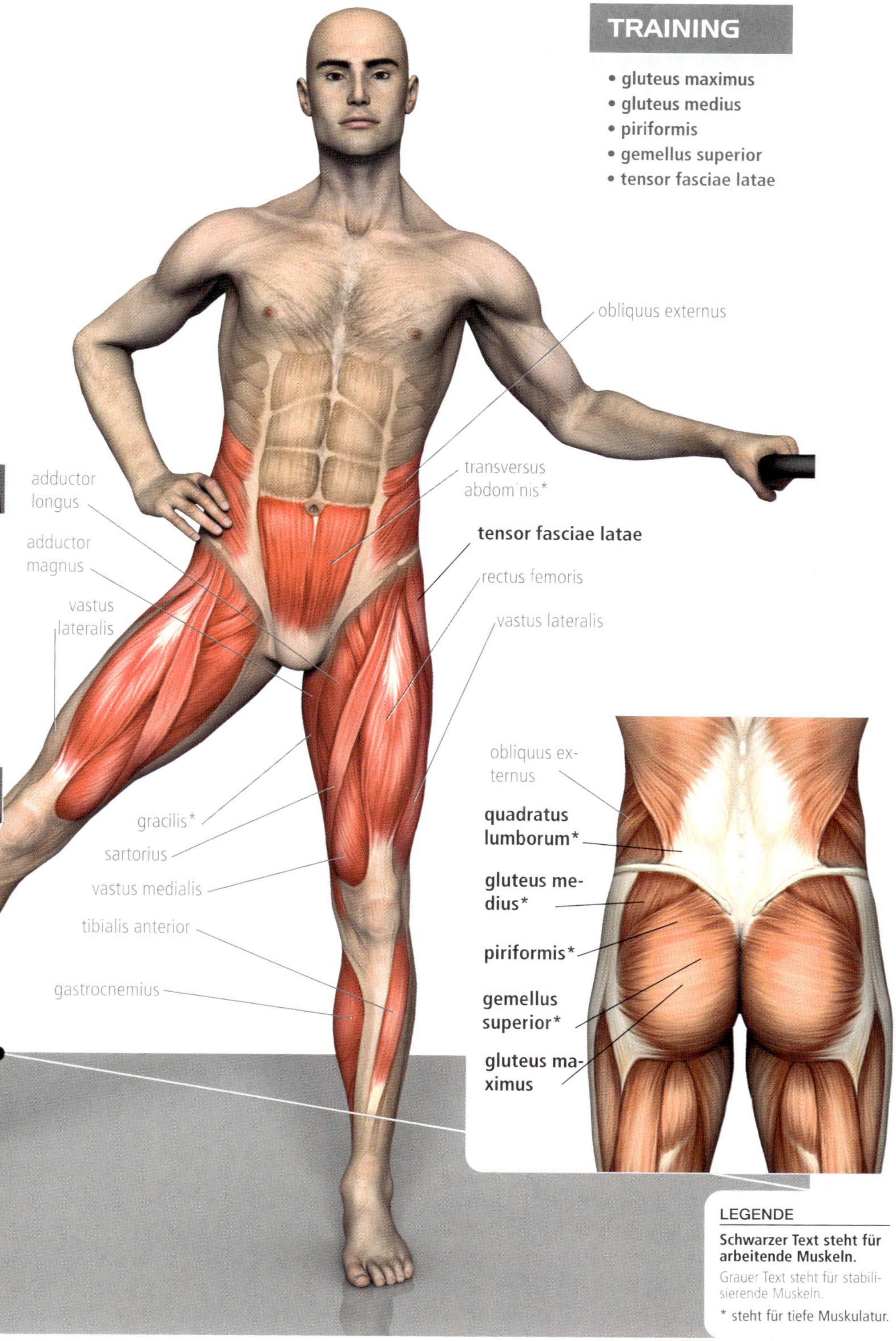

LEGENDE

Schwarzer Text steht für arbeitende Muskeln.

Grauer Text steht für stabilisierende Muskeln.

* steht für tiefe Muskulatur.

MUSCHELSCHALE

1

Ausgangsposition: Legen Sie sich auf die Seite und stützen Sie Ihren Kopf mit dem Unterarm. Beugen Sie die Hüfte etwas weniger, die Knie etwas mehr als 90 Grad. Legen Sie mit der oberen Hand ein Gewicht auf den Oberschenkel und halten Sie es fest. Achten Sie darauf, dass Ihre Wirbelsäule sich in neutraler Stellung befindet.

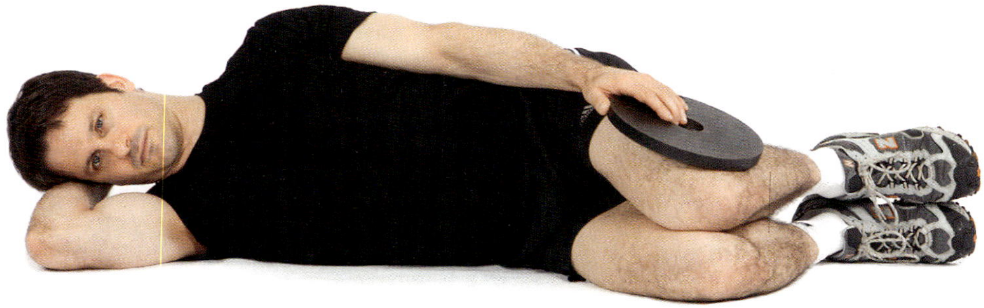

2

Aktion: Heben Sie das obere Knie in einer Kreisbewegung an, indem Sie die Gesäßmuskulatur kontrahieren und mit der Hüfte rotieren. Die Fersen halten dabei Kontakt, während die Fußspitze des oberen Beines mitrotiert. Fixieren Sie das Gewicht auch auf dem Rückweg mit der Hand.

Bewegungsverlauf: Ober- und Unterschenkel bewegen sich in einer kurvenförmigen Bewegung weg von der Körperlängsachse – von der Horizontalen in Richtung Vertikale – und zurück.

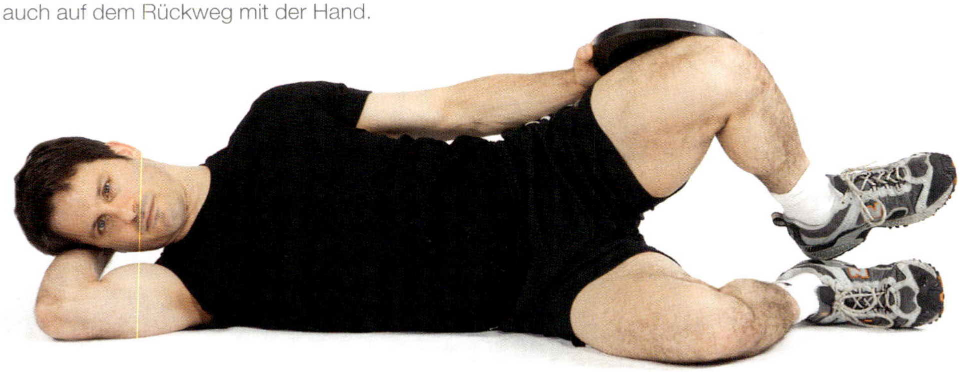

WICHTIG!
- Bewegung findet nur unterhalb des Hüftgelenkes statt.
- Das aktive Bein bewegt sich wie an einem Scharniergelenk befestigt.

Vermeiden Sie,
- jegliche Bewegung der Wirbelsäule,
- jegliche Bewegung des Beckens.

STABILISATION
- Spannen Sie während des gesamten Bewegungsablaufes Ihre Bauchmuskeln an.
- Achten Sie auf eine neutrale Stellung der Wirbelsäule.
- Halten Sie das Sprunggelenk des aktiven Beines in einer festen Position.
- Kontrollieren Sie stets das Hüftgelenk auf der aktiven Seite.

TRAINING

- **gluteus medius**
- **gluteus minimus**
- **obturator externus**
- **piriformis**
- **gemellus superior**

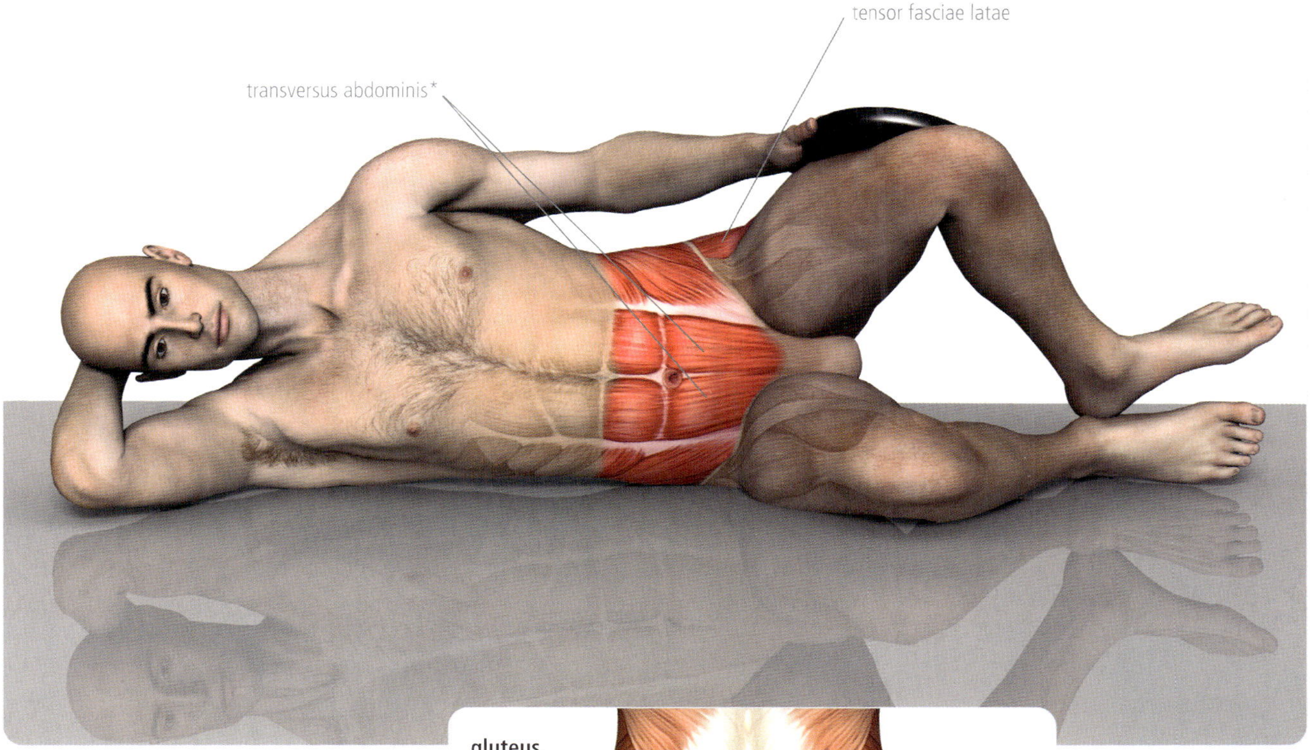

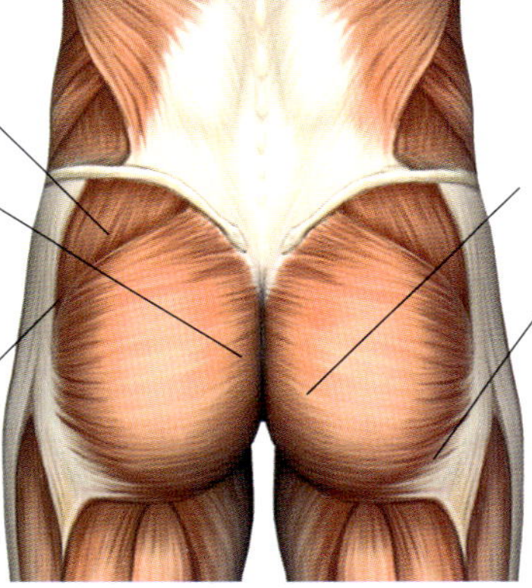

LEGENDE

Schwarzer Text steht für arbeitende Muskeln.

Grauer Text steht für stabilisierende Muskeln.

* steht für tiefe Muskulatur.

KNIEBEUGE EINBEINIG

1

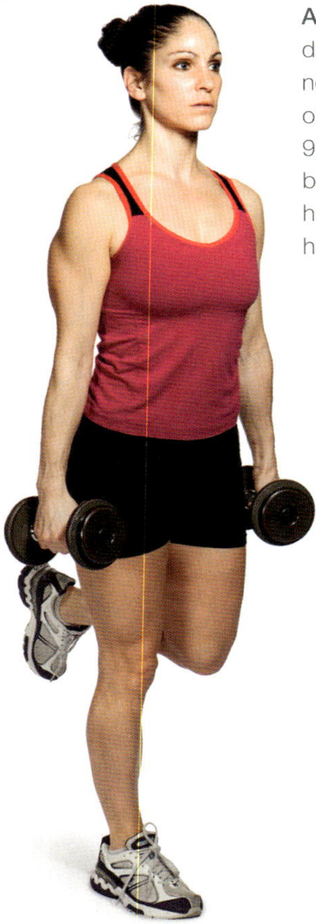

Ausgangsposition: Aus dem Stand heben Sie einen Fuß so nach hinten oben, dass das Bein im 90-Grad-Winkel gebeugt ist. In den Händen halten Sie je eine Kurzhantel.

STABILISATION

- Legen Sie ein besonderes Augenmerk auf die Balance! Fixieren Sie einen Punkt, während Sie auf einem Bein stehen.
- Kontrahieren Sie Ihren Quadrizeps auf dem Weg nach unten, die Rückseite der Beine sowie das Gesäß auf dem Weg nach oben.

Aktion: Beugen Sie Ihr Standbein nur leicht, während Sie den Rumpf mit geradem Rücken nach vorne neigen und die Kurzhanteln Richtung Boden führen. Nun verstärken Sie die Beugung im Bein, maximal bis die Hanteln etwas den Boden berühren. Danach kehren Sie durch Strecken der Knie und der Hüfte wieder in die Ausgangsstellung zurück.

WICHTIG!

- Ihre Wirbelsäule bleibt während der gesamten Bewegung in einer Stellung.
- Ihr Rumpf kippt von der Hüfte aus nach vorne.
- Richten Sie Ihr Becken auf.

VERMEIDEN SIE,

- größerem Bewegungsumfang mehr Raum einzuräumen als der Genauigkeit der Bewegungsausführung. Der Rücken ist stets leicht überstreckt, der Brustkorb stabil,
- den Rücken rund zu machen,
- dass die Schulterblätter sich nach vorn oben bewegen.

Bewegungsverlauf: Ihr Körperschwerpunkt bewegt sich vertikal, während Ihr Rumpf auf einer Kreisbahn um die Hüfte rotiert.

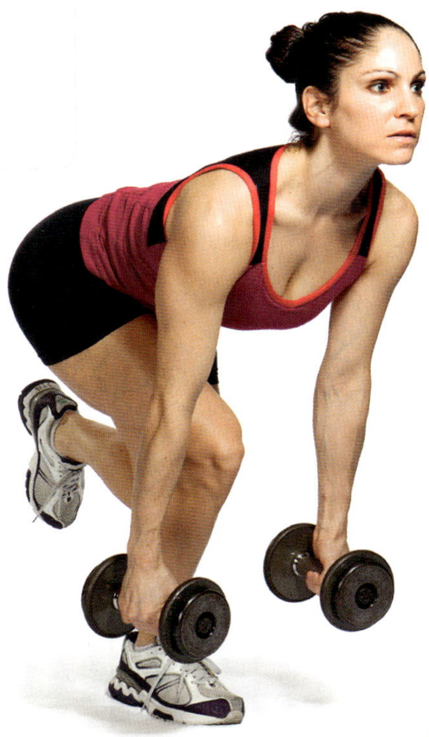

2

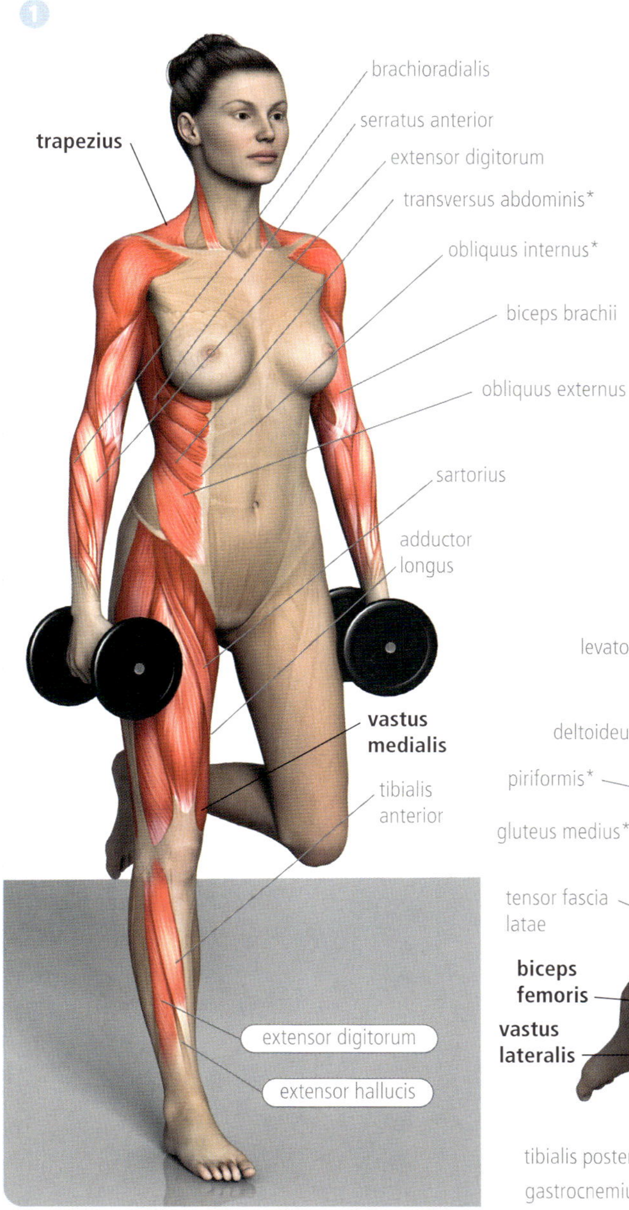

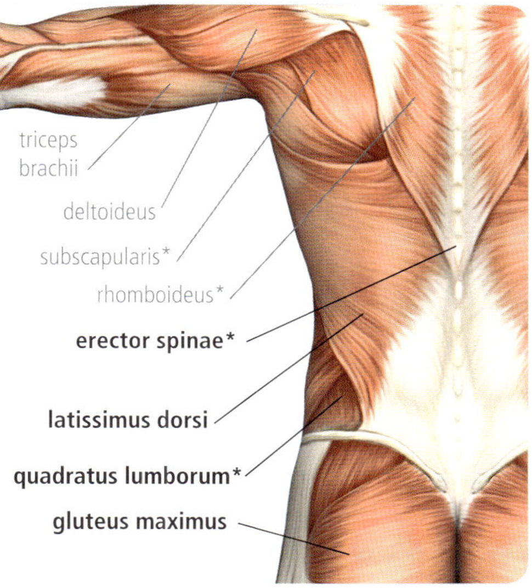

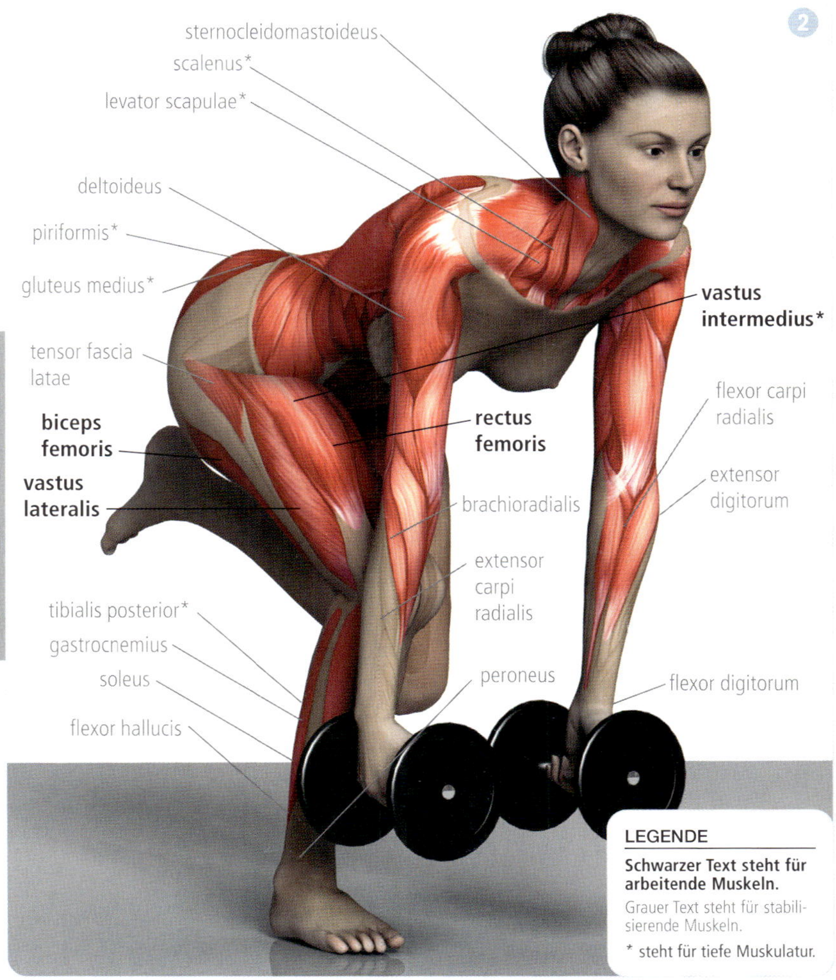

TRAINING

- biceps femoris
- erector spinae
- gluteus maximus
- latissimus dorsi
- quadratus lumborum
- rectus femoris
- semimembranosus
- semitendinosus
- vastus lateralis
- vastus medialis

LEGENDE

Schwarzer Text steht für arbeitende Muskeln.

Grauer Text steht für stabilisierende Muskeln.

* steht für tiefe Muskulatur.

BEINPRESSE PLIÉ

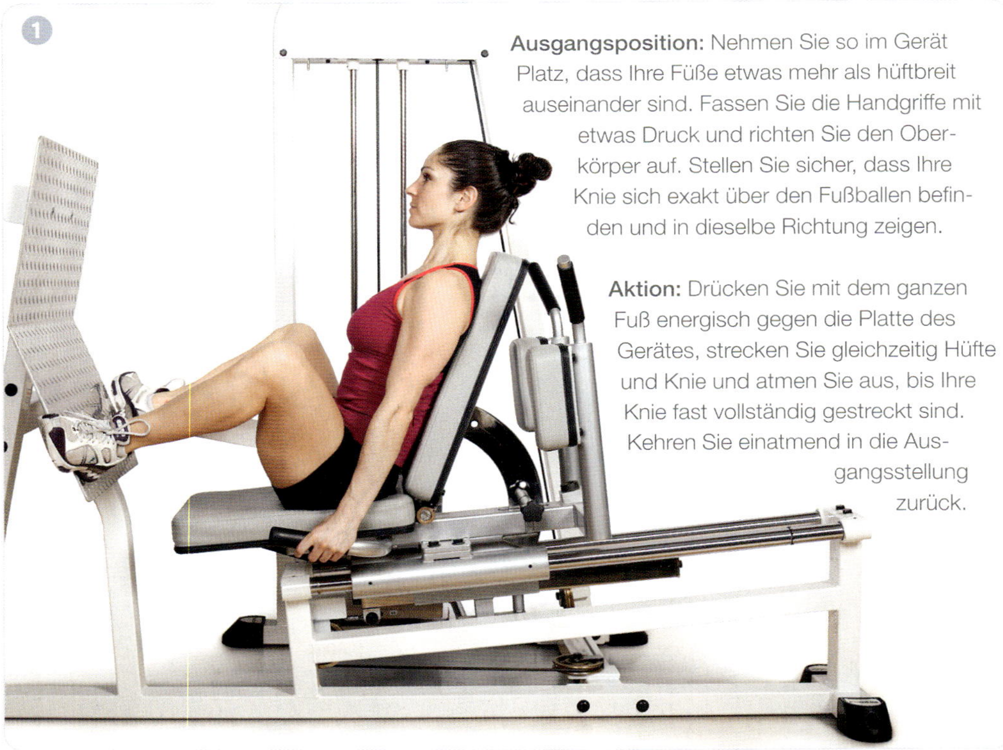

Ausgangsposition: Nehmen Sie so im Gerät Platz, dass Ihre Füße etwas mehr als hüftbreit auseinander sind. Fassen Sie die Handgriffe mit etwas Druck und richten Sie den Oberkörper auf. Stellen Sie sicher, dass Ihre Knie sich exakt über den Fußballen befinden und in dieselbe Richtung zeigen.

Aktion: Drücken Sie mit dem ganzen Fuß energisch gegen die Platte des Gerätes, strecken Sie gleichzeitig Hüfte und Knie und atmen Sie aus, bis Ihre Knie fast vollständig gestreckt sind. Kehren Sie einatmend in die Ausgangsstellung zurück.

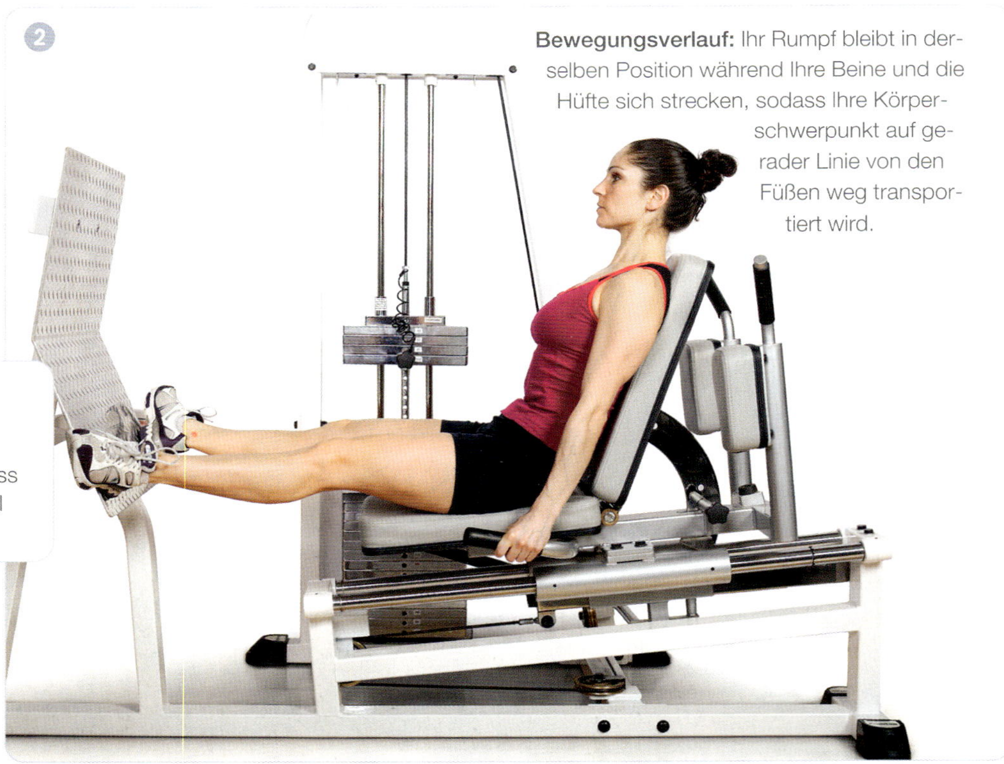

Bewegungsverlauf: Ihr Rumpf bleibt in derselben Position während Ihre Beine und die Hüfte sich strecken, sodass Ihre Körperschwerpunkt auf gerader Linie von den Füßen weg transportiert wird.

WICHTIG!

- Strecken Sie Knie und Hüftgelenke gleichzeitig und ziehen Sie dabei die Fußspitzen etwas an.
- Ihr Po bleibt stets in Kontakt mit dem Sitz.

VERMEIDEN SIE,

- dass Ihre Knie sich entweder aufeinander zu oder voneinander weg bewegen,
- die Fußspitzen allzu sehr nach außen zu drehen,
- die Beine am Ende der Bewegung komplett zu strecken.

STABILISATION

- Drücken Sie die Hüfte fest in den Sitz.
- Halten Sie die Füße so, dass sich Ihre Fußsohlen parallel zur Gerätplatte befinden.

BEINPRESSE PLIÉ • BEINE UND HÜFTE

LEGENDE

Schwarzer Text steht für arbeitende Muskeln.

Grauer Text steht für stabilisierende Muskeln.

* steht für tiefe Muskulatur.

TRAINING

- adductor longus
- adductor magnus
- gluteus maximus
- gluteus medius
- gracilis
- rectus femoris
- sartorius
- semimembranosus
- semitendinosus
- soleus
- vastus medialis

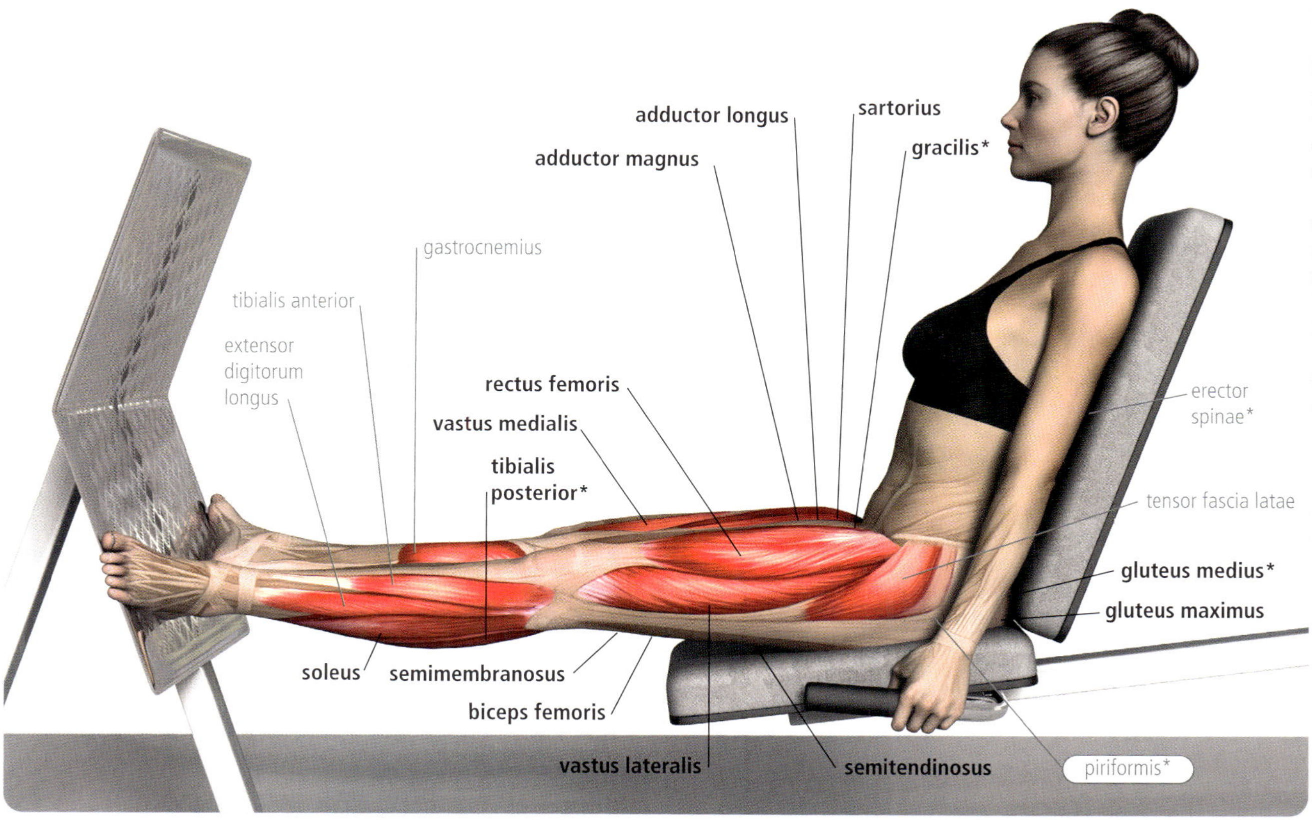

VARIANTE

Schwieriger: Führen Sie die Übung nur mit einem Bein aus, das in der Ausgangsstellung im 90-Grad-Winkel gebeugt ist und dessen Fuß sich in Höhe des Brustkorbes auf der Platte befindet. Halten Sie das freie Bein gestreckt, ohne mit der Hüfte zu rotieren.

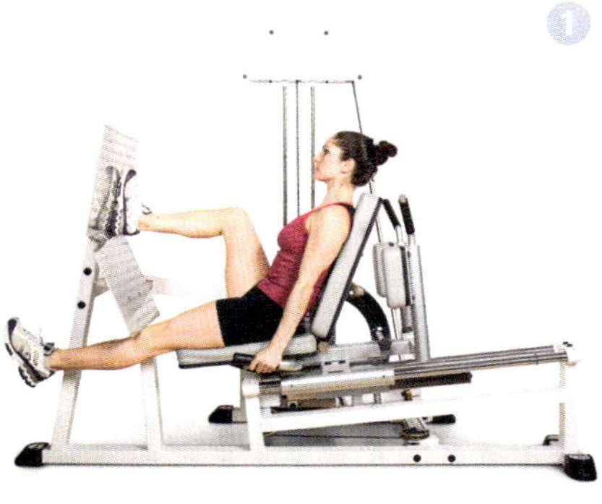

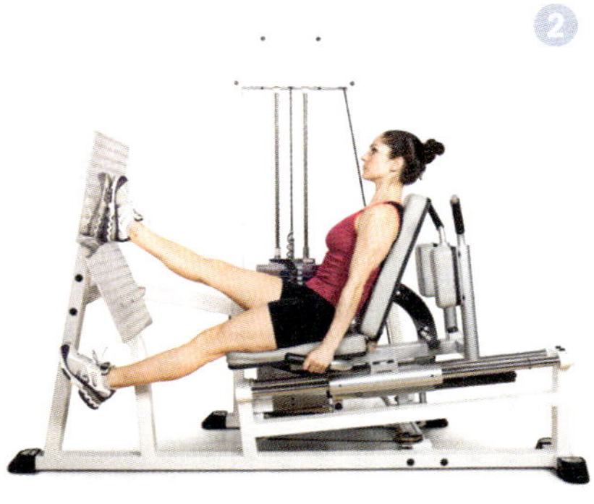

BEINE STRECKEN

1

Ausgangsposition: Achten Sie im Sitz auf der Maschine darauf, dass Ihre Kniekehlen Kontakt mit der Kante der Sitzbank halten. Ihre Knie sind etwas mehr als 90 Grad gebeugt und mit den unteren Schienbeinen berühren Sie den schwenkbaren Lastarm der Maschine. Fassen Sie die Griffe und richten Sie den Oberkörper auf. Ziehen Sie die Schultern nach unten, Blick geradeaus.

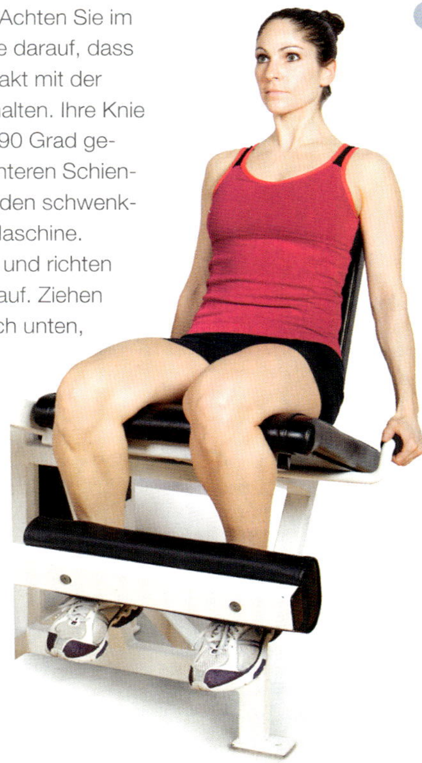

WICHTIG!

- Bewegen Sie nur die Unterschenkel, alle übrigen Körperpartien bleiben am selben Platz.
- Kontrollieren Sie die Bewegung in beide Richtungen.

VERMEIDEN SIE,

- auch nur einen Millimeter Platz zwischen Ihren Kniekehlen und der Kante des Sitzes zu lassen,
- Bewegungen mit der Wirbelsäule,
- die Schultern zu heben,
- dass Ihr Po sich vom Sitz abhebt.

2

Aktion: Strecken Sie durch Kontraktion der vorderen Oberschenkelmuskulatur die Beine und führen Sie auf diese Weise Ihre Füße in einer Kreisbahn nach vorne oben. Atmen Sie währenddessen aus und auf dem Rückweg aus und ein.

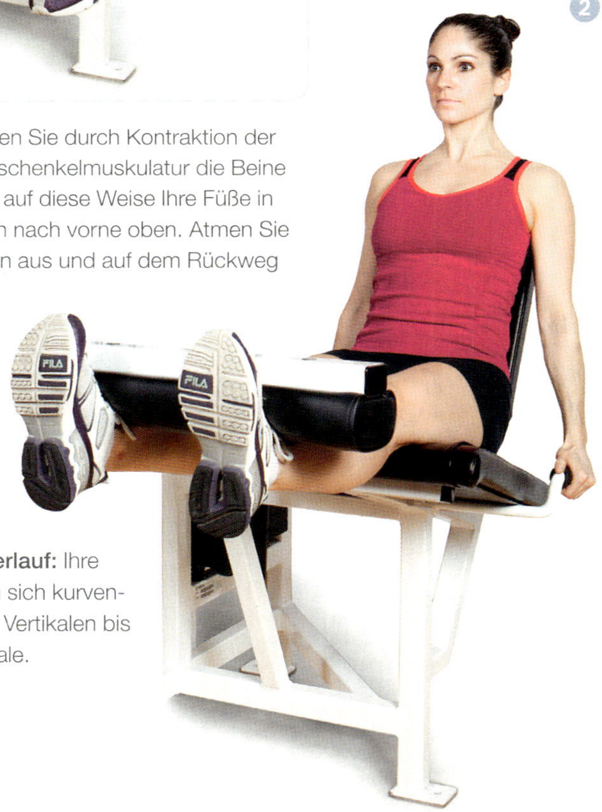

Bewegungsverlauf: Ihre Füße bewegen sich kurvenförmig von der Vertikalen bis in die Horizontale.

STABILISATION

- Pressen Sie Ihre Hüfte während der Bewegung fest in den Sitz.
- Halten Sie Ihren Körper aufrecht gegen den Sitz gelehnt.
- Ziehen Sie die Zehen leicht an, damit die Sprunggelenke etwas gebeugt sind.

TRAINING

- rectus femoris
- vastus intermedius
- vastus lateralis
- vastus medialis

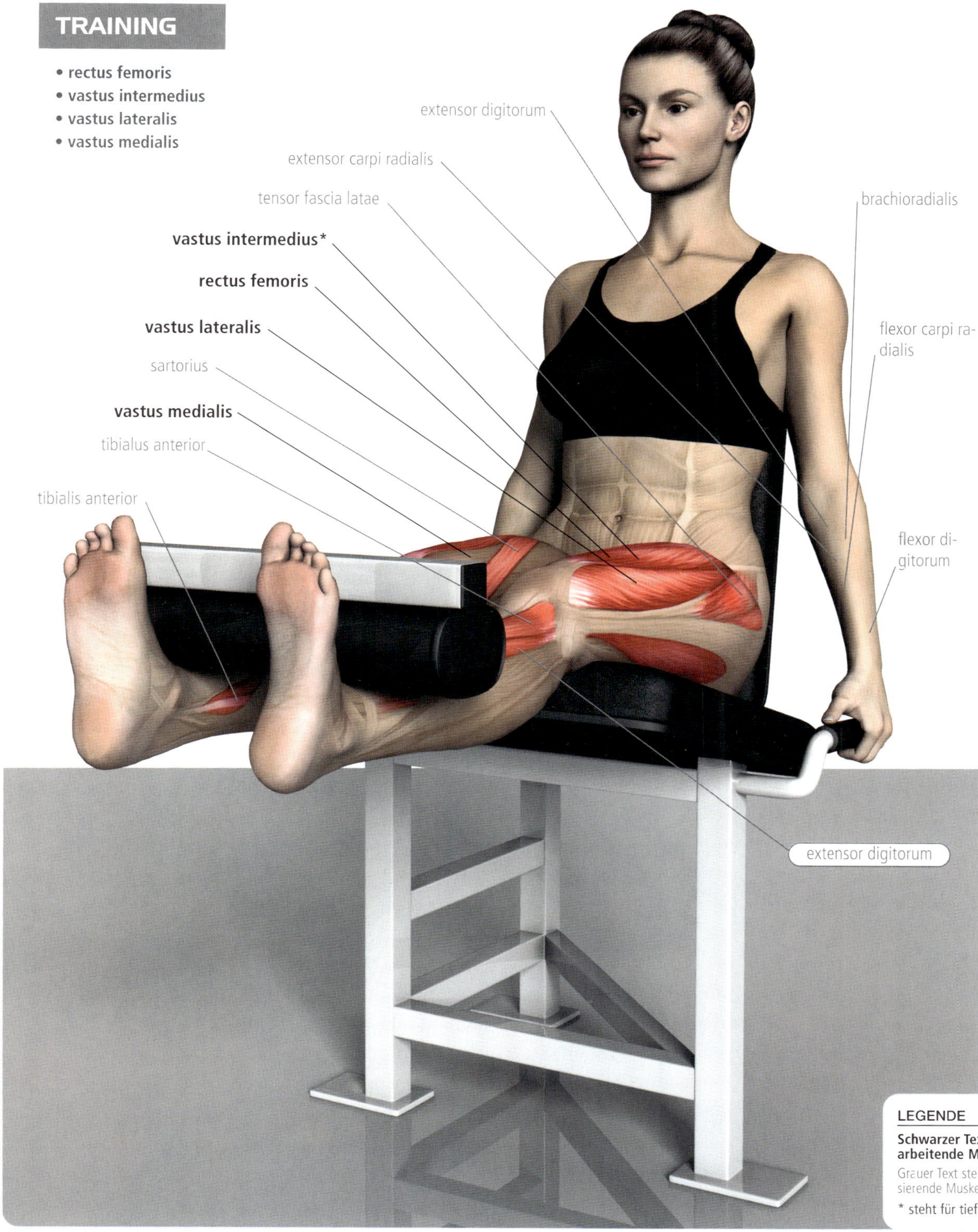

LEGENDE

Schwarzer Text steht für arbeitende Muskeln.

Grauer Text steht für stabilisierende Muskeln.

* steht für tiefe Muskulatur.

BEINE BEUGEN

Ausgangsposition: Legen Sie sich in Bauchlage auf das Polster der Maschine, und zwar mit der Hüftbeuge direkt auf den Scheitelpunkt der Biegung der Bank. Stellen Sie das Gerät so ein, dass sich das Polster des Schwenkarmes auf Ihren Achillessehnen befindet. Ihre Beine liegen so auf, dass die Kniescheiben frei sind.

Aktion: Beugen Sie durch Kontraktion der hinteren Oberschenkelmuskulatur die Beine und führen Sie so die Füße auf einer Kreisbahn in Richtung Gesäß. Stoppen Sie die Bewegung, wenn der Schwenkarm Ihr Gesäß berührt. Atmen Sie mit der Kontraktion aus, mit dem Nachgeben ein und aus.

Bewegungsverlauf: Aus der Streckung bewegen Sie Ihre Füße kurvenförmig nach oben in Richtung Ihrer Hüfte, bis die Knie so weit wie möglich gebeugt sind, mindestens aber im 90-Grad-Winkel. Sie kehren auf demselben Weg in die Ausgangsstellung zurück.

STABILISATION

- Ihre Hüfte bleibt in Kontakt mit dem Polster der Bank.
- Fassen Sie die Griffe.
- Ziehen Sie die Fußspitzen bis zum 90-Grad-Winkel an.

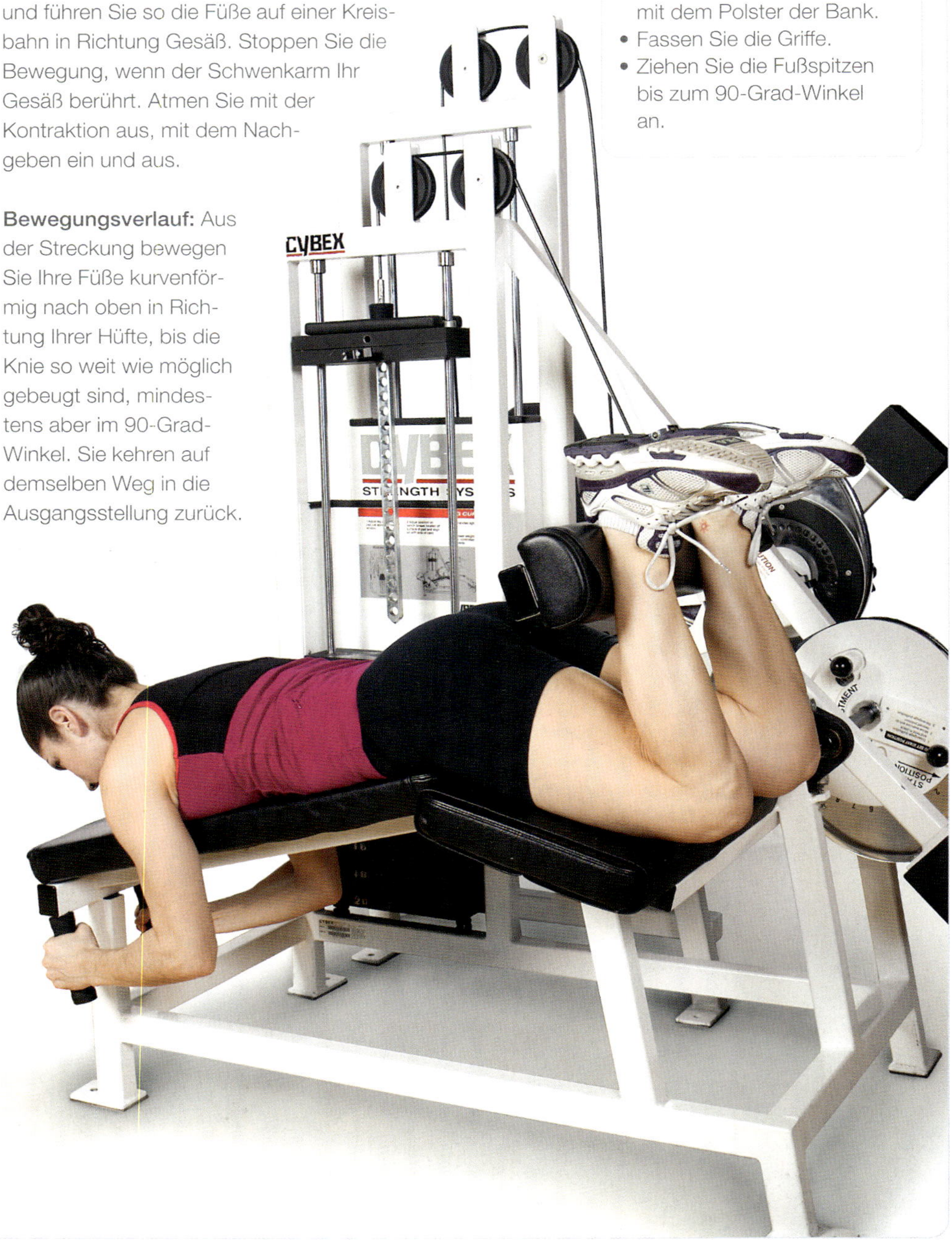

WICHTIG!

- Bewegen Sie nur die Unterschenkel, alle übrigen Körperpartien bleiben am selben Platz.

VERMEIDEN SIE,

- die Fußspitzen auseinander zu führen,
- den Rücken zu überstrecken,
- die Hüfte von der Bank zu nehmen,
- dass das Polster des Schwenkarms am Unterschenkel entlanggleitet.

TRAINING

- **biceps femoris**
- **gastrocnemius**
- **semimembranosus**
- **semitendinosus**

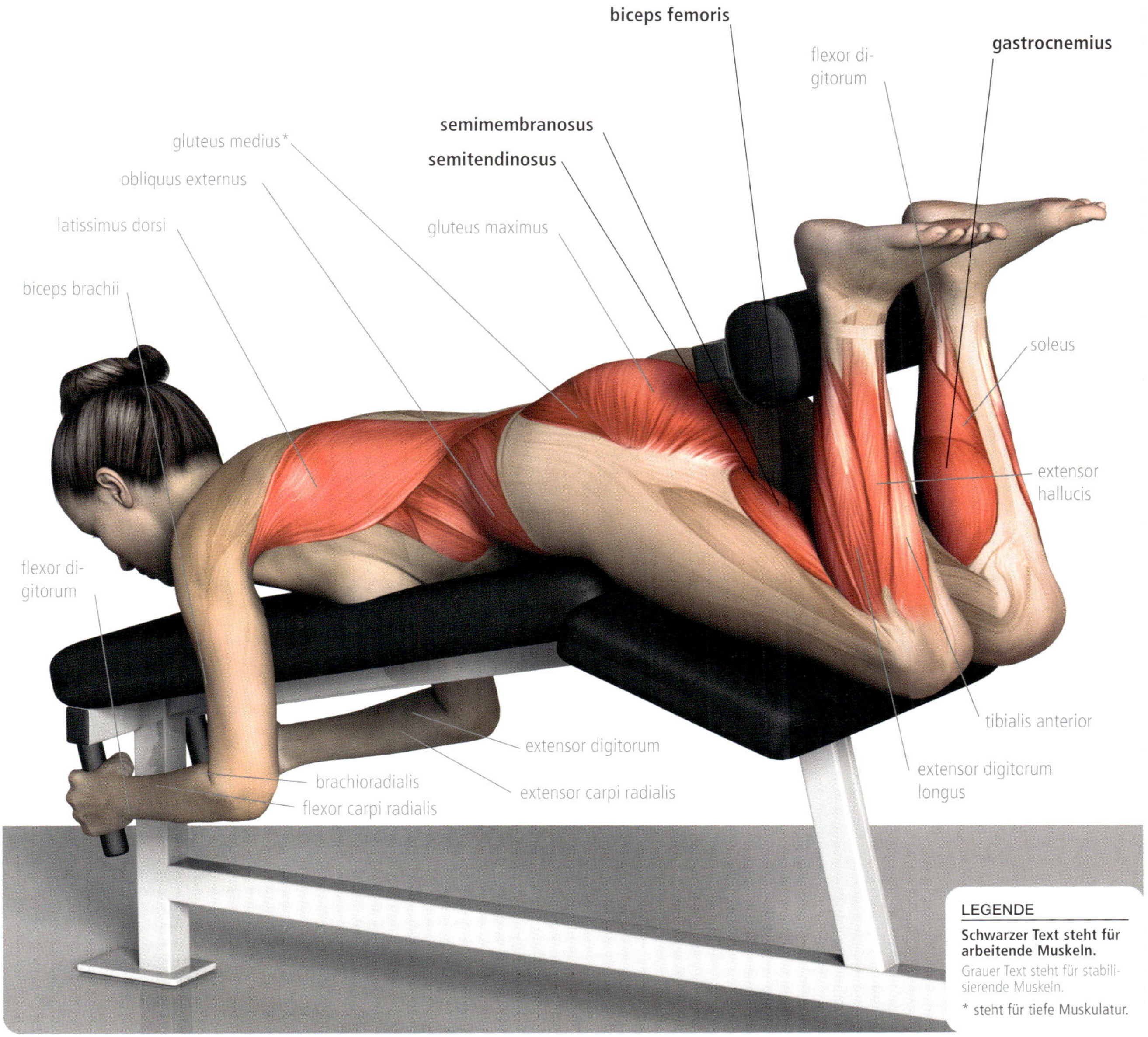

LEGENDE

Schwarzer Text steht für arbeitende Muskeln.

Grauer Text steht für stabilisierende Muskeln.

* steht für tiefe Muskulatur.

WANDKNIEBEUGE

Ausgangsposition: Stellen Sie sich mit dem Rücken an eine Wand, die Füße direkt unter der Hüfte. Lehnen Sie sich nun an, beugen Sie nach und nach die Kniegelenke und stellen Sie die Füße immer weiter von der Wand weg, bis sowohl die Hüfte als auch Ihre Knie im 90-Grad-Winkel gebeugt sind. Ihre Knie befinden sich nun genau über den Sprunggelenken, Ihre Füße stehen flach auf dem Boden und die Beine sind parallel. Halten Sie den Oberkörper aufrecht gegen die Wand und stemmen Sie die Hände in die Hüfte.

Aktion: Keine, weil isometrische Muskelkontraktion. Halten Sie die Stellung, bis die Ermüdung die Muskeln „brennen" lässt und die Beine nachzugeben drohen.

Bewegungsverlauf: Keiner.

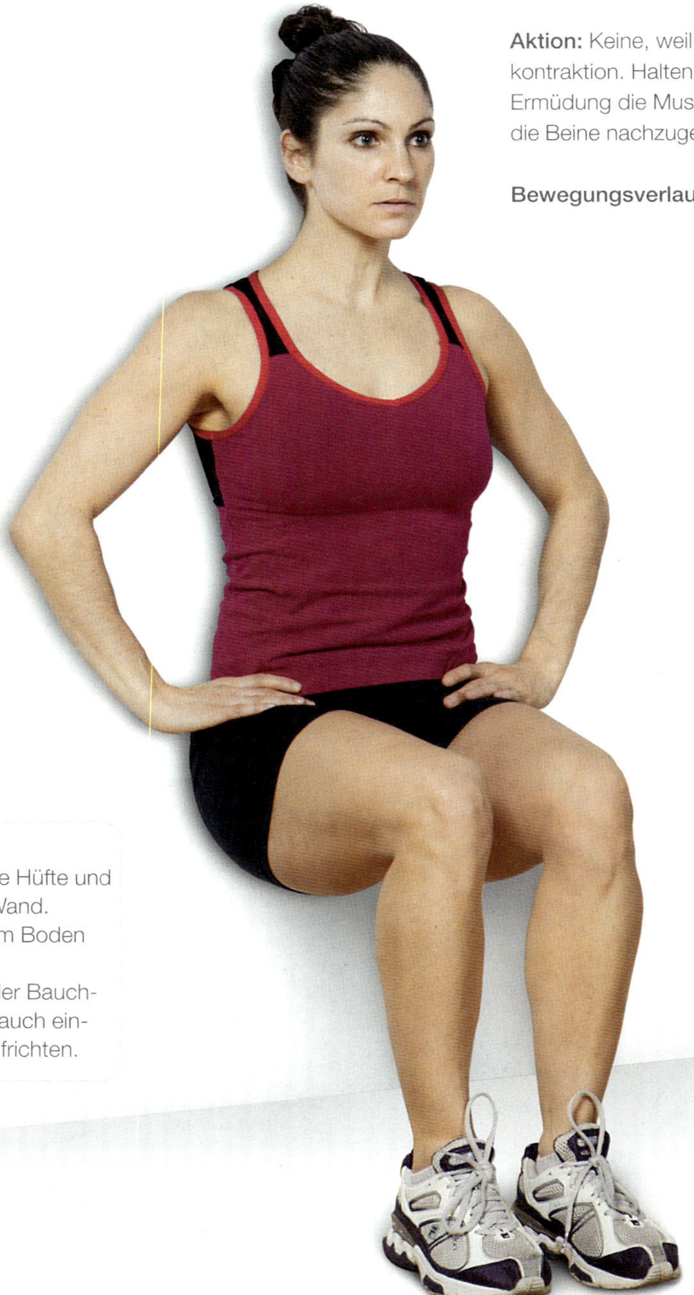

WICHTIG!

- Bewegen Sie sich überhaupt nicht.
- 90-Grad-Winkel beibehalten.
- Schütteln Sie nach der Übung Ihre ermüdeten Muskeln aus.

VERMEIDEN SIE,

- jegliche Bewegung,
- so müde zu werden, dass Sie sich nur noch fallen lassen können.

STABILISATION

- Pressen Sie die Schultern, die Hüfte und den Rücken fest gegen die Wand.
- Die Füße stehen flach auf dem Boden mit gleich verteiltem Druck.
- Halten Sie die Spannung in der Bauchmuskulatur, indem Sie den Bauch einziehen und den Brustkorb aufrichten.

TRAINING

- biceps femoris
- gluteus maximus
- rectus femoris
- vastus intermedius
- vastus lateralis
- vastus medialis

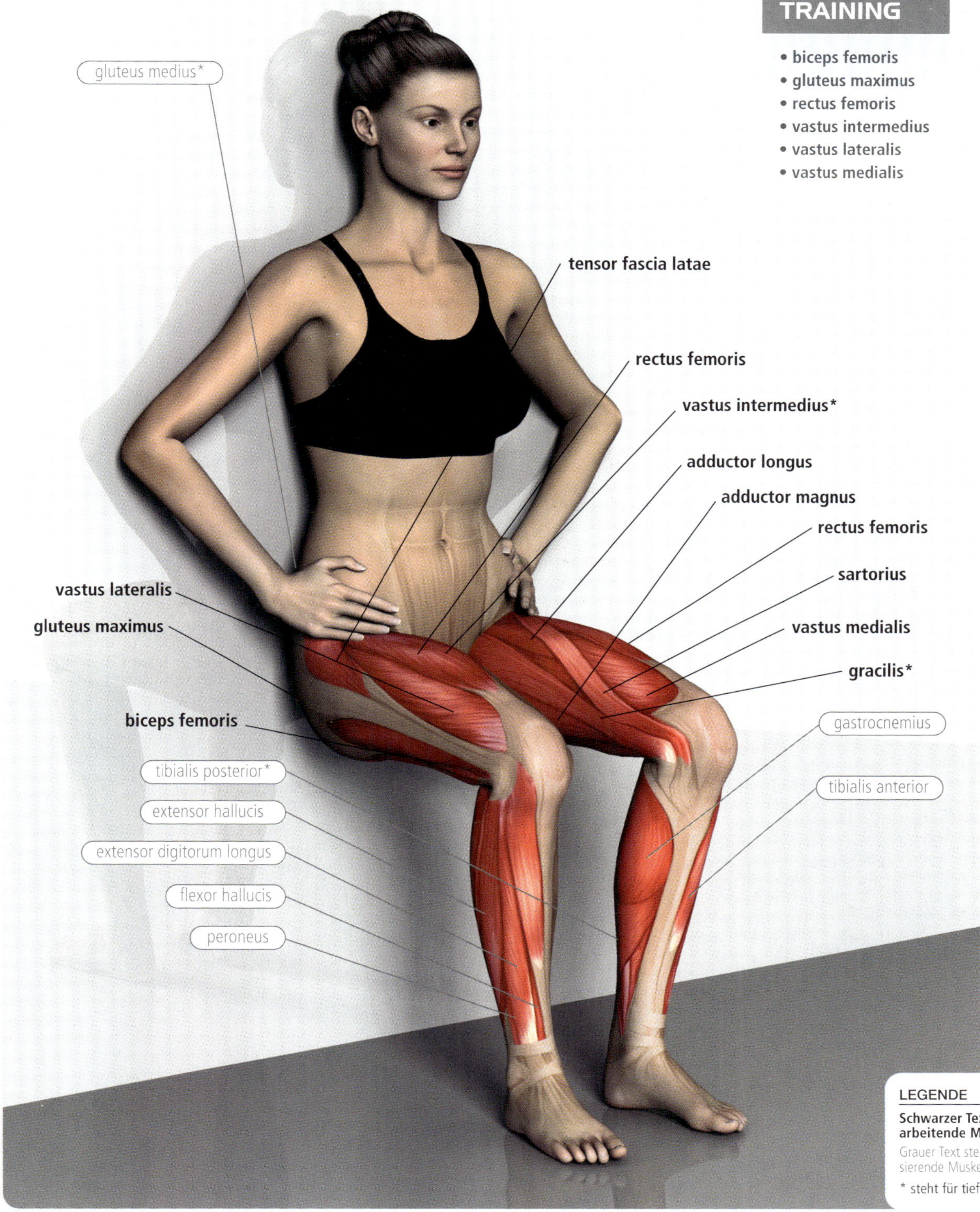

LEGENDE

Schwarzer Text steht für arbeitende Muskeln.

Grauer Text steht für stabilisierende Muskeln.

* steht für tiefe Muskulatur.

DER SKATER

1

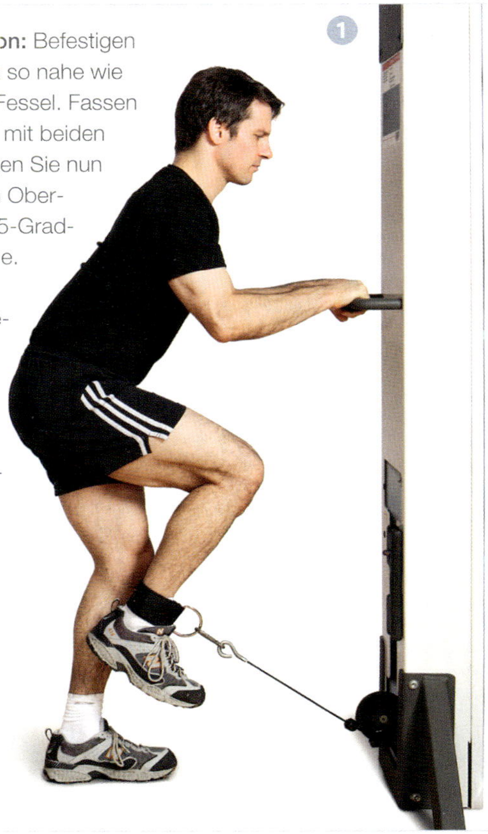

Ausgangsposition: Befestigen Sie den Haltegurt so nahe wie möglich an Ihrer Fessel. Fassen Sie den Haltegriff mit beiden Händen und neigen Sie nun Ihren gestreckten Oberkörper bis zum 45-Grad-Winkel nach vorne. Beugen Sie das Standbein ein wenig, das zuvor abgehobene Spielbein aber in Hüfte und Knie im 90-Grad-Winkel.

STABILISATION

- Halten Sie Ihre Wirbelsäule in neutraler Stellung.
- Verteilen Sie Ihr Gewicht gleichmäßig auf dem Standbein.

WICHTIG!

- Drehen Sie den Fuß genauso weit aus wie das Kniegelenk.
- Die Bewegung ist ausbalanciert und kommt auf diese Weise leicht daher.

VERMEIDEN SIE,

- Rotation des Oberkörpers,
- den Rücken allzu sehr zu überstrecken,
- die Balance durch Festhalten am Griff herzustellen.

2

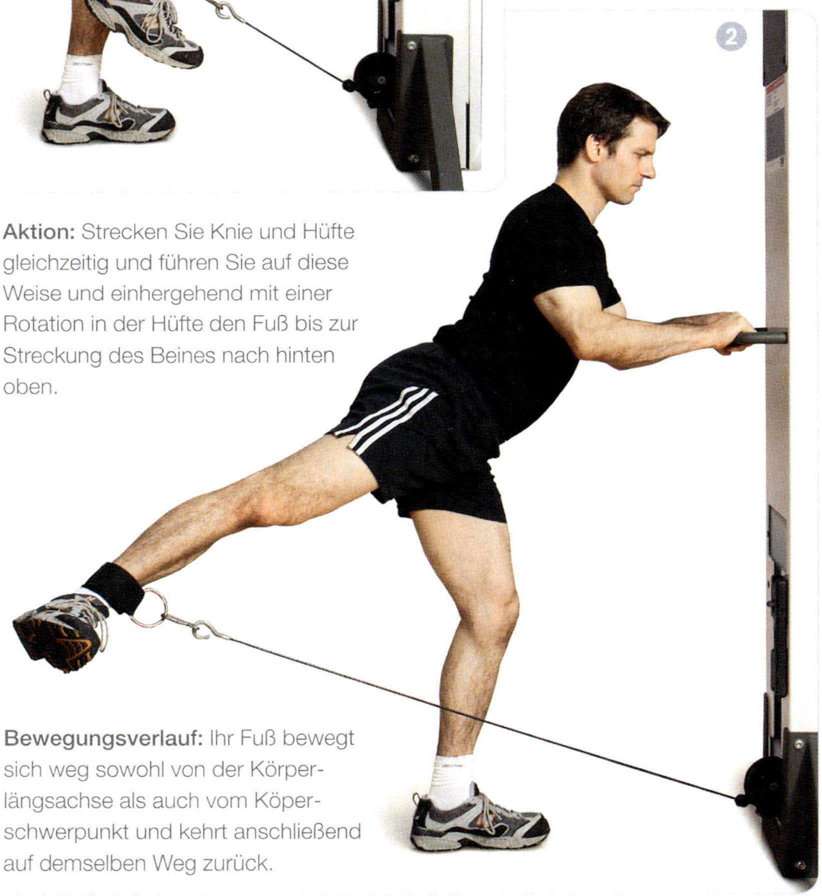

Aktion: Strecken Sie Knie und Hüfte gleichzeitig und führen Sie auf diese Weise und einhergehend mit einer Rotation in der Hüfte den Fuß bis zur Streckung des Beines nach hinten oben.

Bewegungsverlauf: Ihr Fuß bewegt sich weg sowohl von der Körperlängsachse als auch vom Köperschwerpunkt und kehrt anschließend auf demselben Weg zurück.

TRAINING

- gluteus maximus
- gluteus medius
- gluteus minimus
- obliquus externus
- obturator externus
- piriformis
- quadratus lumborum
- tensor fasciae latae
- vastus lateralis
- vastus medialis

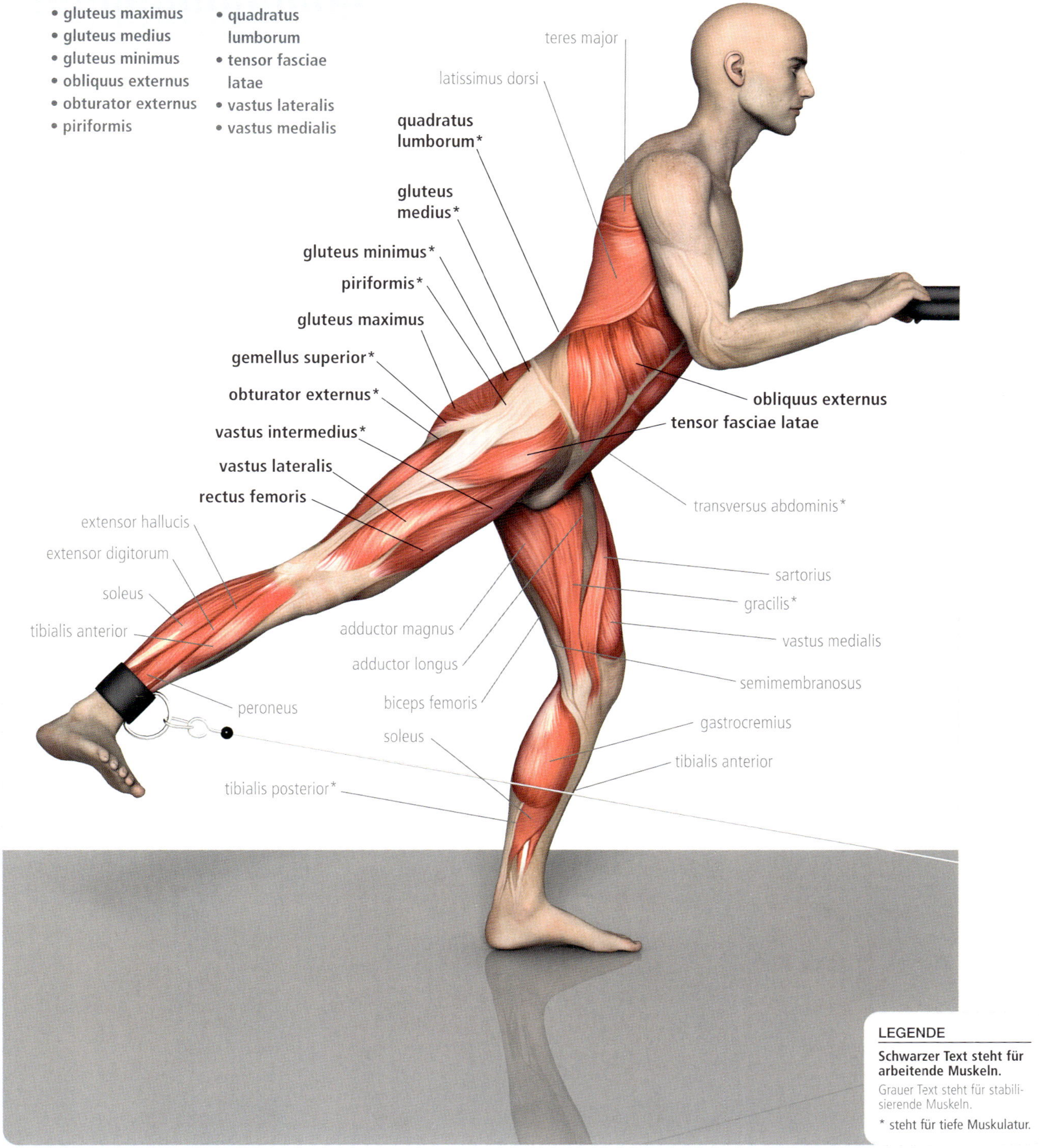

LEGENDE

Schwarzer Text steht für arbeitende Muskeln.

Grauer Text steht für stabilisierende Muskeln.

* steht für tiefe Muskulatur.

DER PFLUG

1

Ausgangsposition: Stützen Sie mit den Händen auf dem Boden und legen Sie Ihre Füße mit dem Rist, bei gestreckten Beinen, auf einen Gymnastikball. Halten Sie den Körper waagerecht auf einer Linie.

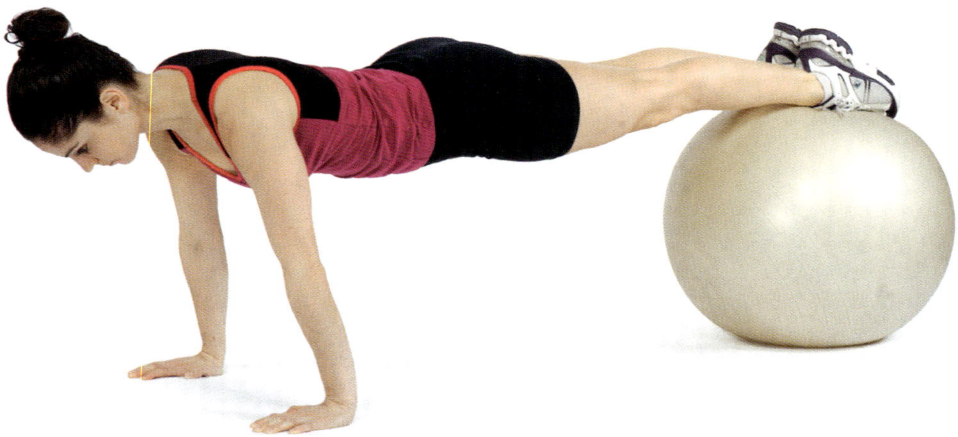

WICHTIG!

- Halten Sie die Spannung im Rumpf mithilfe der Bauchmuskulatur, damit kein Hohlkreuz entsteht und die Hüftmuskulatur trainiert wird.

VERMEIDEN SIE,

- Ihre Knie zum Boden sinken zu lassen,
- die Ellenbogen zu beugen,
- die Schultern zu heben oder durchsacken zu lassen.

2

Aktion: Ziehen Sie die Knie so weit wie möglich zum Rumpf und die Fußspitzen an, sodass nun sie den Ball berühren. Halten Sie dabei die Spannung im Rumpf durch Kontraktion der Bauchmuskulatur.

Bewegungsverlauf: Ihr Rumpf bleibt gerade und auf einer Ebene. Ihr Füße bewegen sich horizontal vorwärts und wieder zurück.

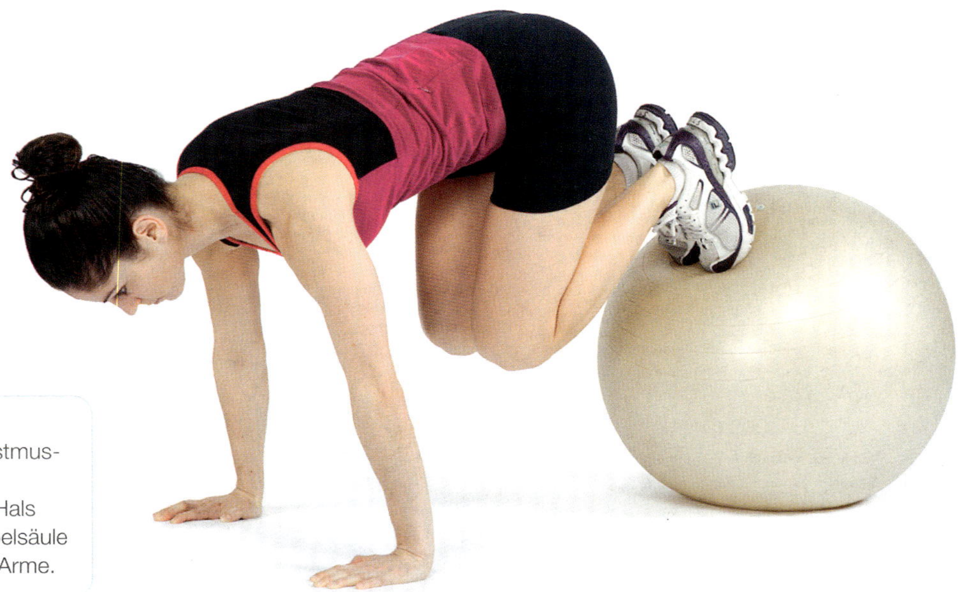

STABILISATION

- Spannen Sie die Brustmuskulatur an.
- Verlängern Sie Ihren Hals auf der Linie der Wirbelsäule und strecken Sie die Arme.

TRAINING

- iliacus
- iliopsoas
- obliquus externus
- obliquus internus
- rectus abdominis
- sartorius
- tibialis anterior
- transversus abdominis

LEGENDE

Schwarzer Text steht für arbeitende Muskeln.

Grauer Text steht für stabilisierende Muskeln.

* steht für tiefe Muskulatur.

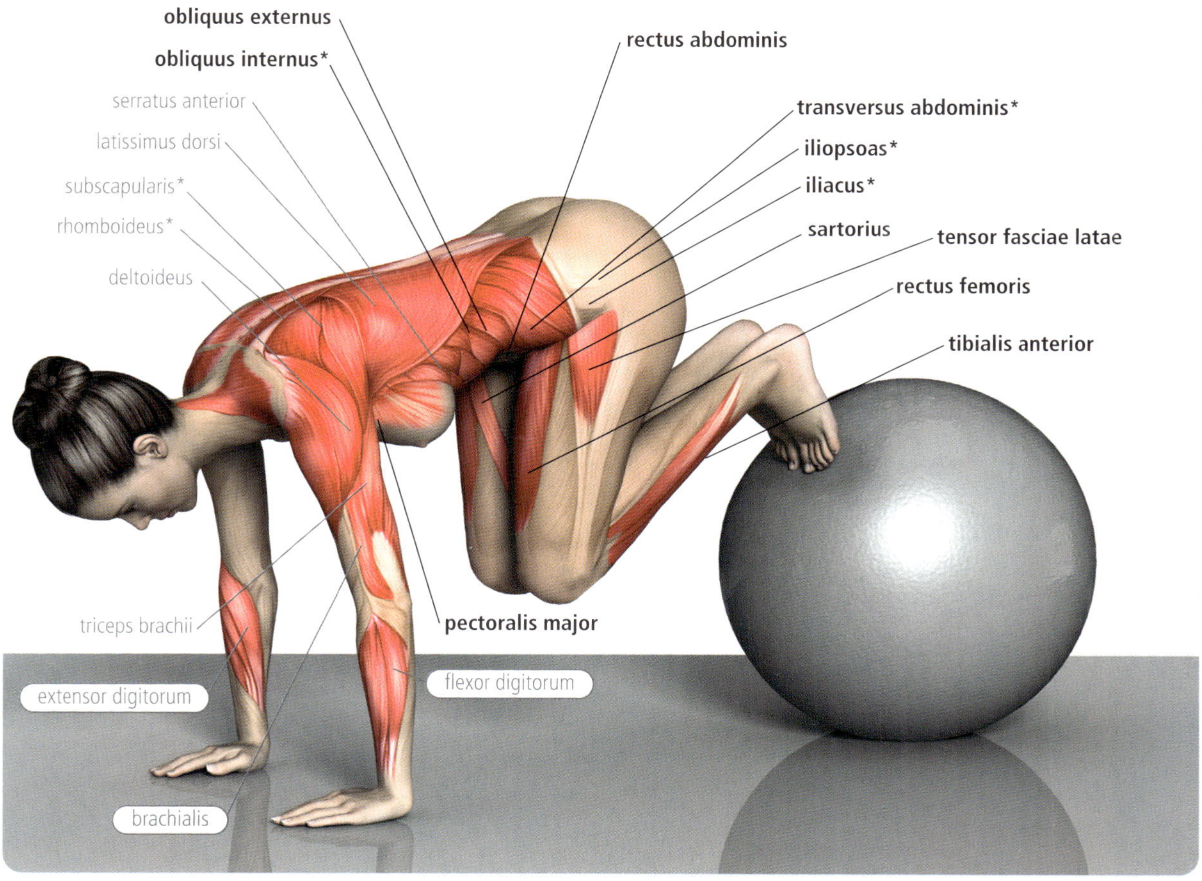

VARIANTE

Schwieriger: Schieben Sie die Hüfte in Richtung Decke, indem Sie beim Heranziehen des Balles durch Kontraktion der Hüftbeuger die Knie gestreckt lassen. Die Fußsohlen berühren den Ball, Ihre Hüfte ist im 90-Grad-Winkel gebeugt. Halten Sie den Rücken gerade, Knie und Ellenbogen gestreckt.

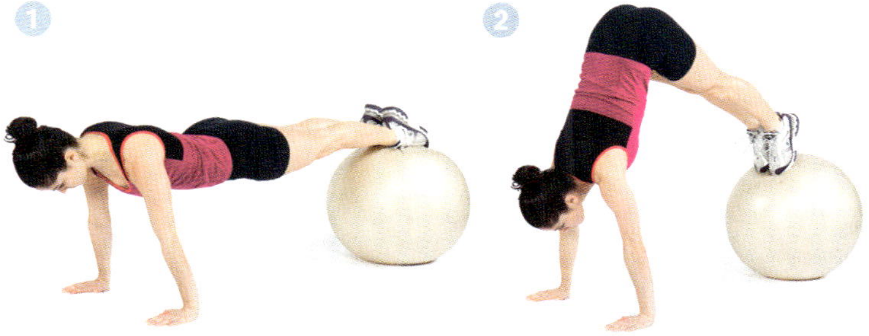

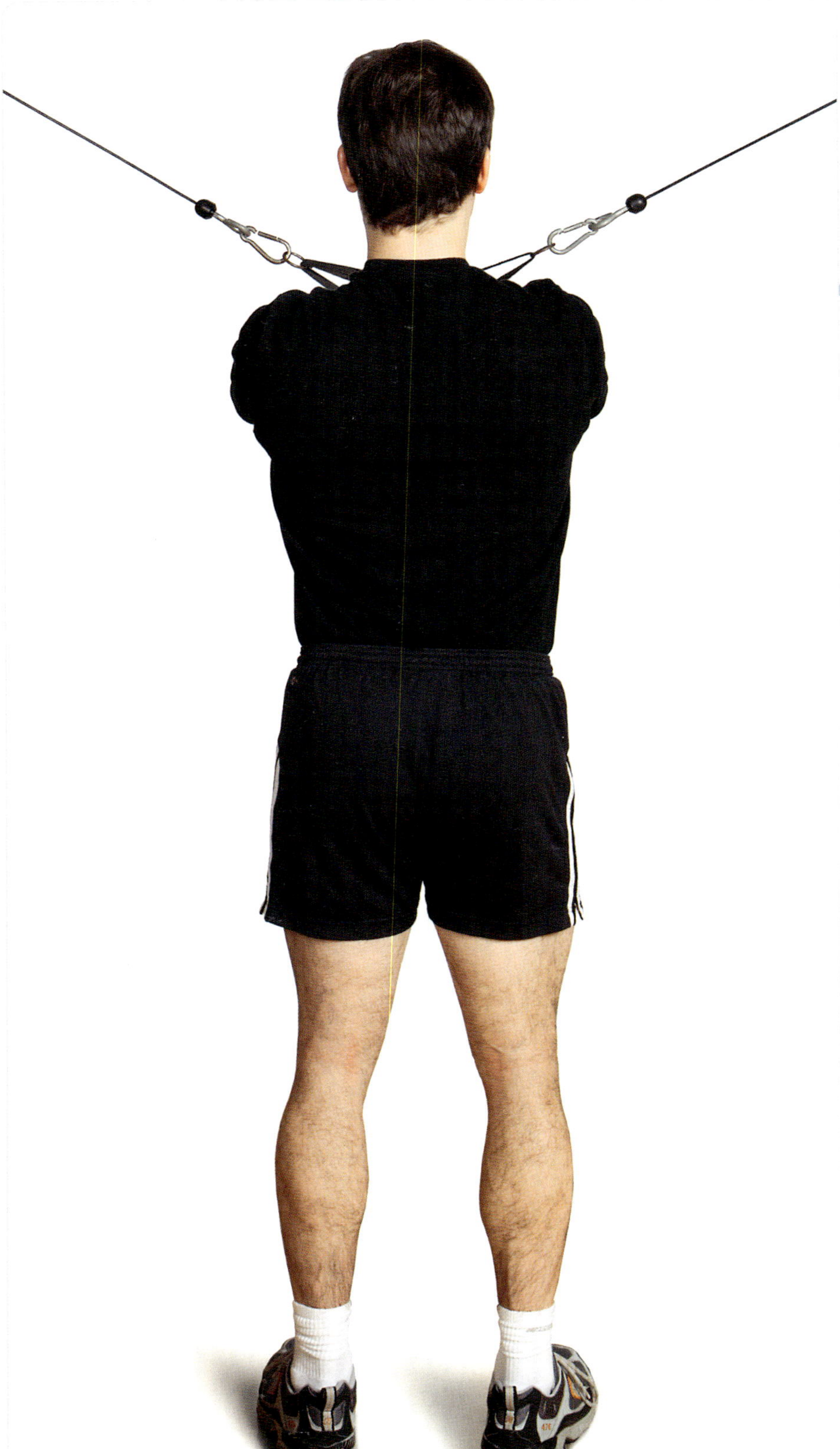

RÜCKEN

Die Muskeln des Rückens bewegen nicht nur die Wirbelsäule, sondern auch die Hüfte, den Kopf, die Arme und das Becken.

Es gibt drei Gruppen von Rückenmuskeln: die des unteren, die des oberen Rückens und die tiefe Rückenmuskulatur nahe der Wirbelsäule. Die Muskeln des unteren Rückens arbeiten zusammen mit der Hüftmuskulatur sowohl daran, das Becken zu kippen und aufzurichten, als auch die Lendenwirbelsäule zu bewegen. Diese kombinierte Muskelarbeit hält die Wirbelsäule in ihrer normalen Form, ohne die weder der Ober- noch der Unterkörper richtig funktionieren würde. Die Muskeln des oberen Rückens heben und senken das Schulterblatt, rotieren, abduzieren, adduzieren den Oberarm und ziehen ihn nach hinten. Die tief liegenden Rückenmuskeln bewegen, aber stabilisieren auch die Wirbelsäule.

ANATOMIE RÜCKEN

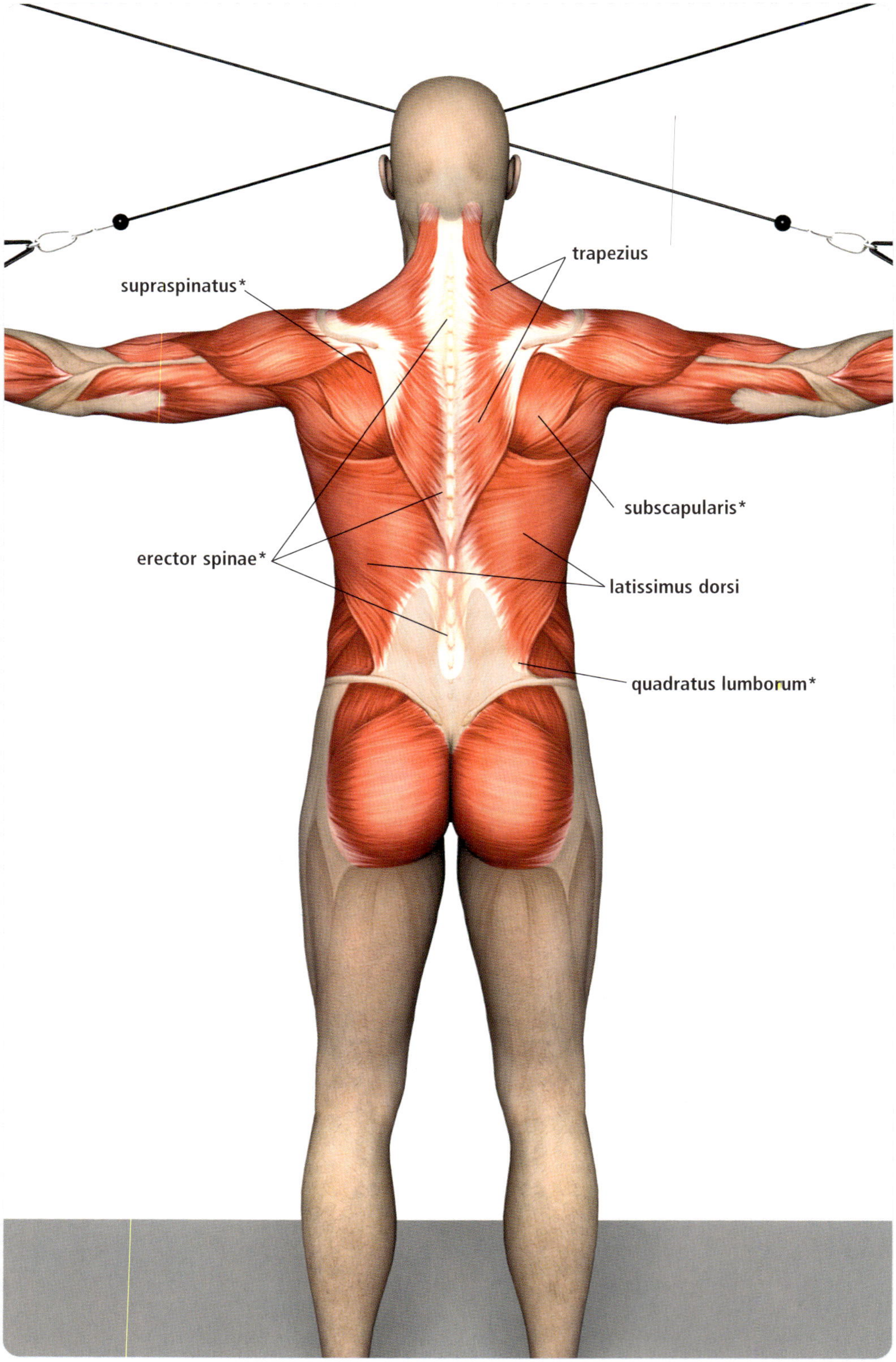

LEGENDE

* steht für tiefe Muskulatur.

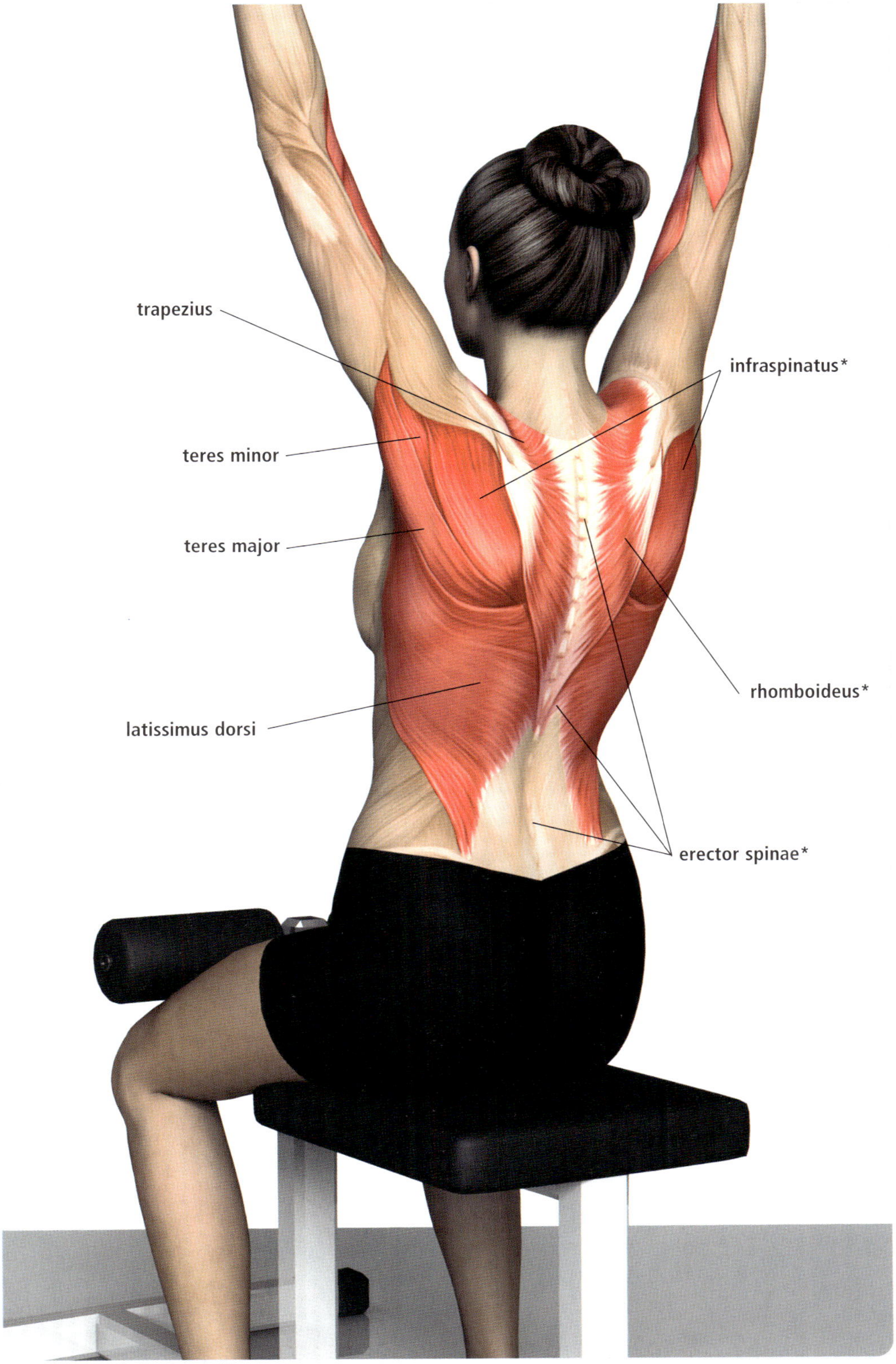

LEGENDE

* steht für tiefe Muskulatur.

RÜCKEN STRECKEN

1

Ausgangsposition: Begeben Sie sich so in das Gerät, dass Ihre Beckenknochen etwas höher als die Polsterkante der Hüftstütze abschließen. Stellen Sie Ihre Füße komplett auf die Unterstützungsfläche und achten Sie darauf, dass das Unterschenkelpolster eng an der Wade anliegt. Ihre Beine sind gespannt, die Knie gestreckt. Ihr ganzer Körper bildet eine Linie von den Beinen über die Hüfte bis zum Kopf. Legen Sie die Hände in den Nacken, die Schultern sind tief und die Ellenbogen zeigen zur Seite.

Aktion: Senken Sie den Oberkörper durch Beugen in der Hüfte nach vorne unten, halten Sie dabei den Rücken gerade und die Ellenbogen zur Seite. Durch Kontraktion der Muskeln des unteren Rückens, der Gesäßmuskulatur und der Beine kehren Sie in die Ausgangsstellung zurück.

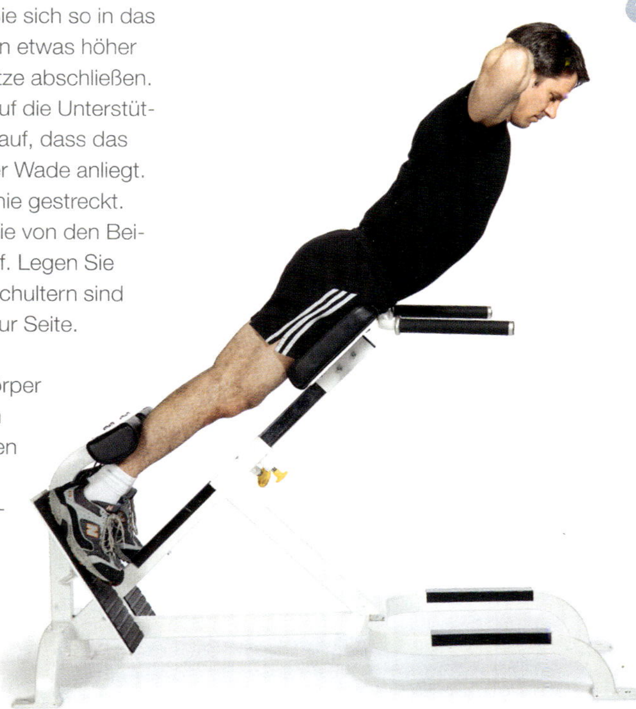

2

Bewegungsverlauf: Ihr kompletter Oberkörper bewegt sich auf einer Kreisbahn nach unten und wieder zurück.

STABILISATION
- Spannen Sie alle Beinmuskeln an.
- Halten Sie den Oberkörper aufrecht, die Schultern unten, den Kopf in neutraler Position.
- Spannen Sie die Bauchmuskulatur an.

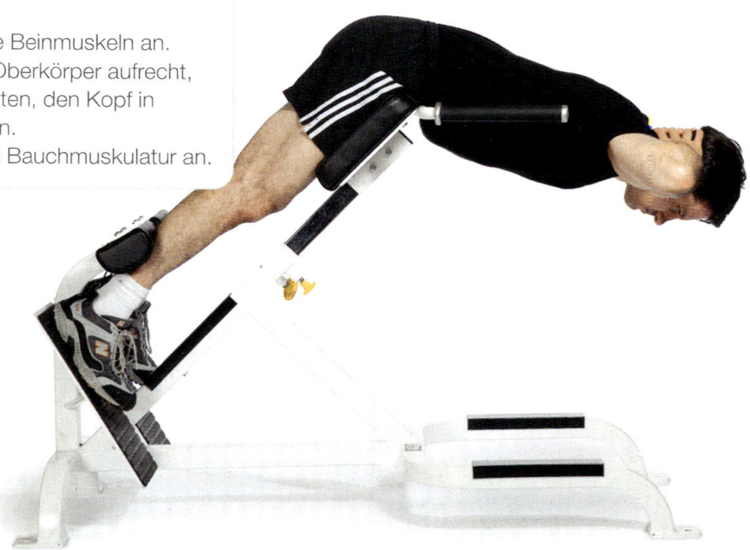

WICHTIG!
- Die Kippbewegung wird von den Gesäßmuskeln gesteuert, nicht vom Rücken oder der Wirbelsäule.
- Ihr Unterkörper ist während der Bewegung unter Spannung.
- Ihre Wade hält ständigen Kontakt mit den Polstern nahe der Stützfläche.

VERMEIDEN SIE,
- die Schultern zu heben,
- die Knie zu beugen,
- falsche Körperstellungen (Ihr Hüftknochen berührt stets das Polster).

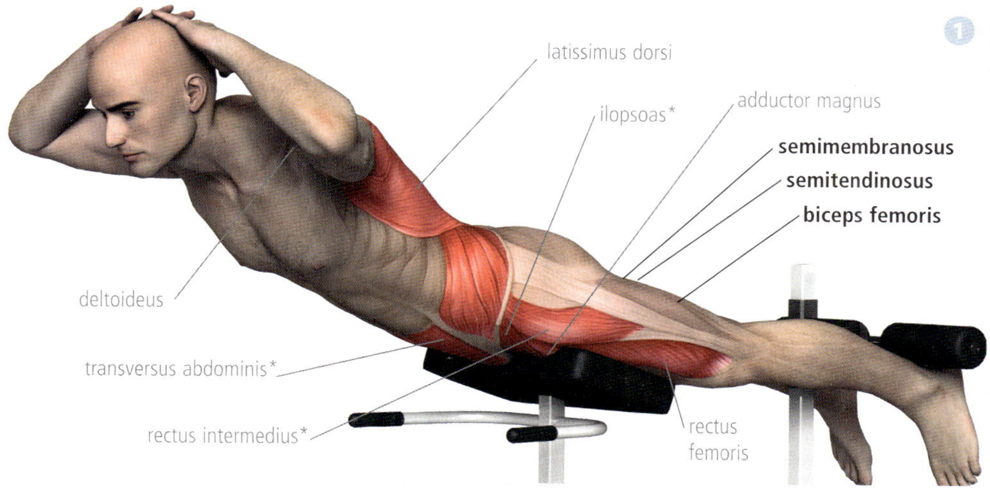

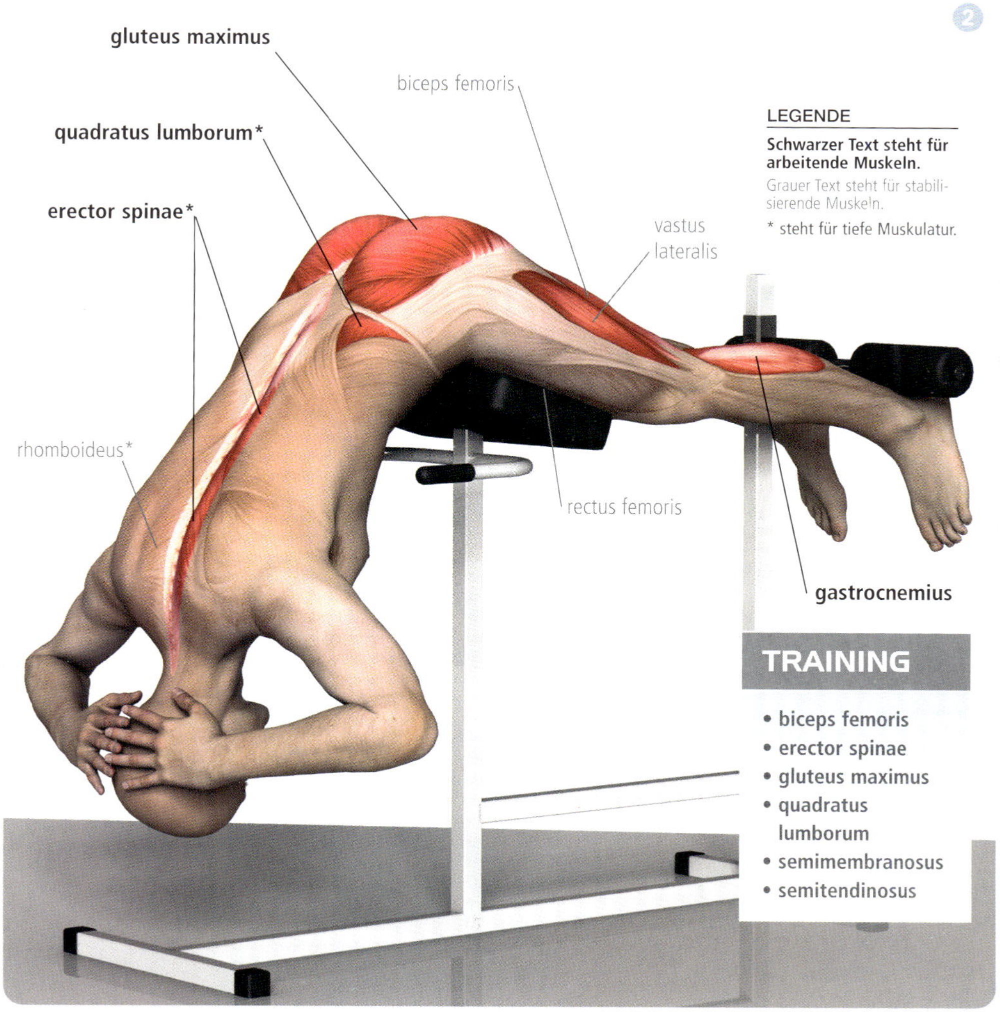

LEGENDE

Schwarzer Text steht für arbeitende Muskeln.

Grauer Text steht für stabilisierende Muskeln.

* steht für tiefe Muskulatur.

TRAINING

- biceps femoris
- erector spinae
- gluteus maximus
- quadratus lumborum
- semimembranosus
- semitendinosus

VARIANTEN

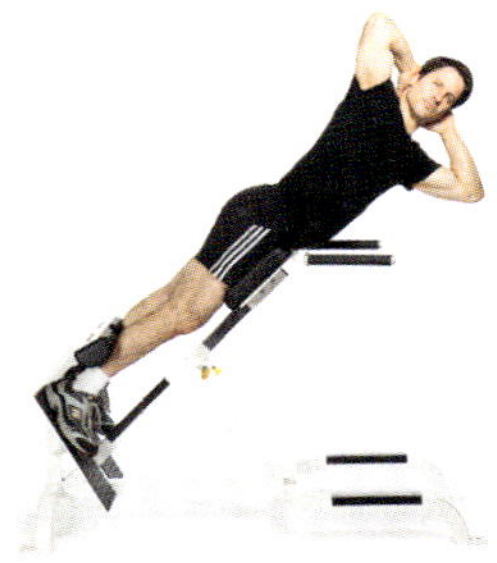

Schwieriger: Nach der Streckung drehen Sie Ihren Oberkörper zur Seite, mit der Beugung drehen Sie ihn wieder zurück.

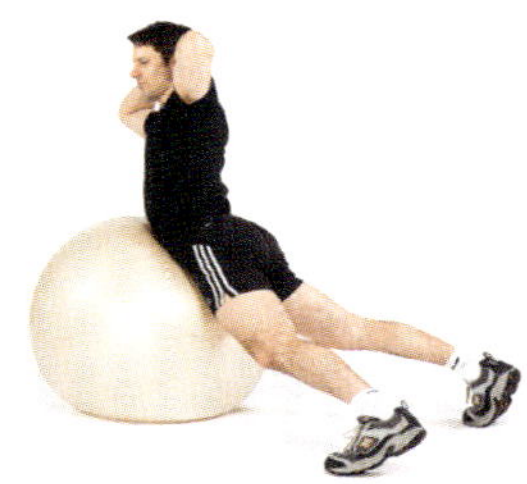

Schwieriger: Legen Sie sich bäuchlings auf einen Gymnastikball, Arme hinter dem Kopf, Beine gespreizt. Drehen Sie sich mit der Streckung.

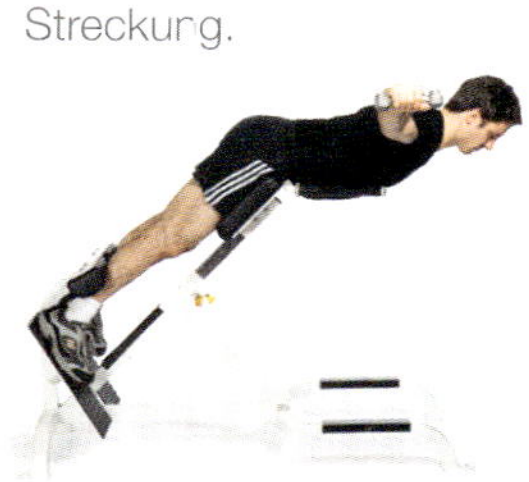

Schwieriger: Halten Sie Kurzhanteln vor der Brust, die Sie mit der Streckung zur Seite im Winkel von 180 Grad ausbreiten.

KREUZHEBEN KAMMGRIFF

1

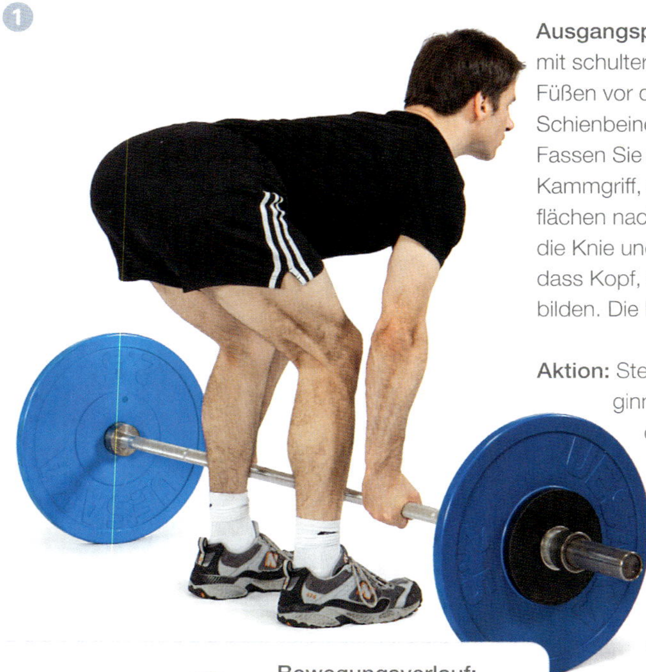

Ausgangsposition: Stellen Sie sich so mit schulterbreit voneinander entfernten Füßen vor die Langhantel, dass Ihre Schienbeine die Hantelstange berühren. Fassen Sie nun die Hantelstange im Kammgriff, also mit den Handinnenflächen nach vorne. Beugen Sie etwas die Knie und heben Sie die Hüfte, sodass Kopf, Schulter und Hüfte eine Linie bilden. Die Füße stehen stabil.

Aktion: Stellen Sie Spannung her, beginnend von den Händen durch den Rücken bis hinunter zu Ihren Fersen. Heben Sie den Rücken, schieben Sie die Hüfte nach vorne und heben Sie die Hantel mit der Stange entlang der Beine nach oben bis zum vollständigen Stand.

Bewegungsverlauf: Ihr Körperschwerpunkt bewegt sich vertikal nach oben, während Ihr Rumpf sich auf einer Kreisbahn neigt.

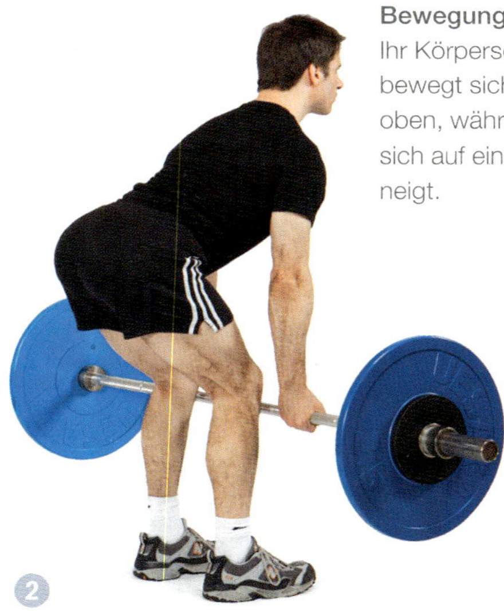

2

3

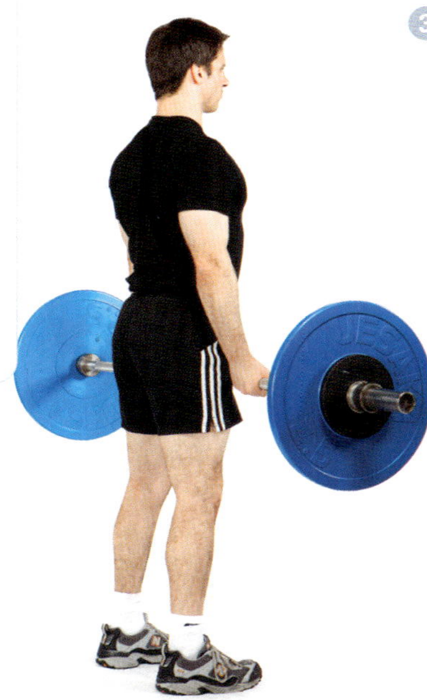

WICHTIG!

- Alle Bewegungen passieren gleichzeitig.
- Ihr Rücken bleibt stabil vom Kopf bis zu den Hüften.
- Halten Sie den Kopf aufrecht und schauen Sie geradeaus.

VERMEIDEN SIE,

- dass Ihr Rücken rund wird oder in Teilsegmenten seine Position verändert,
- dass die Hüften während der Bewegung höher sind als die Schultern,
- die Ellenbogen zu beugen oder die Schultern zu heben,
- dass Ihr Körpergewicht zu sehr auf den vorderen Teilen der Füße ruht oder die Hantelstange über die Zehenspitzen hinausragend gehalten wird.

STABILISATION

- Halten Sie den Brustkorb aufrecht, den Kopf in Verlängerung der Wirbelsäule, ziehen Sie die Schultern nach hinten unten.

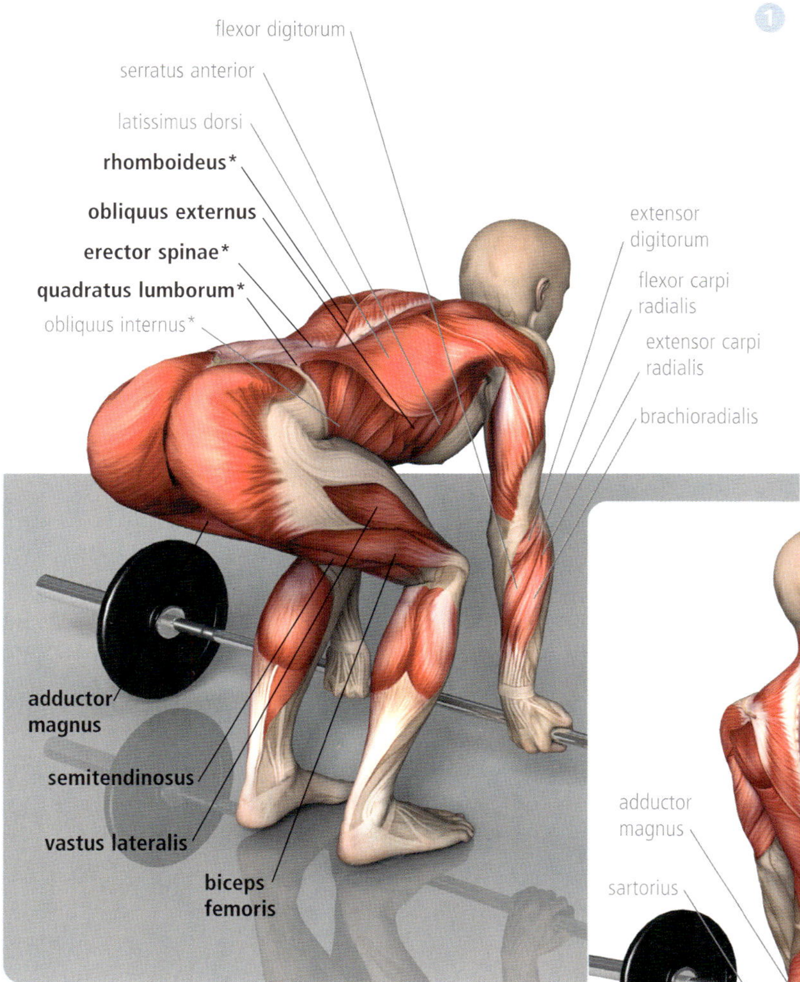

LEGENDE

Schwarzer Text steht für arbeitende Muskeln.

Grauer Text steht für stabilisierende Muskeln.

* steht für tiefe Muskulatur.

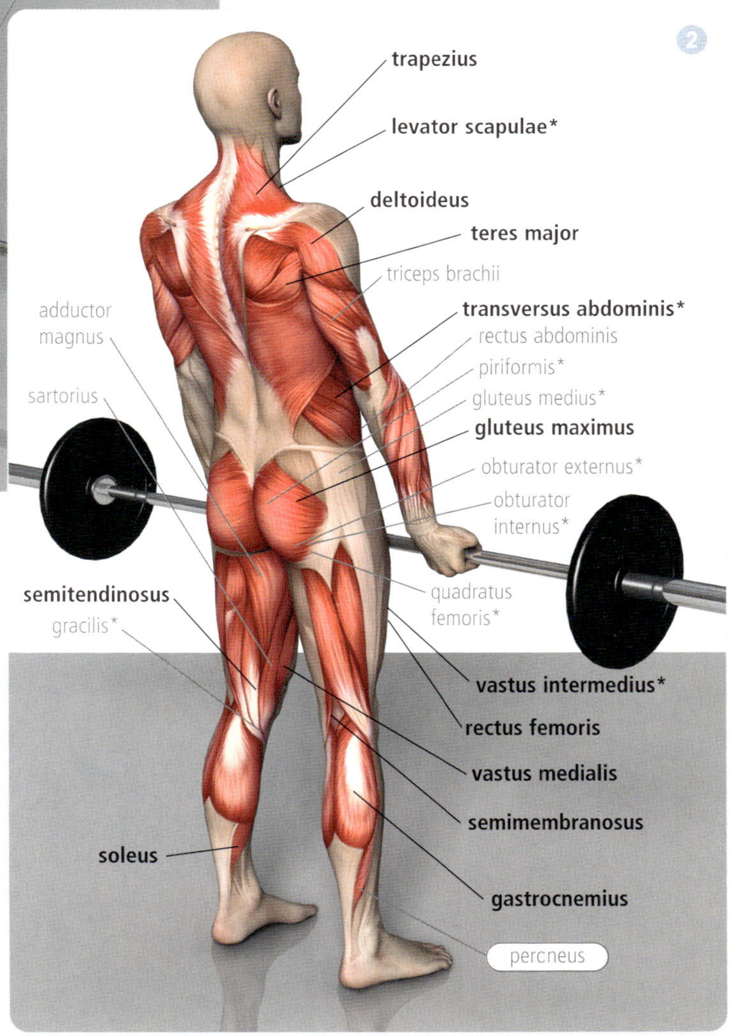

TRAINING

- biceps femoris
- erector spinae
- gluteus maximus
- levator scapulae
- quadratus lumborum
- rhomboid
- semimembranosus
- semitendinosus
- trapezius

EINARMIGES RUDERN

1

Ausgangsposition: Knien Sie sich mit dem Unterschenkel eines Beines auf eine Hantelbank, das Knie befindet sich genau unter der Hüfte, und stützen Sie sich mit dem Arm derselben Seite genau unter der Schulter auf dem Polster ab. Halten Sie den Oberkörper gerade und parallel zur Bank. Stellen Sie das andere Bein leicht gebeugt auf den Boden. In der freien Hand halten Sie eine Kurzhantel mit gestrecktem Arm nach unten.

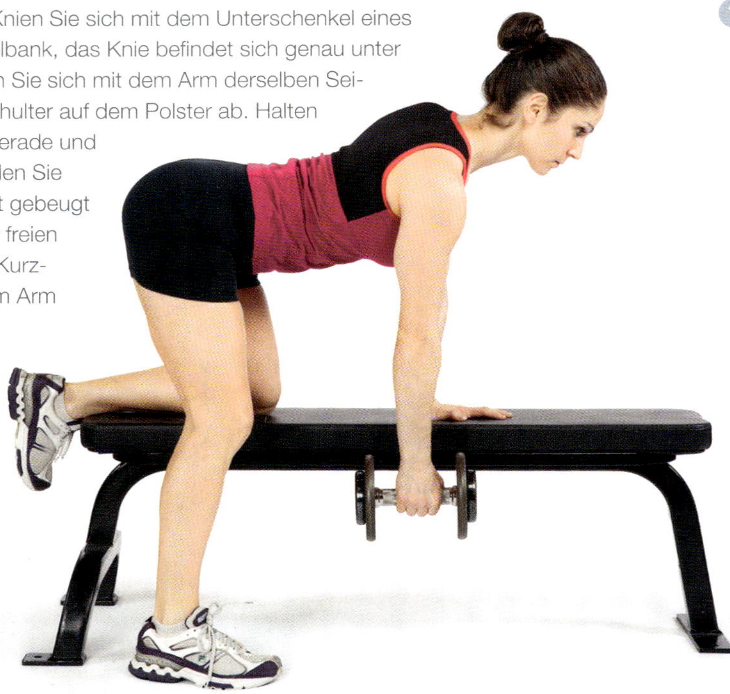

2

Aktion: Führen Sie durch Kontraktion vor allem des großen Rückenmuskels (latissimus dorsi) den Ellenbogen nahe am Rumpf nach oben und beugen Sie ihn dabei kontinuierlich.

Bewegungsverlauf: Ihr aktiver Arm bewegt sich aus einer gestreckten Position heraus auf einer Kreisbahn nach hinten oben am Rumpf vorbei, bis die Hand weitestmöglich an den Brustkorb herangezogen ist. Die Hantel bewegt sich kurvenförmig nach oben und wieder zurück nach unten. Der Stützarm befindet sich lotrecht zum Boden und verharrt auf der Stelle.

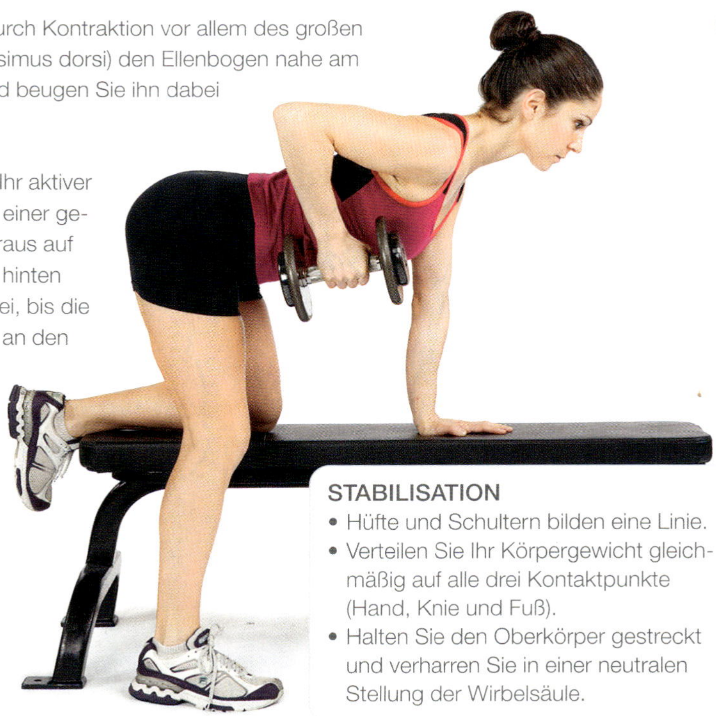

STABILISATION

- Hüfte und Schultern bilden eine Linie.
- Verteilen Sie Ihr Körpergewicht gleichmäßig auf alle drei Kontaktpunkte (Hand, Knie und Fuß).
- Halten Sie den Oberkörper gestreckt und verharren Sie in einer neutralen Stellung der Wirbelsäule.

WICHTIG!

- Die Kurzhantel bewegt sich aufwärts, beginnend senkrecht unter der Schulter bis zur Mitte des Rumpfes.
- Ziehen Sie die Schulter auf der aktiven Seite nach unten.

VERMEIDEN SIE,

- jegliche Bewegung der Wirbelsäule,
- jegliche Hüftrotation,
- die Kurzhantel vertikal nach oben zu führen,
- dass der Ellenbogen des aktiven Armes zur Seite ausweicht.

EINARMIGES RUDERN • RÜCKEN

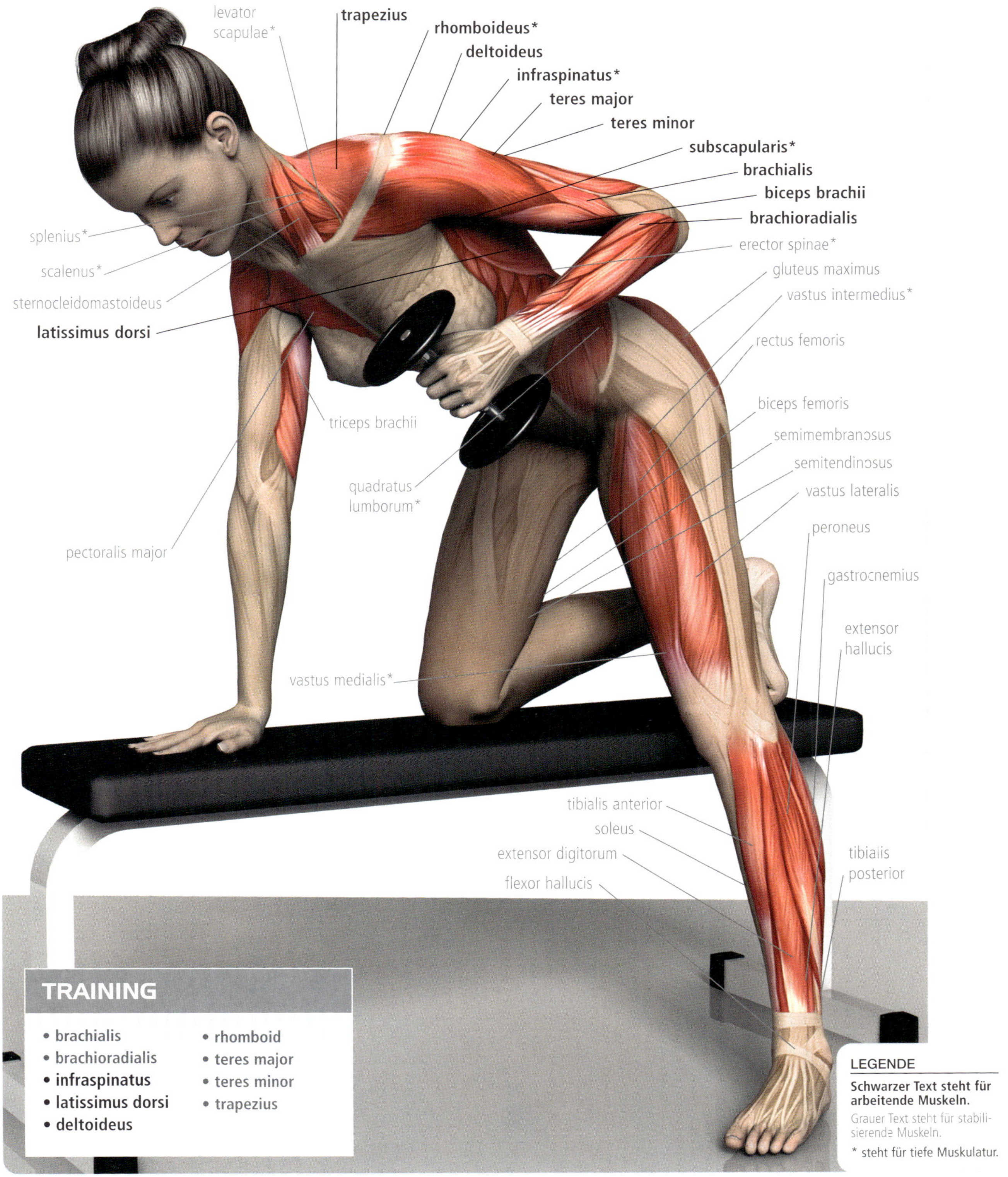

TRAINING

- brachialis
- brachioradialis
- **infraspinatus**
- **latissimus dorsi**
- **deltoideus**
- rhomboid
- teres major
- teres minor
- trapezius

LEGENDE

Schwarzer Text steht für arbeitende Muskeln.

Grauer Text steht für stabilisierende Muskeln.

* steht für tiefe Muskulatur.

LANGHANTEL-RUDERN

1

Ausgangsposition: Aus dem Stand mit etwa hüftbreit voneinander entfernten Füßen neigen Sie den gestreckten Rücken nach unten, beugen die Beine und heben durch Strecken der Knie eine Langhantel im Ristgriff (die Handinnenflächen zeigen zu den Schienbeinen) so an, dass Ihr Rücken sich parallel zum Boden befindet. Um die Körperspannung zu erhöhen, ziehen Sie den Bauchnabel in Richtung Wirbelsäule. Die Hantelstange befindet sich über Ihren Füßen. Die Beine sind leicht gebeugt.

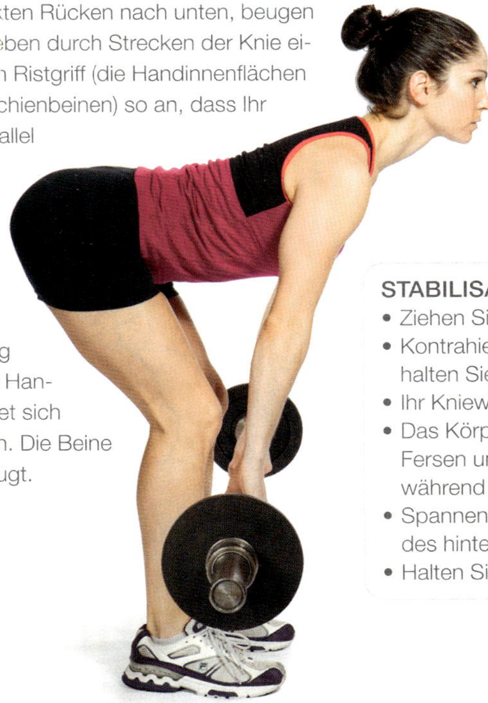

STABILISATION

- Ziehen Sie den Bauch ein.
- Kontrahieren Sie die Rückenmuskeln und halten Sie den Rücken gestreckt.
- Ihr Kniewinkel bleibt gleich.
- Das Körpergewicht ruht mehr auf den Fersen und die Hantel befindet sich während der Übung nahe der Beine.
- Spannen Sie die Pomuskulatur und die des hinteren Oberschenkels an.
- Halten Sie den Brustkorb hoch.

WICHTIG!

- Bewegen Sie die Hantelstange senkrecht auf und ab.
- Hüfte und Rumpf verharren stets in derselben Position, der Kopf ist erhoben.

VERMEIDEN SIE,

- jegliche Bewegung der Wirbelsäule,
- dass die Hantelstange Ihre Zehen überragt,
- entweder die Knie- oder die Hüftstellung zu verändern,
- die Luft anzuhalten.

2

Aktion: Ziehen Sie durch Kontraktion vor allem des großen Rückenmuskels die Hantel langsam nach oben in Richtung des Rumpfes, bis die Hantelstange den Bauchnabel berührt. Die Ellenbogen bleiben dabei nahe am Oberkörper. Atmen Sie während der Kontraktion ein, beim Herablassen des Gewichtes ein und aus.

Bewegungsverlauf: Ihr Körperschwerpunkt bleibt auf der Stelle. Ihre Ellenbogen bewegen sich in einer Viertel-Kreisbahn um die Schulter und wieder zurück. Die Unterarme zeigen nach vorne und unten.

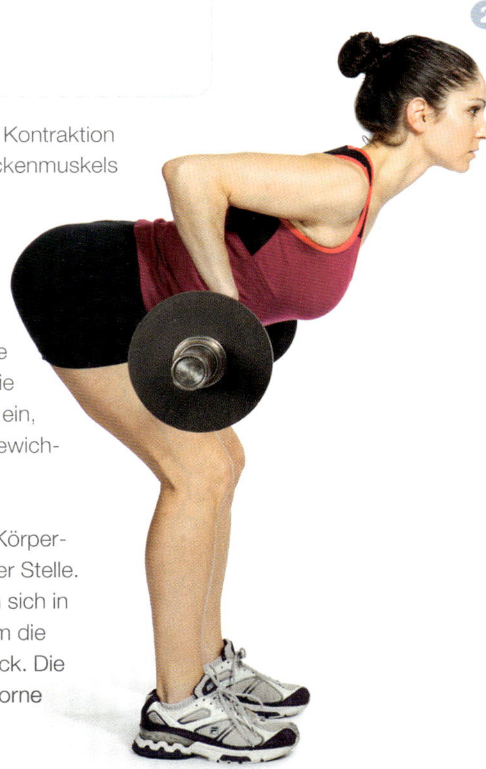

TRAINING

- biceps brachii
- brachialis
- brachioradialis
- erector spinae
- infraspinatus
- latissimus dorsi
- deltoideus
- rhomboideus
- teres major
- trapezius

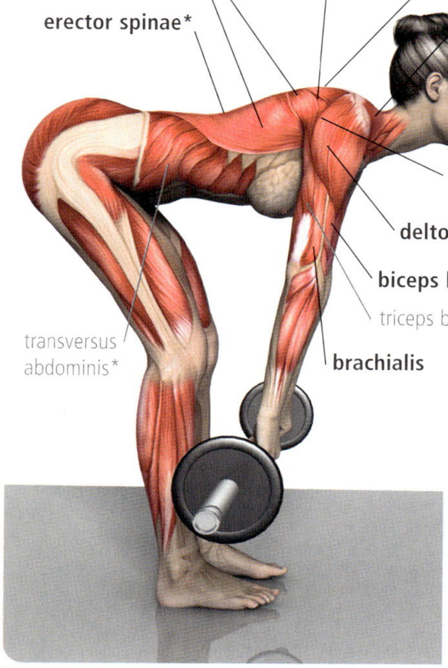

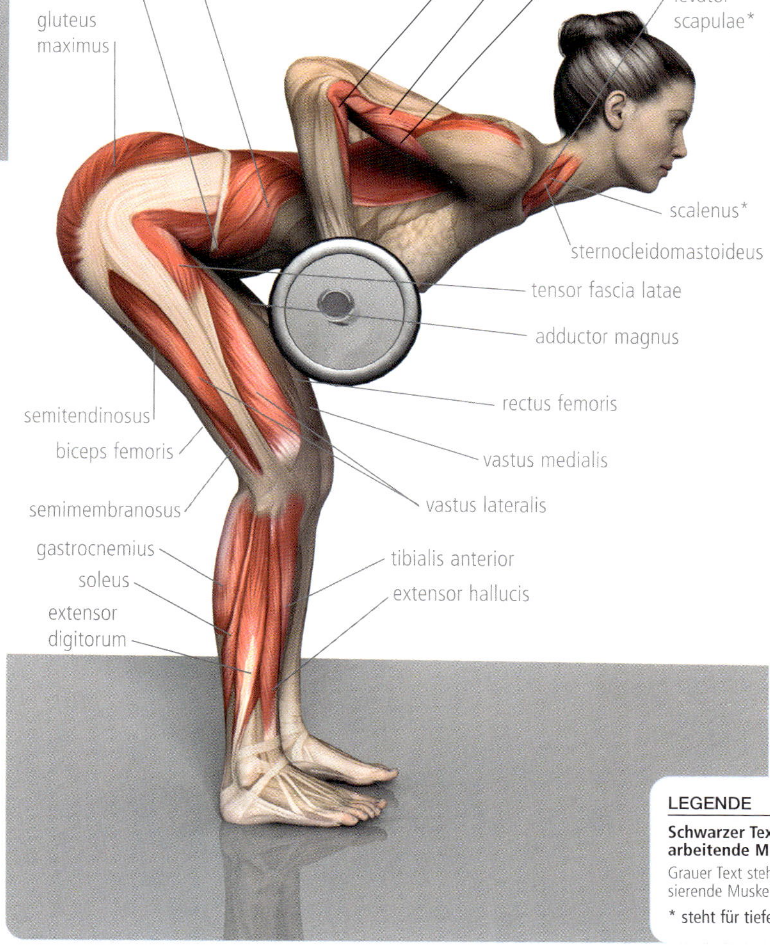

LEGENDE

Schwarzer Text steht für arbeitende Muskeln.

Grauer Text steht für stabilisierende Muskeln.

* steht für tiefe Muskulatur.

KREUZHEBEN RISTGRIFF

1

Ausgangsposition: Stellen Sie sich so mit schulterbreit voneinander entfernten Füßen vor die Langhantel, dass Ihre Schienbeine die Hantelstange berühren. Beugen Sie die Beine und fassen Sie die Hantelstange im Ristgriff, also mit den Handinnenflächen zu den Beinen. Beugen Sie nun die Knie annähernd im 90-Grad-Winkel und heben Sie die Hüfte, sodass Kopf, Schulter und Hüfte eine Linie bilden. Diese Linie Ihres gestreckten Rückens ist etwa 45 Grad zum Untergrund geneigt. Die Füße stehen stabil. Positionieren Sie Ihre Schultergelenke in der Lotrechten über der Hantelstange. Spannen Sie zusätzlich die Bauchmuskulatur an.

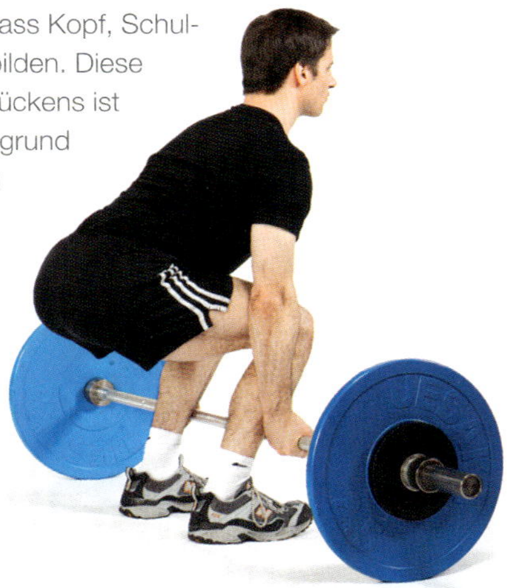

2

Aktion: Strecken Sie durch Kontraktion der Oberschenkel-, der Gesäß- und der Rückenmuskulatur gleichzeitig Knie und Hüfte, bis Sie zur vollständigen Streckung im Stand gelangen. Atmen Sie während der Kontraktion aus.

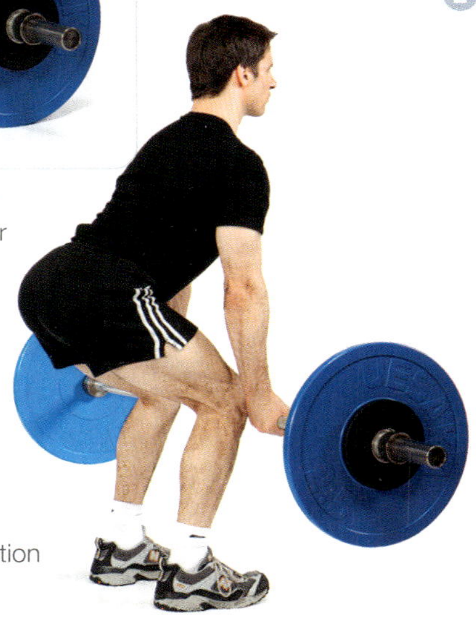

3

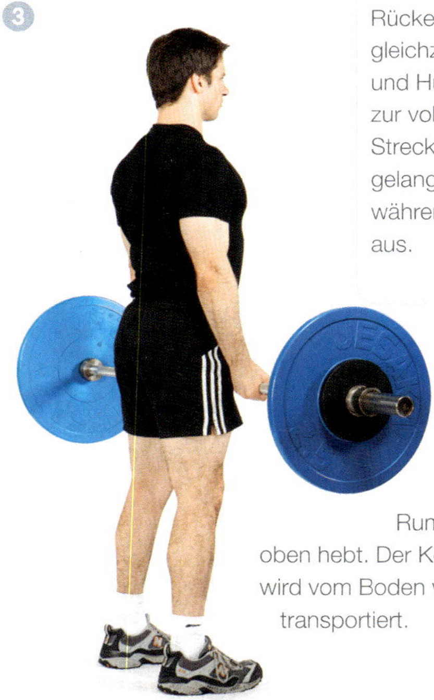

Bewegungsverlauf: Ihre Hüfte schiebt sich vorwärts-aufwärts, während sich Ihr Rumpf nach hinten oben hebt. Der Körperschwerpunkt wird vom Boden weg nach oben transportiert.

WICHTIG!

- Der Boden-Rumpf-Winkel ist nie geringer als 45 Grad.
- Eine leichte Überstreckung des Rückens trägt zur Stabilität bei.
- Alle Gelenke bewegen sich gleichzeitig und im Verhältnis mit derselben Geschwindigkeit.

VERMEIDEN SIE,

- erst die Knie und dann Rücken und Hüfte zu strecken,
- den Rücken rund zu machen,
- die Schultern zu heben und/oder den Kopf zu senken,
- dass Ihre Knie sich nach innen oder nach außen bewegen.

STABILISATION

- Halten Sie den Brustkorb und den Kopf hoch.
- Ziehen Sie die Schultern nach hinten unten und führen Sie die Schulterblätter zusammen.
- Die Knie befinden sich stets direkt über den Füßen.

KREUZHEBEN RISTGRIFF • RÜCKEN

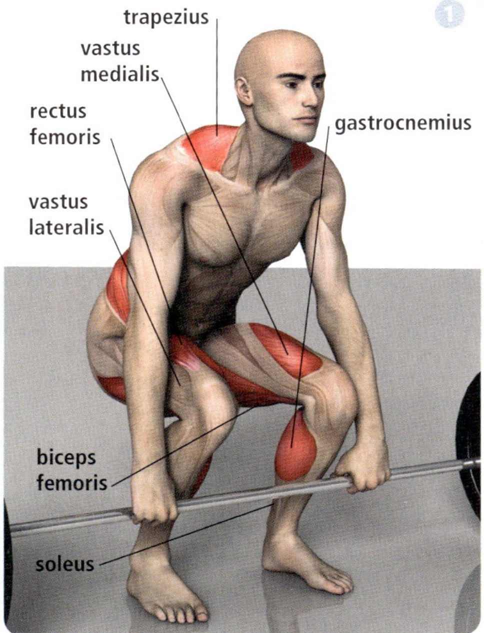

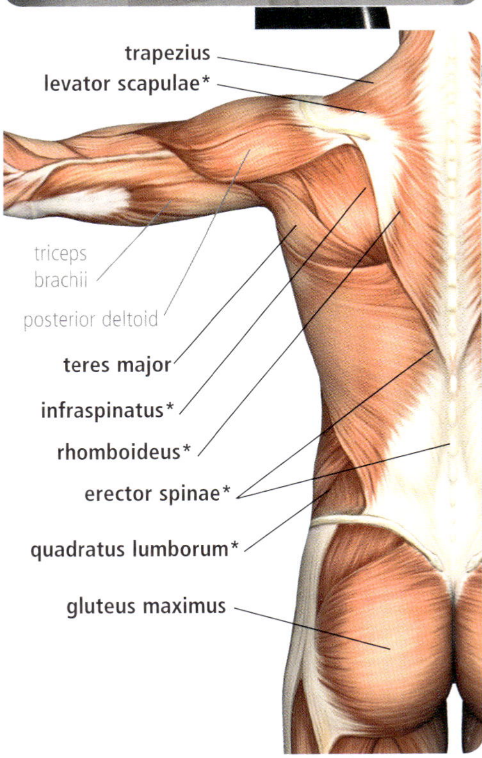

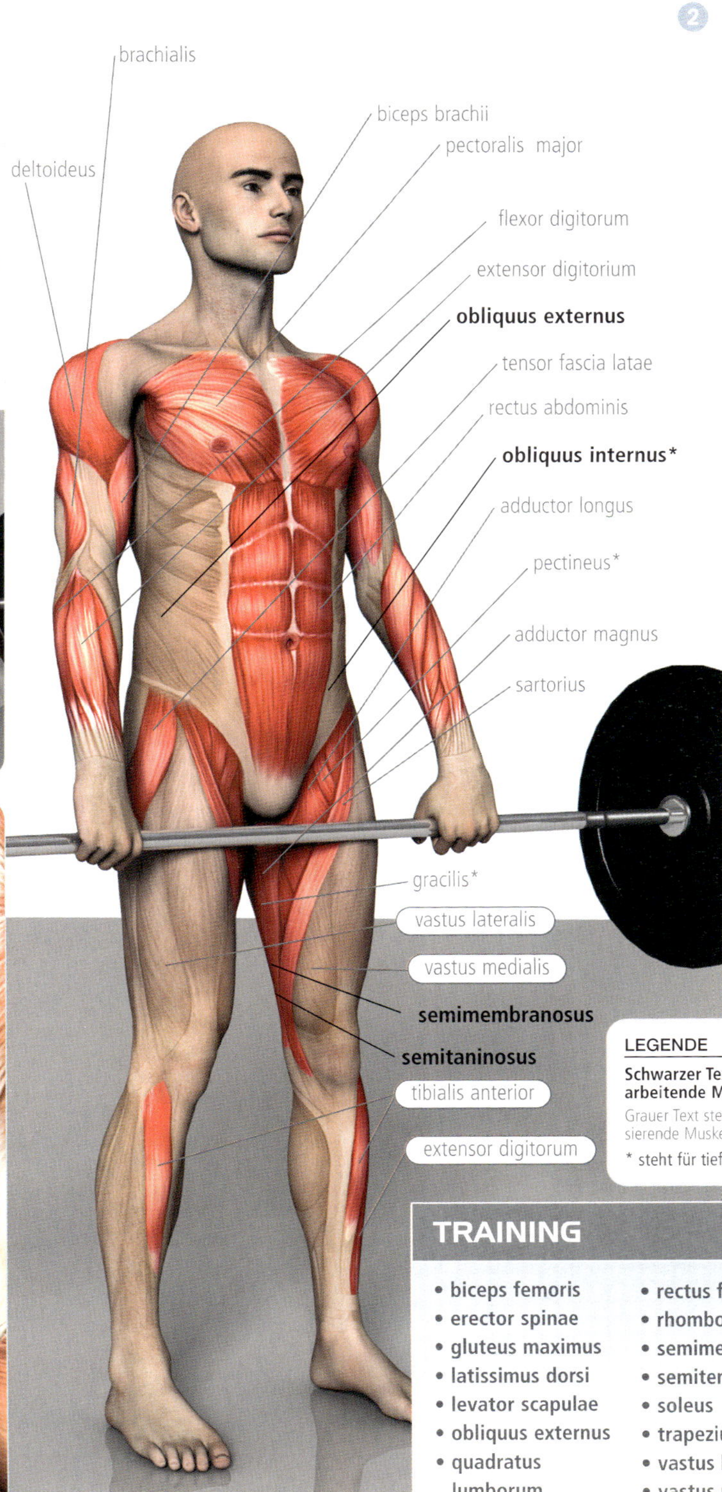

LEGENDE

Schwarzer Text steht für arbeitende Muskeln.
Grauer Text steht für stabilisierende Muskeln.
* steht für tiefe Muskulatur.

TRAINING

- biceps femoris
- erector spinae
- gluteus maximus
- latissimus dorsi
- levator scapulae
- obliquus externus
- quadratus lumborum
- rectus femoris
- rhomboideus
- semimembranosus
- semitendinosus
- soleus
- trapezius
- vastus lateralis
- vastus medialis

KLIMMZUG

Ausgangsposition: Fassen Sie die Querstange im Kammgriff, die Handinnenflächen zeigen zum Gesicht. Der Kopf befindet sich zwischen den Armen, Sie blicken geradeaus. Spannen Sie die Bauchmuskulatur und auch die der Beine und des Gesäßes etwas an.

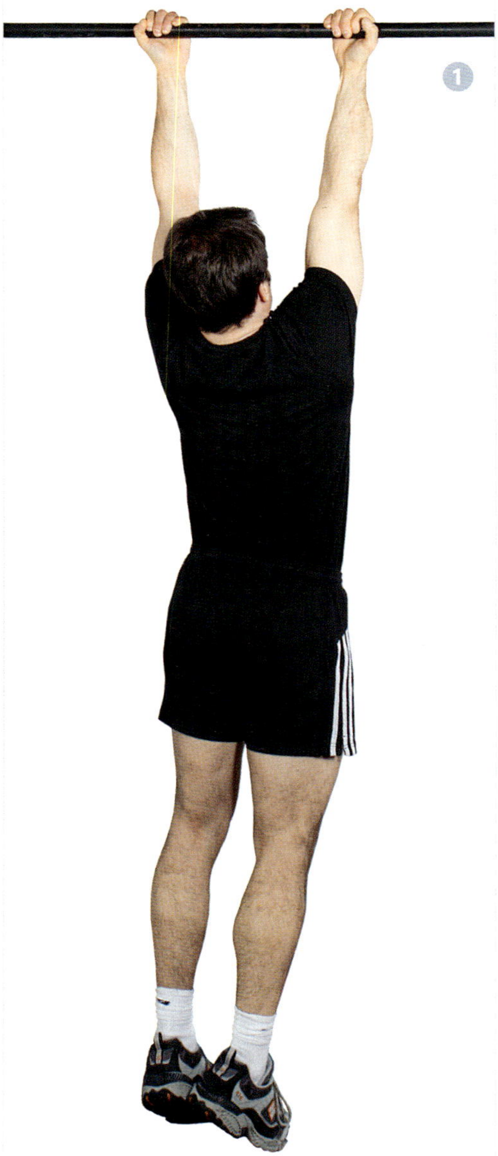

Aktion: Ziehen Sie durch Kontraktion vor allem des großen Rückenmuskels und der Arme den Körper nach oben, bis Ihr Kinn sich vollständig über der Stange befindet. Atmen Sie dabei aus. Behalten Sie die Grundspannung in Bauch und Gesäß bei.

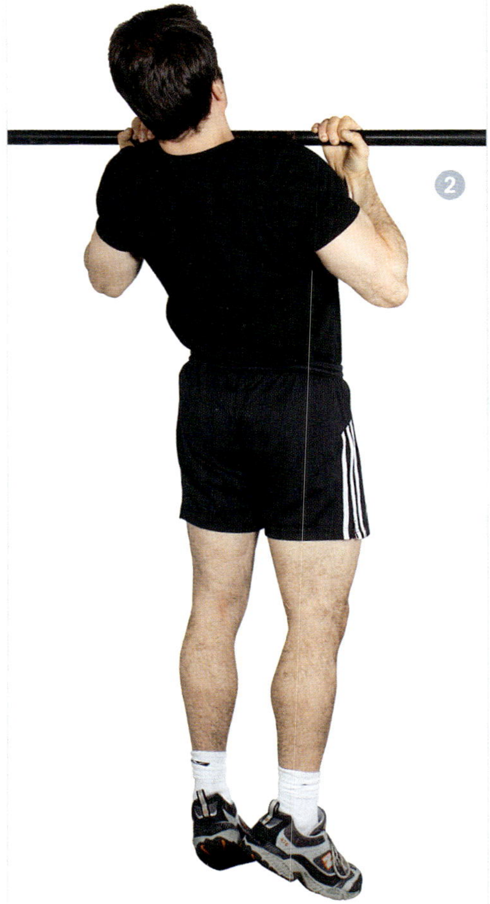

Bewegungsverlauf: Ihr Körperschwerpunkt bewegt sich vertikal nach oben und wieder zurück. Ihr Oberkörper weicht am Ende etwas nach hinten aus.

STABILISATION
- Schulterblätter nach unten ziehen.
- Spannen Sie Ihre Körpermitte an, um ein Schwingen zu vermeiden.

WICHTIG!
- Führen Sie zu Beginn der Bewegung Ihre Schulterblätter zusammen und ziehen Sie sie nach unten.
- Strecken Sie die Arme vor jeder Wiederholung fast vollständig.

VERMEIDEN SIE,
- zu schwingen, zu ruckeln, mit dem Kinn gewaltsam über die Stange zu wollen,
- eine Überstreckung der Ellenbogen.

TRAINING

- biceps brachii
- brachioradialis
- latissimus dorsi
- posterior deltoid
- rhomboid
- teres major
- trapezius

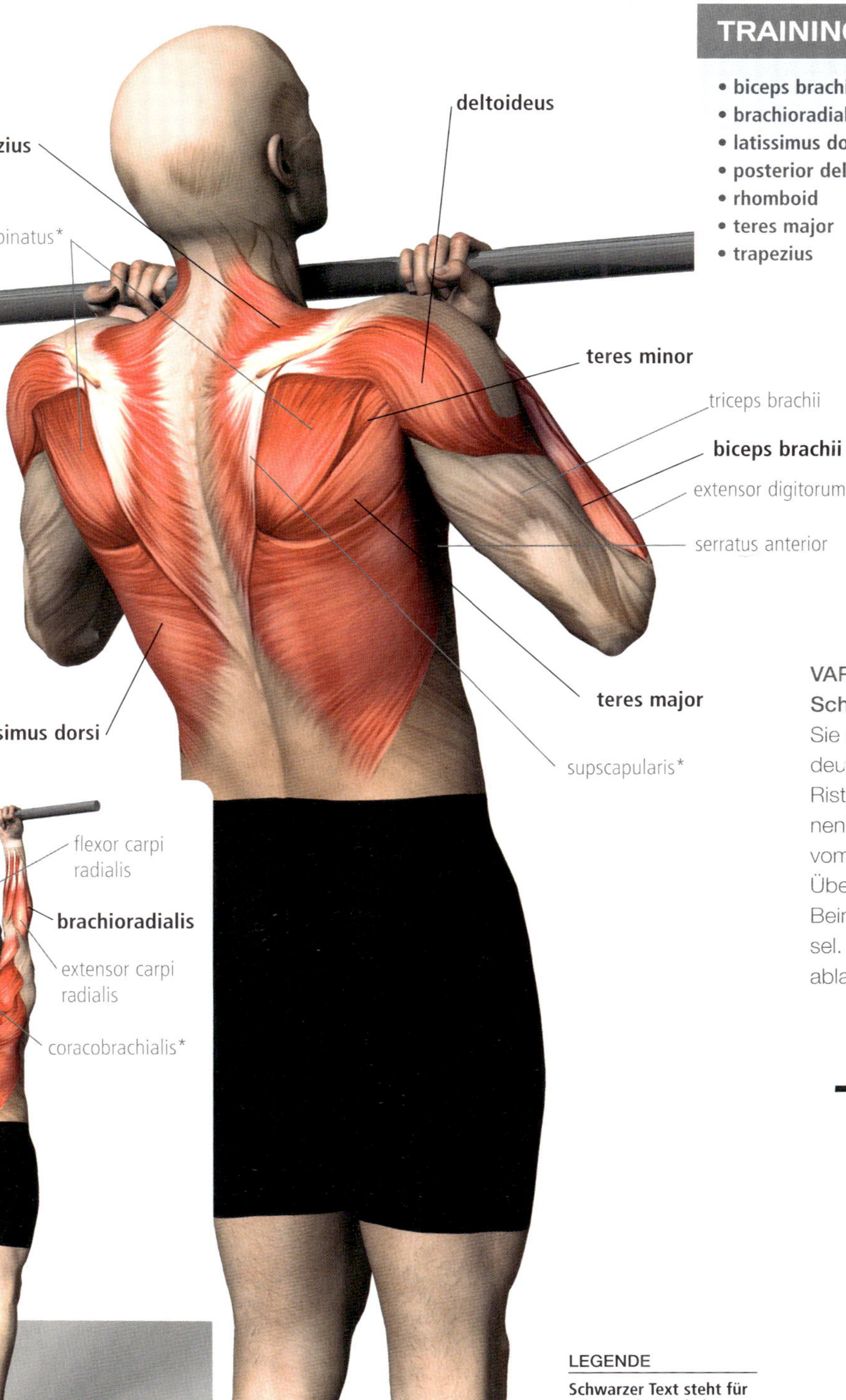

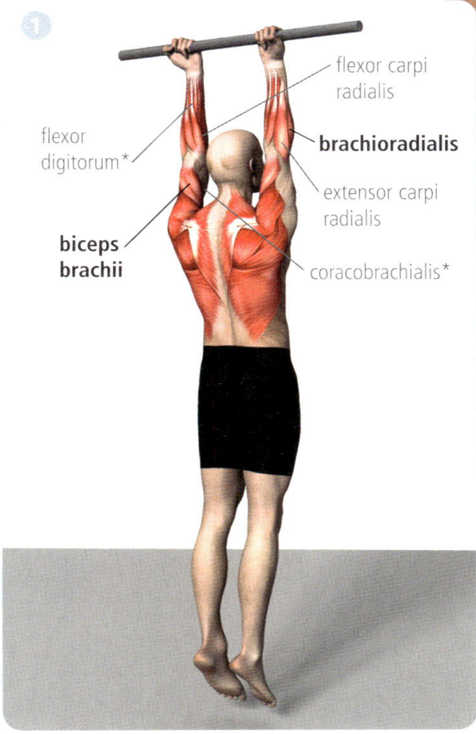

VARIANTE

Schwieriger: Fassen Sie die Querstange deutlich breiter im Ristgriff, die Handinnenflächen zeigen vom Körper weg. Überkreuzen Sie die Beine Fessel auf Fessel. Der Bewegungsablauf bleibt gleich.

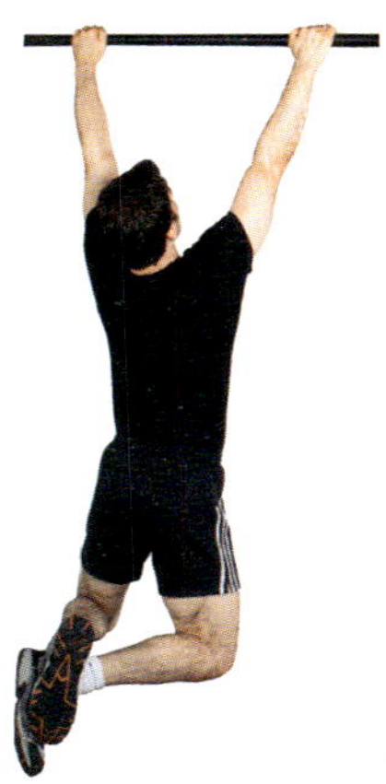

LEGENDE

Schwarzer Text steht für arbeitende Muskeln.

Grauer Text steht für stabilisierende Muskeln.

* steht für tiefe Muskulatur.

KÖRPER-RUDERN

Ausgangsposition: Hängen Sie sich so mit den Händen an eine Querstange, dass Ihre Arme gestreckt sind und Ihr vollkommen gestreckter Körper im 45-Grad-Winkel zum Boden nur auf den Fersen ruht.

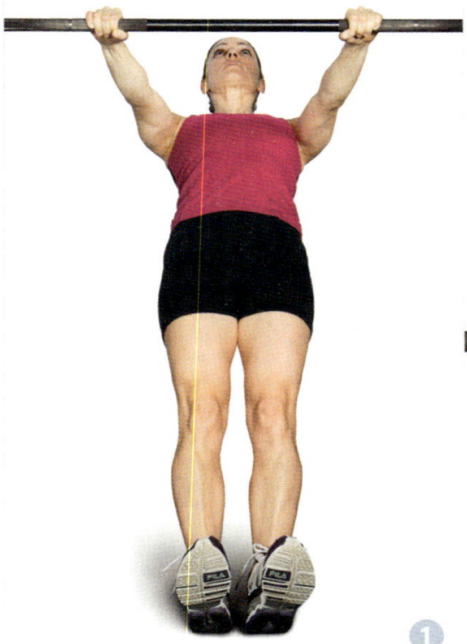

1

STABILISATION

- Fixieren Sie Ihre Schultern.
- „Rasten" Sie die Knie ein.
- Die Sprunggelenke behalten Ihre Stellung bei.
- Hüftmuskulatur, Bauchmuskulatur und die des Rückens sind fest angespannt.

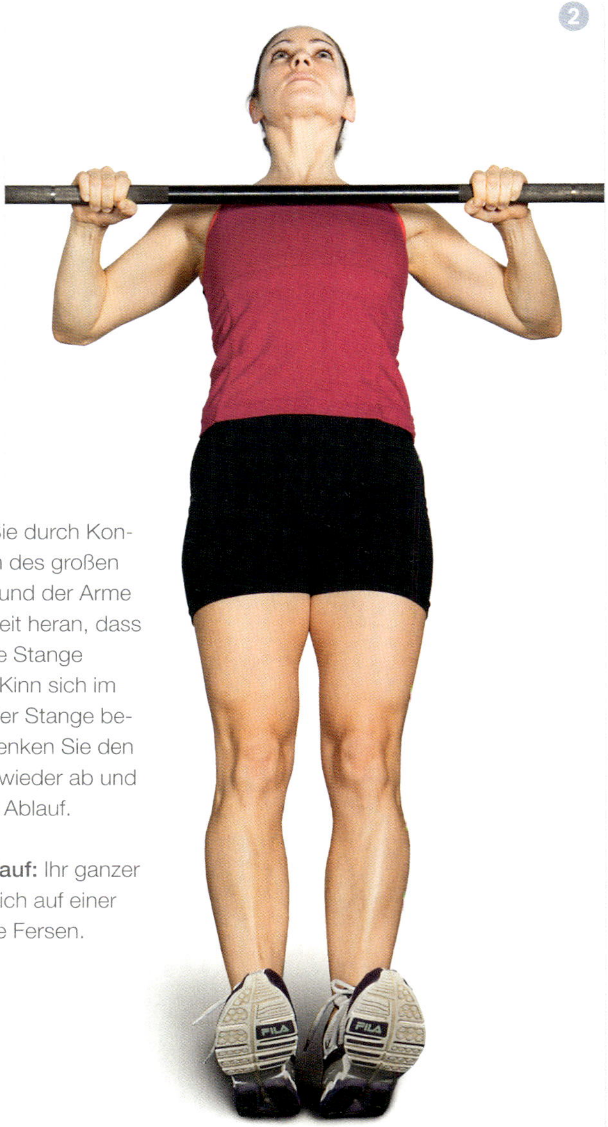

2

WICHTIG!

- Stellen Sie durch ausreichend Muskelspannung eine Bewegungsebene her, aus der kein Körperteil ausweicht.

VERMEIDEN SIE,

- Teilbewegungen, wie Schultern heben sich vor den Hüften etc.,
- die Schulten nach oben zu ziehen,
- den Kopf auf die Brust zu nehmen.

Aktion: Ziehen Sie durch Kontraktion vor allem des großen Rückenmuskels und der Arme den Körper so weit heran, dass das Brustbein die Stange berührt und das Kinn sich im Verhältnis über der Stange befindet. Danach senken Sie den Körper langsam wieder ab und wiederholen den Ablauf.

Bewegungsverlauf: Ihr ganzer Körper bewegt sich auf einer Kreisbahn um die Fersen.

TRAINING

- biceps brachii
- brachialis
- brachioradialis
- infraspinatus
- latissimus dorsi
- rhomboideus
- teres major
- teres minor
- trapezius

LEGENDE

Schwarzer Text steht für arbeitende Muskeln.

Grauer Text steht für stabilisierende Muskeln.

* steht für tiefe Muskulatur.

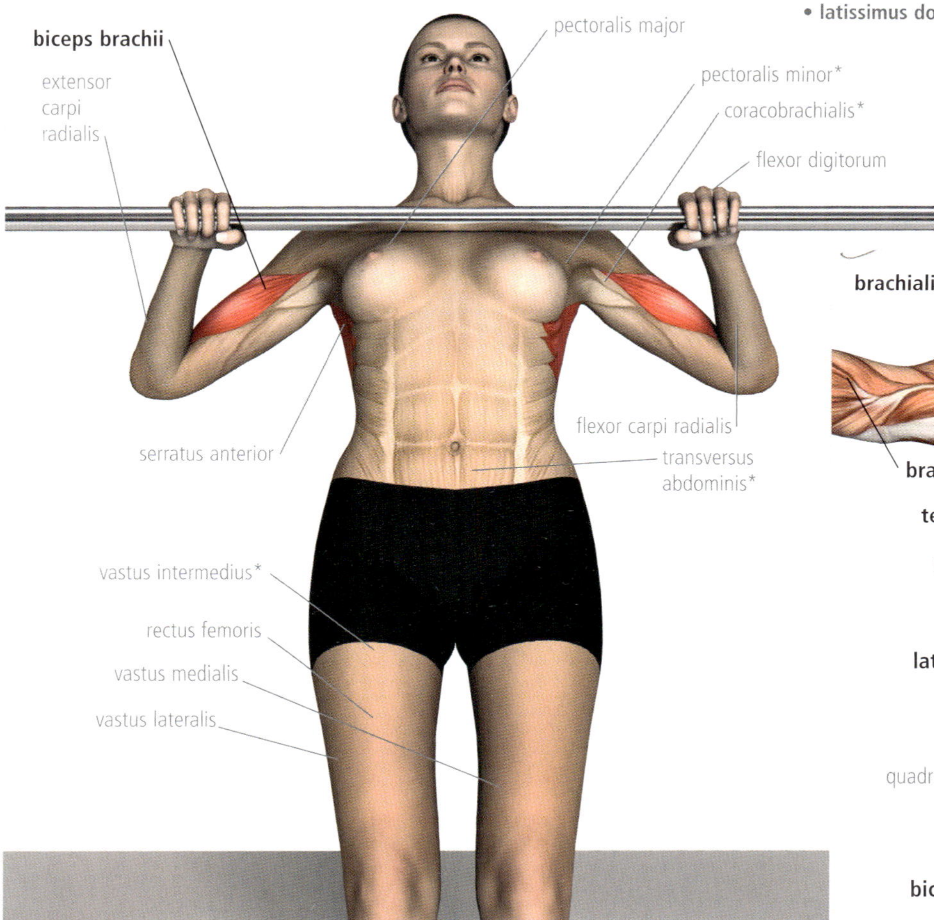

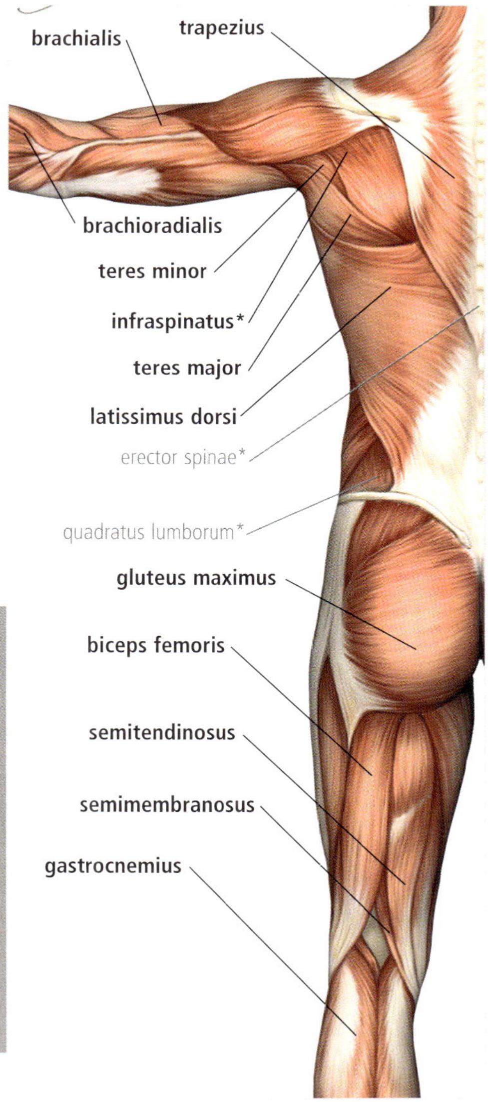

VARIANTE

Schwieriger: Mit den Füßen auf einem Gymnastikball.

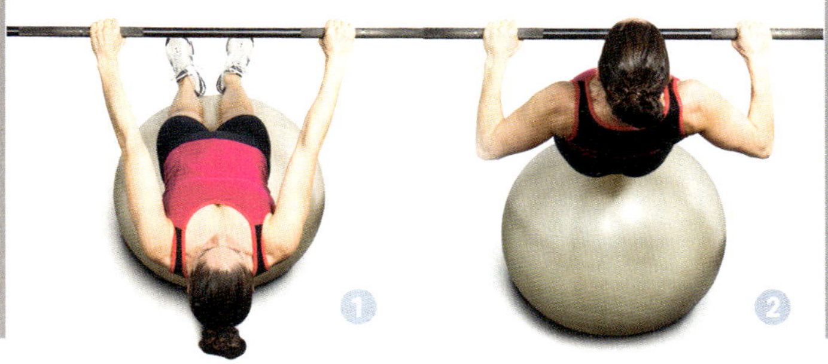

ÜBERZUG

Ausgangsposition: Legen Sie sich mit dem Rücken auf eine Hantelbank, die Füße stehen etwas erhöht. Heben Sie das Gewicht so über Ihren Kopf, dass die Arme etwas über 90 Grad gebeugt sind. Halten Sie die Wirbelsäule in neutraler Stellung.

1

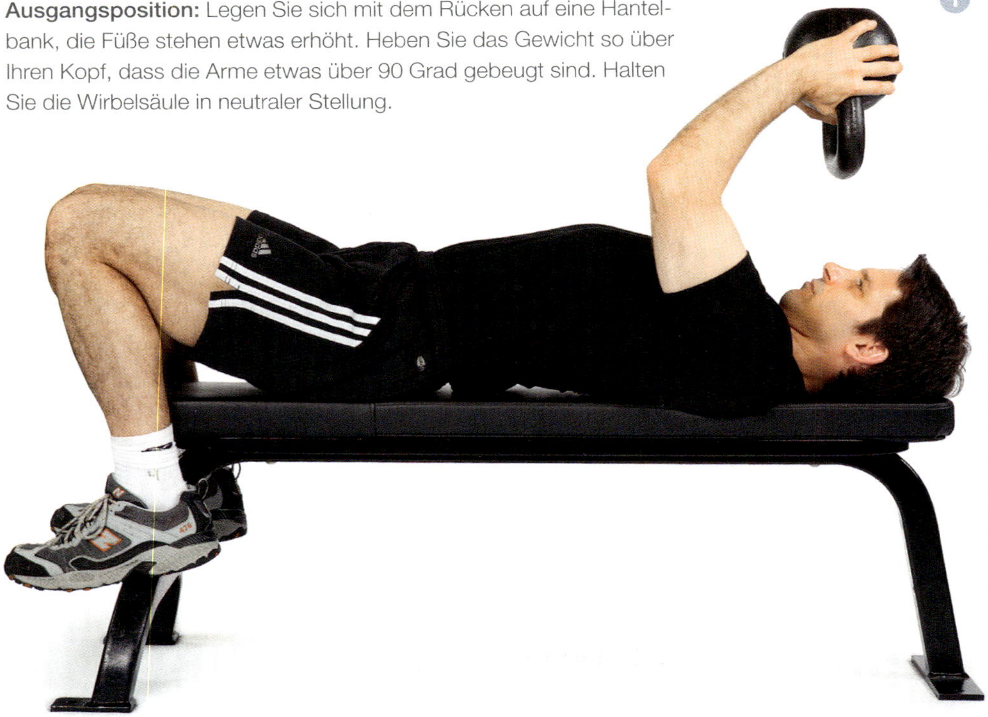

WICHTIG!
- Die Oberarme befinden sich am Ende der Bewegung in Höhe der Ohren.
- Hüfte und Rücken behalten so weit wie möglich Kontakt mit dem Polster der Bank.

VERMEIDEN SIE,
- zu starkes Beugen oder Überstrecken der Wirbelsäule,
- die Ellenbogen in der Abwärtsbewegung zu beugen und/oder in der Aufwärtsbewegung zu strecken,
- die Schultern zu heben.

Aktion: Führen Sie das Gewicht langsam in einer Kreisbahn über Ihren Kopf hinweg nach hinten unten. Der Winkel der Ellenbogen bleibt dabei gleich. Kehren Sie anschließend wieder in die Ausgangsstellung zurück.

Bewegungsverlauf: Das Gewicht bewegt sich vor Ihrem Rumpf über den Kopf nach hinten und wieder zurück. Schultern und Arme rotieren aufwärts und rückwärts, dann nach abwärts und vorwärts.

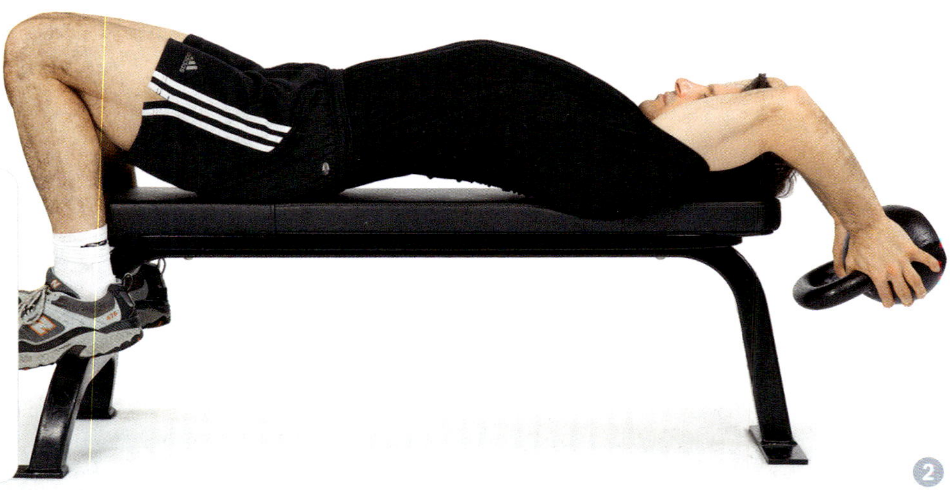

2

STABILISATION
- Spannen Sie die Brustmuskulatur an.
- Ziehen Sie den Bauchnabel in Richtung Wirbelsäule.
- Kontrahieren Sie die Gesäßmuskulatur.
- Spannen Sie Ihre Arme so an, das der Winkel der Ellenbogen stets gleich bleibt.

TRAINING

- latissimus dorsi
- pectoralis major
- serratus anterior
- teres major
- triceps brachii

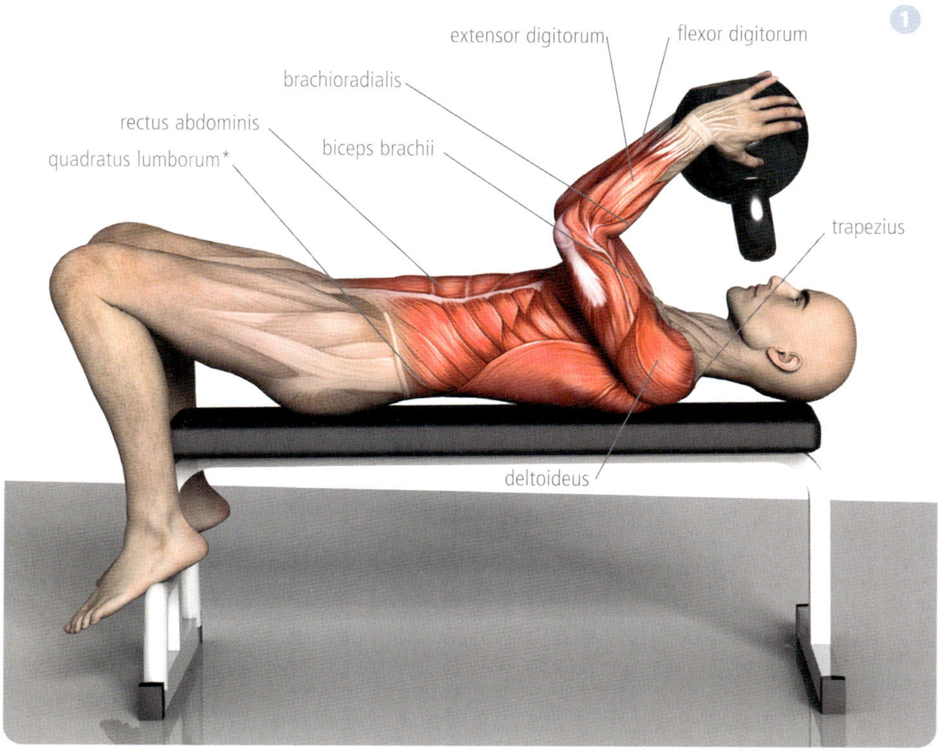

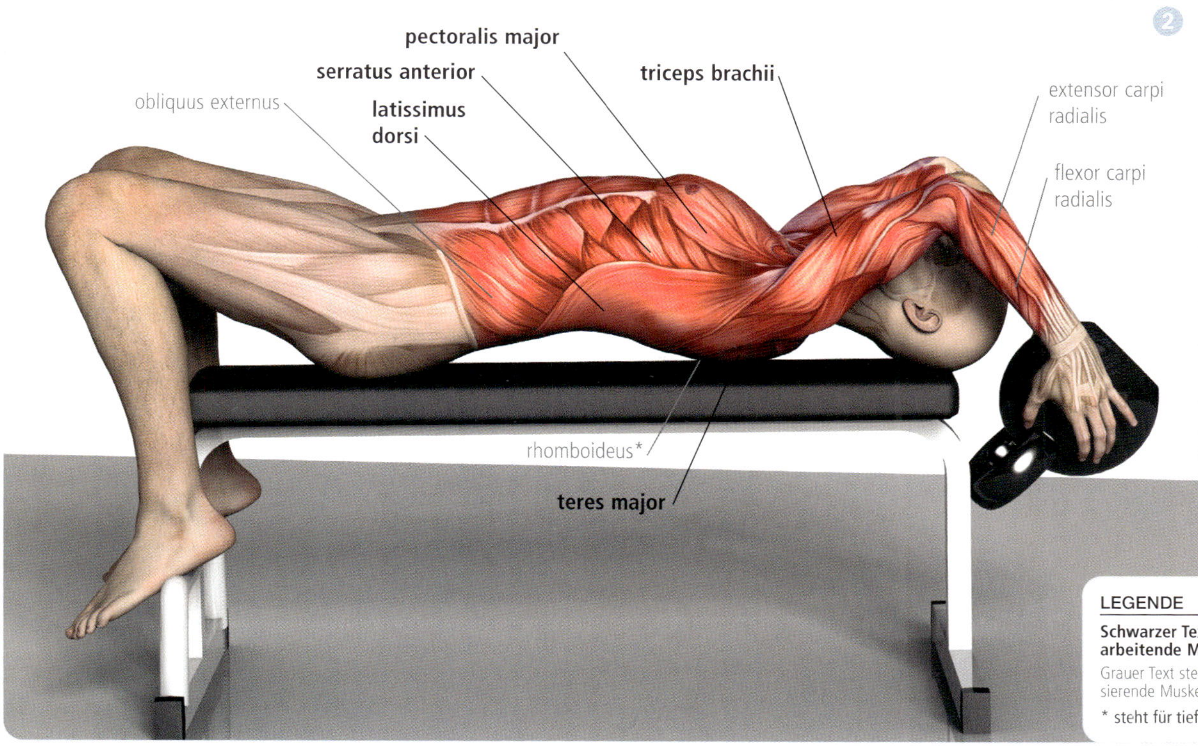

LEGENDE

Schwarzer Text steht für arbeitende Muskeln.

Grauer Text steht für stabilisierende Muskeln.

* steht für tiefe Muskulatur.

LAT-ZIEHEN

1

Ausgangsposition: Setzen Sie sich in die Maschine, das Gesicht zeigt zum Gewichtsstock, Hüfte und Knie sind im 90-Grad-Winkel gebeugt, das Polster fixiert Ihre Oberschenkel. Fassen Sie den Bügel etwas über Schulterbreite im Ristgriff, die Handinnenflächen zeigen nach vorne, und stellen Sie die Maschine so ein, dass das Zugseil bei gestreckten Armen schon unter Spannung steht. Ihr Oberkörper ist gestreckt. Spannen sie die Bauchmuskulatur an, indem Sie den Bauchnabel in Richtung der Wirbelsäule ziehen. Blicken Sie geradeaus.

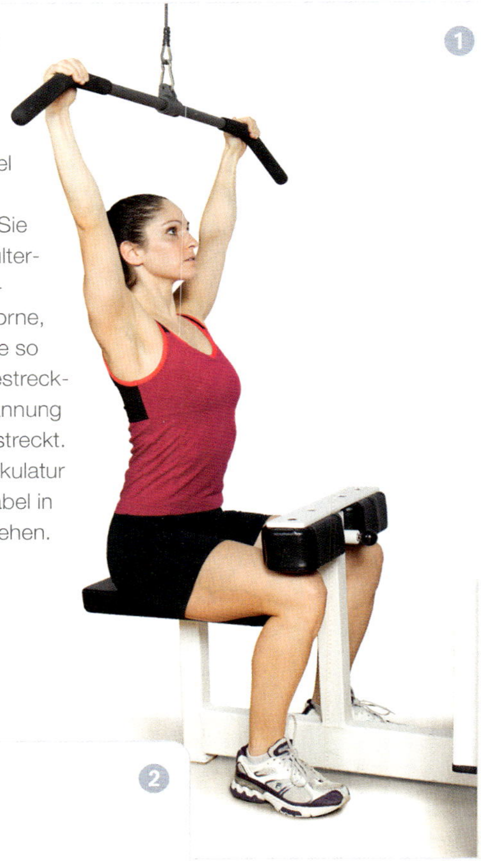

WICHTIG!

- Bewegen Sie die Stange langsam und kontinuierlich auf der vertikalen Ebene.

VERMEIDEN SIE,

- sich zu weit zurückzulehnen oder mit dem Rumpf zu schwingen,
- das Kinn zu hoch zu nehmen,
- den Po vom Sitz zu lösen,
- die Schultern zu heben.

2

Aktion: Lehnen Sie den Oberkörper um etwa 5 Grad nach hinten und ziehen Sie die Stange nach unten, bis sie den oberen Teil des Brustbeines berührt. Die Ellenbogen bleiben dabei hinter dem Rumpf. Kehren Sie langsam in die Ausgangsstellung zurück.

Bewegungsverlauf: Die Stange bewegt sich vertikal auf und ab.

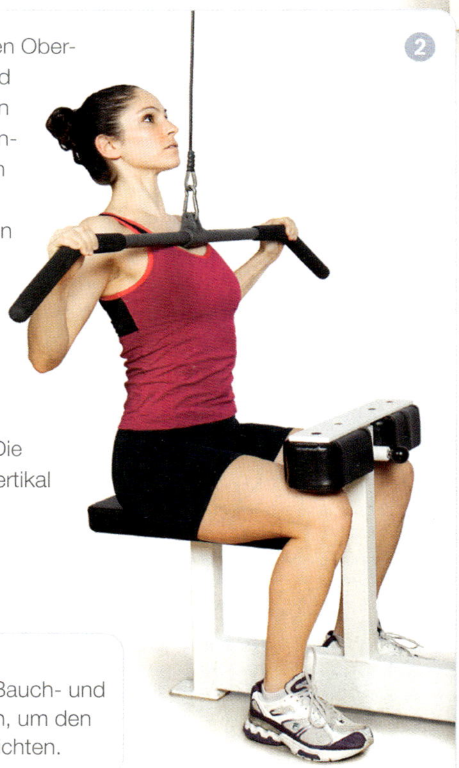

STABILISATION

- Spannen Sie Ihre Bauch- und Rückenmuskeln an, um den Oberkörper aufzurichten.

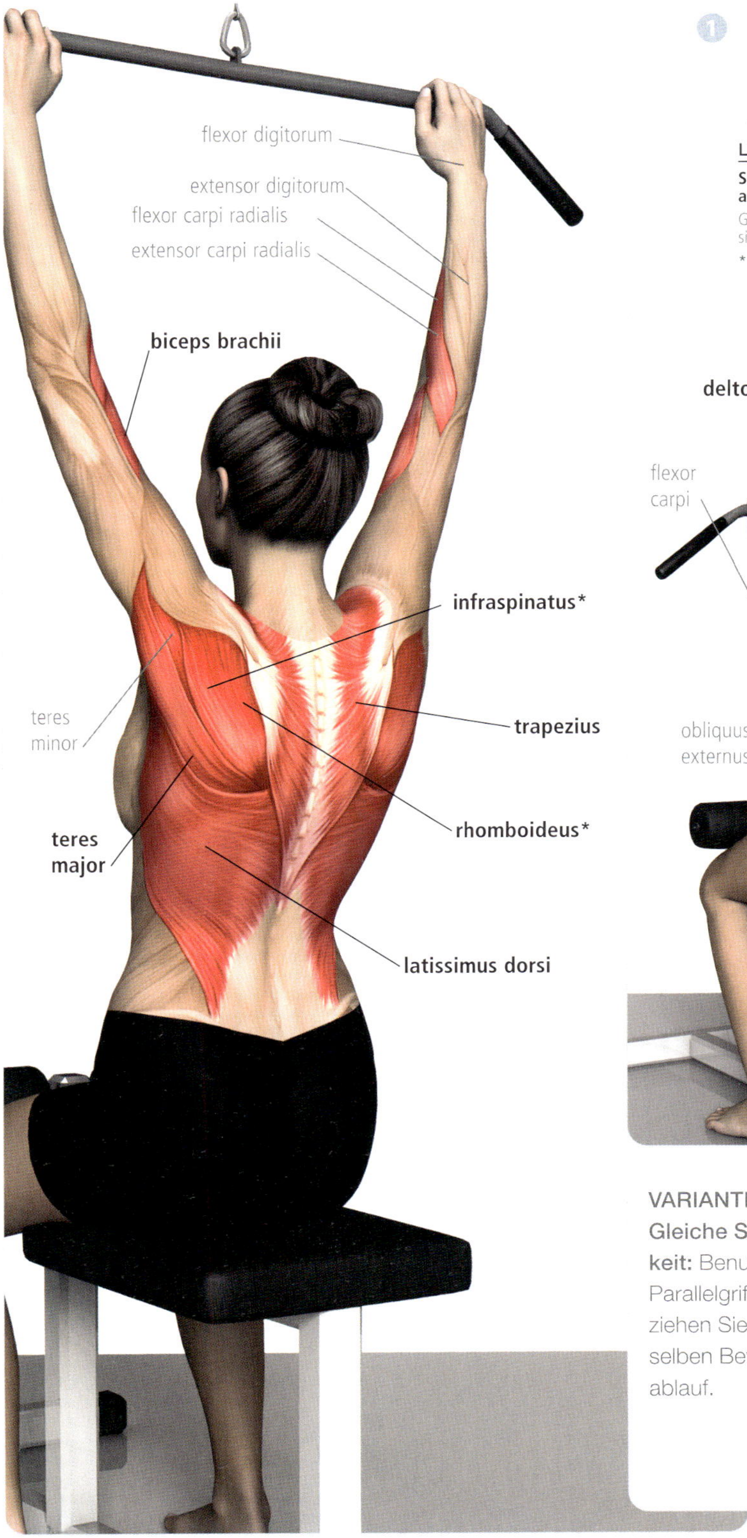

TRAINING

- latissimus dorsi
- rhomboideus
- lower trapezius
- teres major
- biceps brachii
- brachialis
- brachioradialis

LEGENDE

Schwarzer Text steht für arbeitende Muskeln.

Grauer Text steht für stabilisierende Muskeln.

* steht für tiefe Muskulatur.

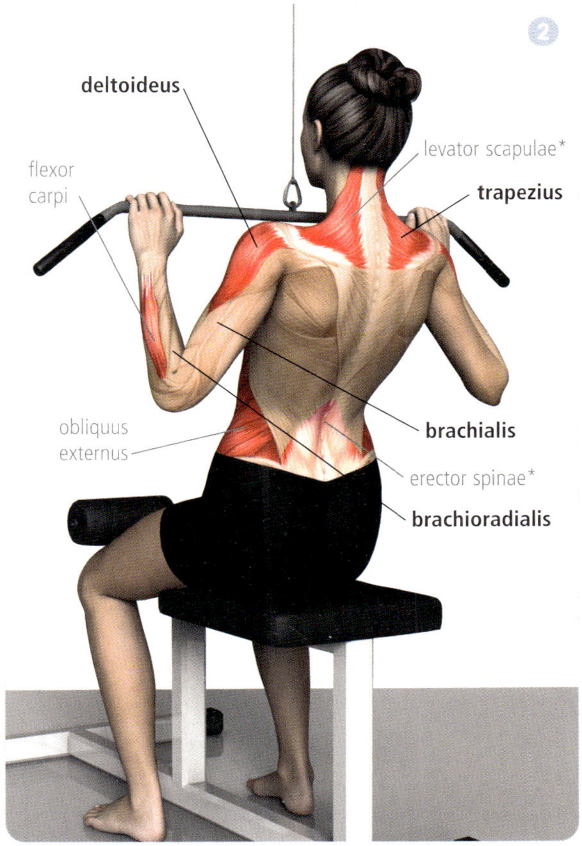

VARIANTE

Gleiche Schwierigkeit: Benutzen Sie Parallelgriffe und vollziehen Sie damit denselben Bewegungsablauf.

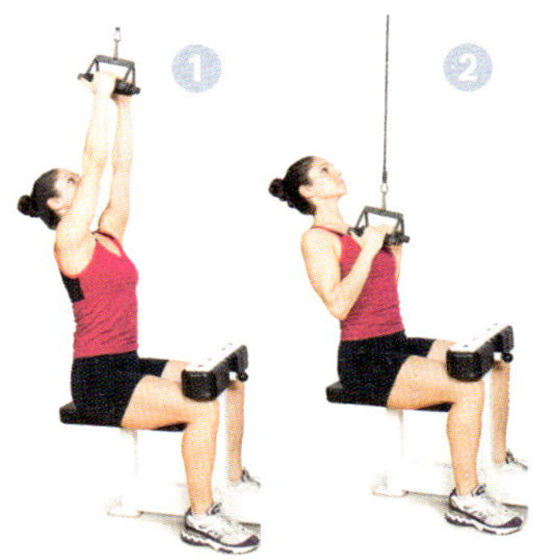

SEILZUG-RUDERN

Ausgangsposition: Setzen Sie sich mit leicht gebeugten Beinen auf die Bank der Maschine und stellen Sie die Füße mit dem Mittelfuß auf die Ablagefläche. Fassen Sie den Parallelgriff mit gestreckten Armen. Kontrahieren Sie die Rückenmuskulatur so, dass die Wirbelsäule leicht überstreckt ist.

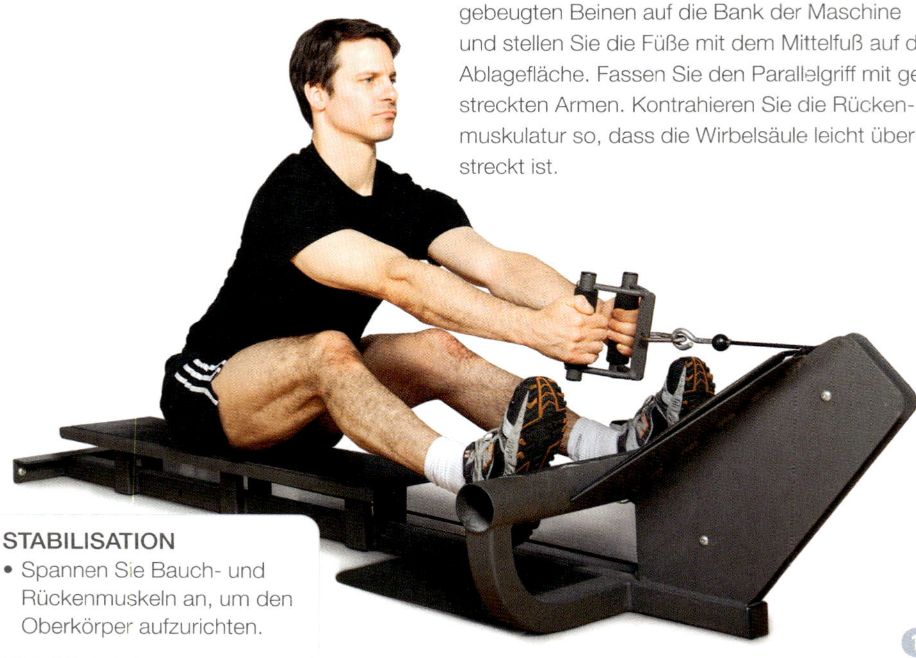

STABILISATION

- Spannen Sie Bauch- und Rückenmuskeln an, um den Oberkörper aufzurichten.

1

WICHTIG!

- Bewegen Sie den Griff langsam und kontinuierlich auf der vertikalen Ebene.

VERMEIDEN SIE,

- dass Ihr Rücken rund wird,
- zu viel Neigungs-Bewegung des Rumpfes,
- die Schultern zu heben.

Aktion: Ziehen Sie durch Kontraktion, vor allem des großen Rückenmuskels und der Armmuskulatur, den Griff zum Zentrum Ihres Oberkörpers heran. Dabei neigen Sie sich etwa 5 Grad über die Lotrechte hinaus nach hinten. Wenn Sie dem Zug des Seiles wieder nachgeben, lehnen Sie sich 5 Grad über die Lotrechte hinaus nach vorne. Vollziehen Sie diese insgesamt 10-Grad-Neigung Ihres Oberkörpers mit jeder Wiederholung. Die Ellenbogen sind während der gesamten Bewegung nicht weiter als schulterbreit auseinander.

Bewegungsverlauf: Der Griff bewegt sich auf horizontaler Ebene; Ihr Rumpf neigt sich vor und zurück.

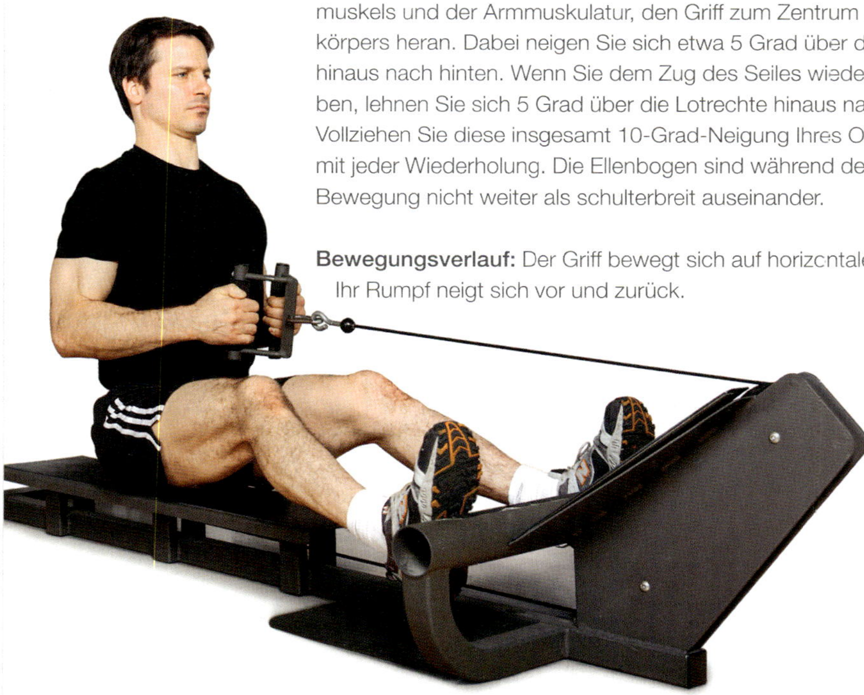

2

1

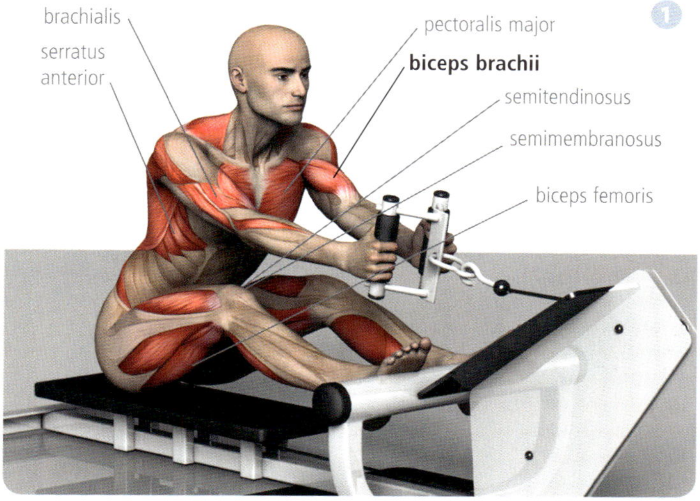

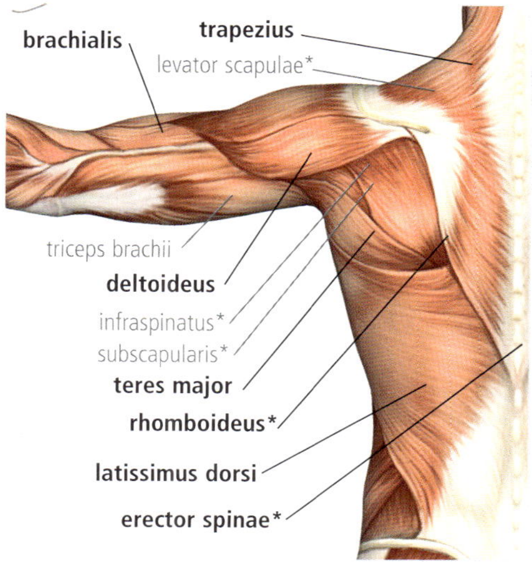

2

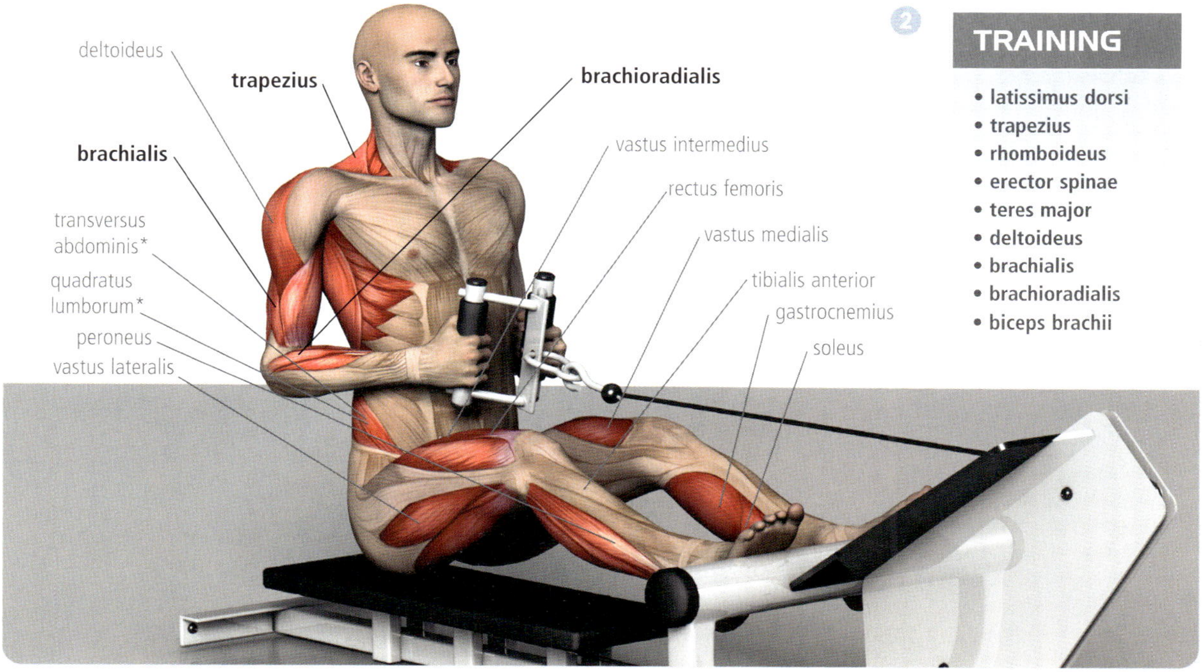

TRAINING

- latissimus dorsi
- trapezius
- rhomboideus
- erector spinae
- teres major
- deltoideus
- brachialis
- brachioradialis
- biceps brachii

VARIANTE

Gleiche Schwierigkeit: Verändern Sie die Griffhaltung mit den Handinnenflächen nach oben oder nach unten.

1

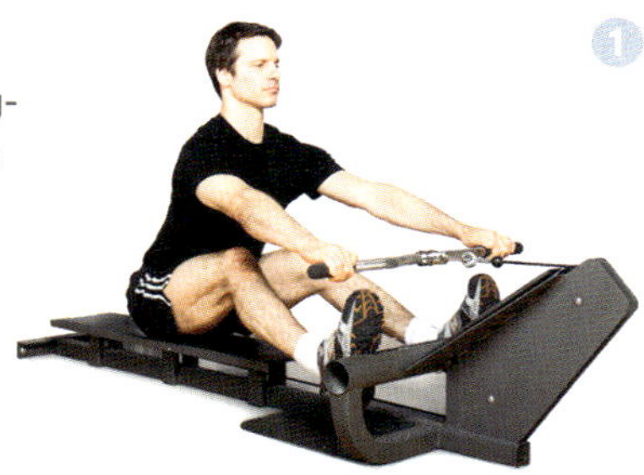

2

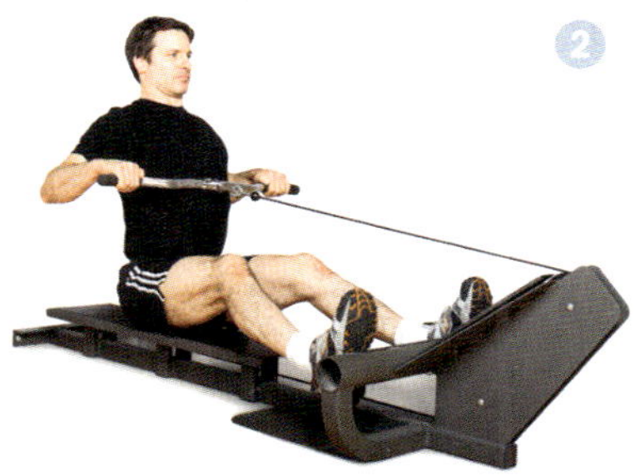

LEGENDE

Schwarzer Text steht für arbeitende Muskeln.

Grauer Text steht für stabilisierende Muskeln.

* steht für tiefe Muskulatur.

ARMZUG GESTRECKT

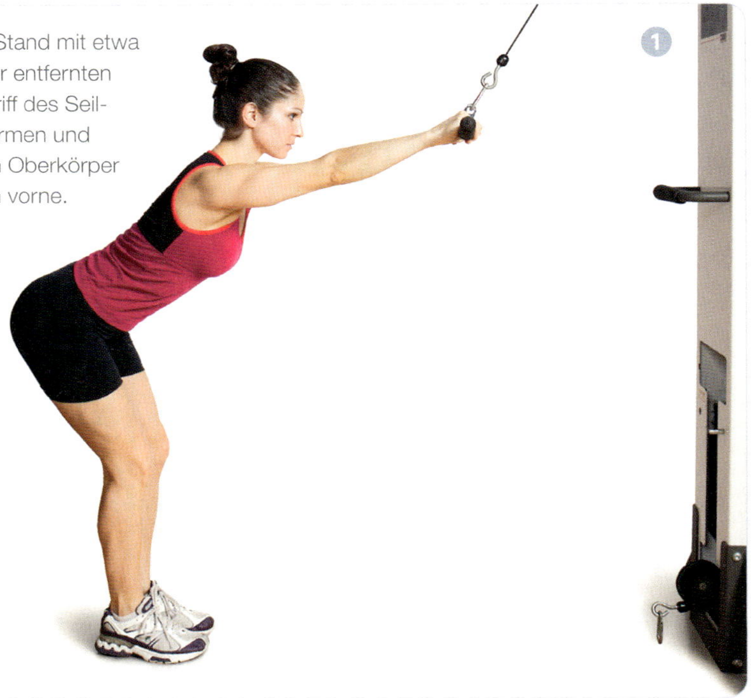

1

Ausgangsposition: Im Stand mit etwa schulterbreit voneinander entfernten Füßen fassen Sie den Griff des Seilzuges mit gestreckten Armen und neigen Ihren gestreckten Oberkörper im 45-Grad-Winkel nach vorne.

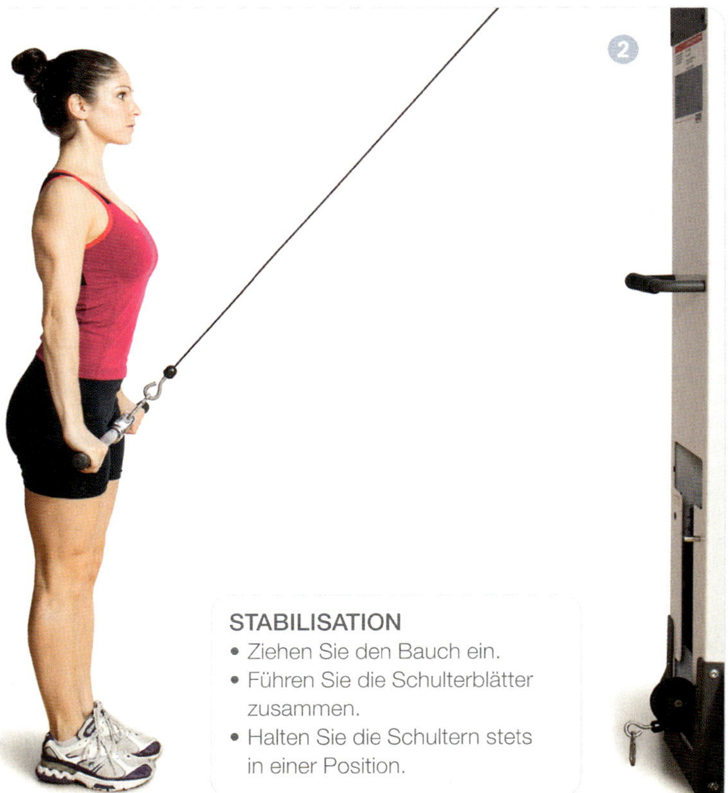

2

Aktion: Ziehen Sie den Griff mit gestreckten Armen nach unten zu sich heran, bis er Ihre Hüfte berührt. Richten Sie den Körper auf und ziehen Sie die Schultern nach unten.

Bewegungsverlauf:
Ihre Arme bewegen sich auf einer Ebene ein wenig über den Rumpf hinaus. Ihr Oberkörper bewegt sich auf einer Kreisbahn um den Körperschwerpunkt.

STABILISATION
- Ziehen Sie den Bauch ein.
- Führen Sie die Schulterblätter zusammen.
- Halten Sie die Schultern stets in einer Position.

WICHTIG!
- Halten Sie Wirbelsäule in neutraler Stellung.
- Ziehen Sie die Schulterblätter nach hinten unten.

VERMEIDEN SIE,
- die Schultern zu heben,
- den Rücken zu überstrecken,
- die Arme zu beugen.

TRAINING

- latissimus dorsi
- deltoideus
- rhomboideus
- teres major
- triceps brachii

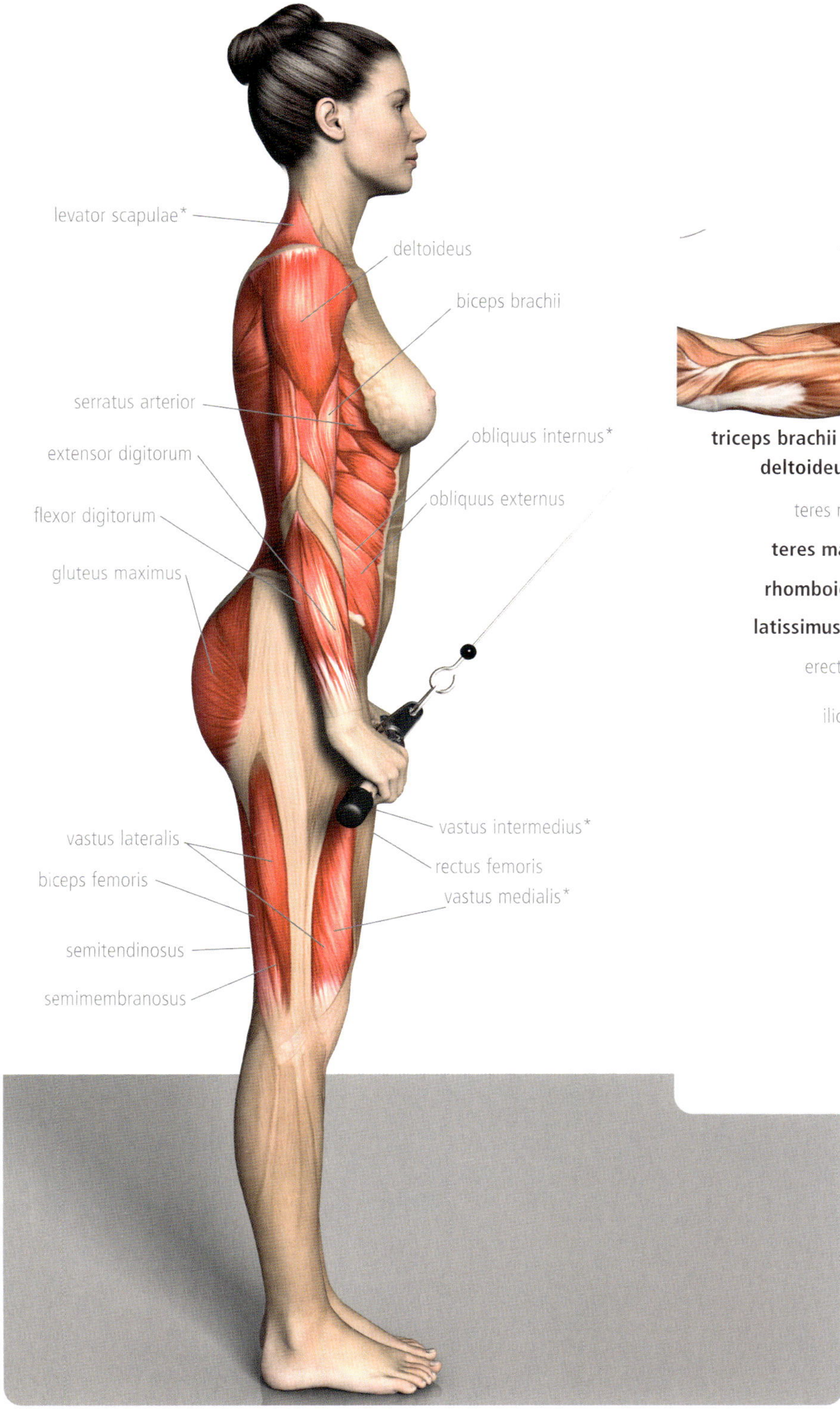

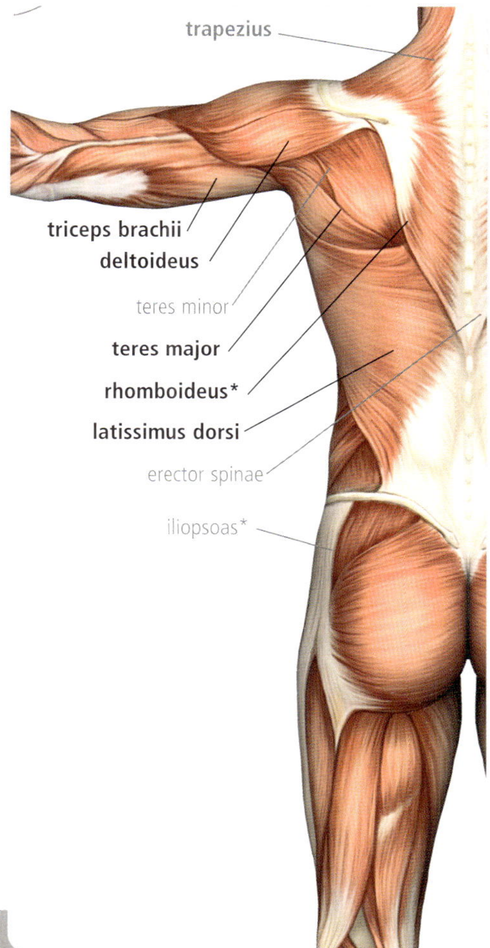

LEGENDE

Schwarzer Text steht für arbeitende Muskeln.

Grauer Text steht für stabilisierende Muskeln.

* steht für tiefe Muskulatur.

SEILZUG ÜBER KREUZ

Ausgangsposition: In gleicher Entfernung zwischen zwei Seilzugenden stehend, fassen Sie mit je einer Hand das jeweils gegenüberliegende Ende so, dass Ihre Handinnenflächen zueinander zeigen. Gehen Sie nun zwei Schritte zurück und strecken Sie Ihre Arme. Die Hände befinden sich nun genau in Höhe der Schultern, die Arme sind gestreckt und parallel zueinander und zum Boden.

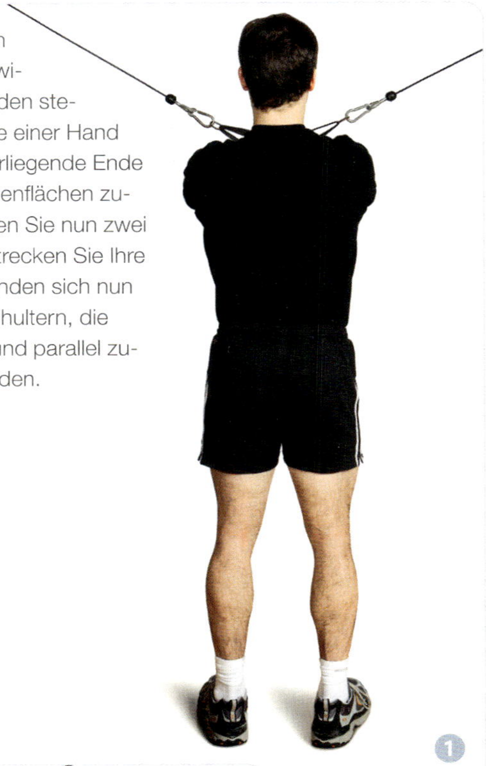

STABILISATION

- Richten Sie den Oberkörper auf und ziehen Sie den Bauch ein.
- Ziehen Sie die Schultern nach hinten und unten.
- Schultern, Hüfte, Knie und Füße stehen übereinander.

WICHTIG!

- Ihre Arme sind während der Bewegung fast vollständig gestreckt.

VERMEIDEN SIE,

- die Ellenbogen zu beugen,
- die Schultern zu heben,
- die horizontale Ebene der Armbewegung zu verlassen.

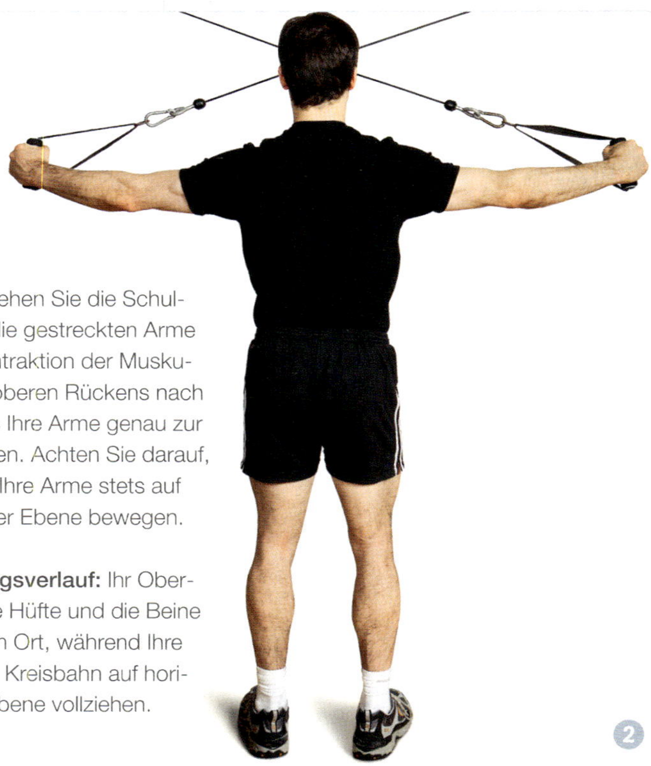

Aktion: Ziehen Sie die Schultern und die gestreckten Arme durch Kontraktion der Muskulatur des oberen Rückens nach hinten, bis Ihre Arme genau zur Seite zeigen. Achten Sie darauf, dass sich Ihre Arme stets auf horizontaler Ebene bewegen.

Bewegungsverlauf: Ihr Oberkörper, die Hüfte und die Beine bleiben am Ort, während Ihre Arme eine Kreisbahn auf horizontaler Ebene vollziehen.

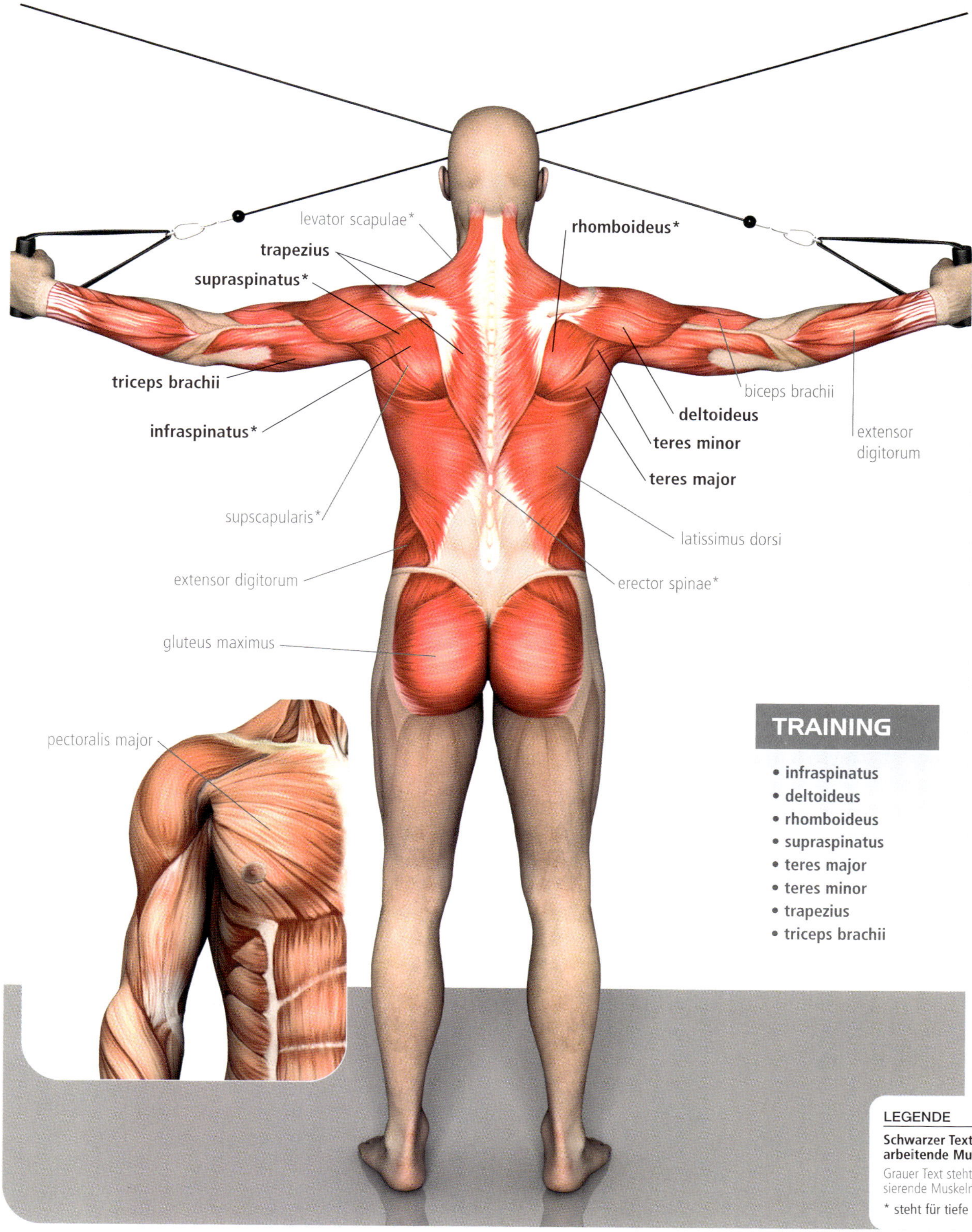

TRAINING

- infraspinatus
- deltoideus
- rhomboideus
- supraspinatus
- teres major
- teres minor
- trapezius
- triceps brachii

LEGENDE

Schwarzer Text steht für arbeitende Muskeln.

Grauer Text steht für stabilisierende Muskeln.

* steht für tiefe Muskulatur.

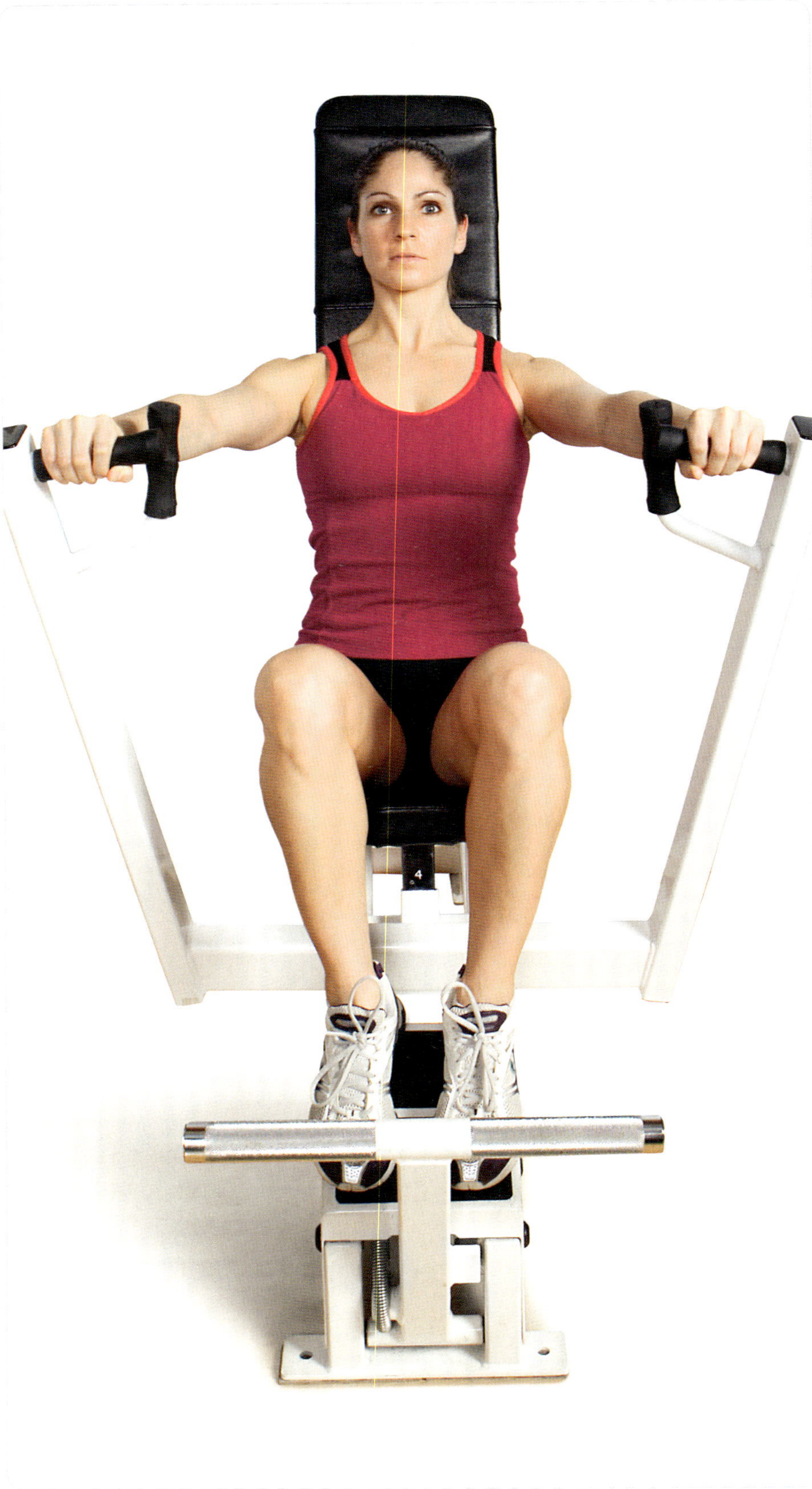

BRUST

Die Brustmuskulatur hat ihren Ursprung am Brustbein und am Schlüsselbein und setzt an am Oberarm. Sie zieht den Oberarm zum Körper heran, dreht ihn und hebt ihn nach vorne. Diese Muskelgruppe wird gebraucht, wenn es um Stoßbewegungen geht; sie arbeitet dabei auf synergistische Art und Weise mit dem Deltamuskel zusammen, der die Schulter überzieht, sowie mit dem dreiköpfigen Armmuskel, dem Trizeps.

ANATOMIE BRUSTMUSKULATUR

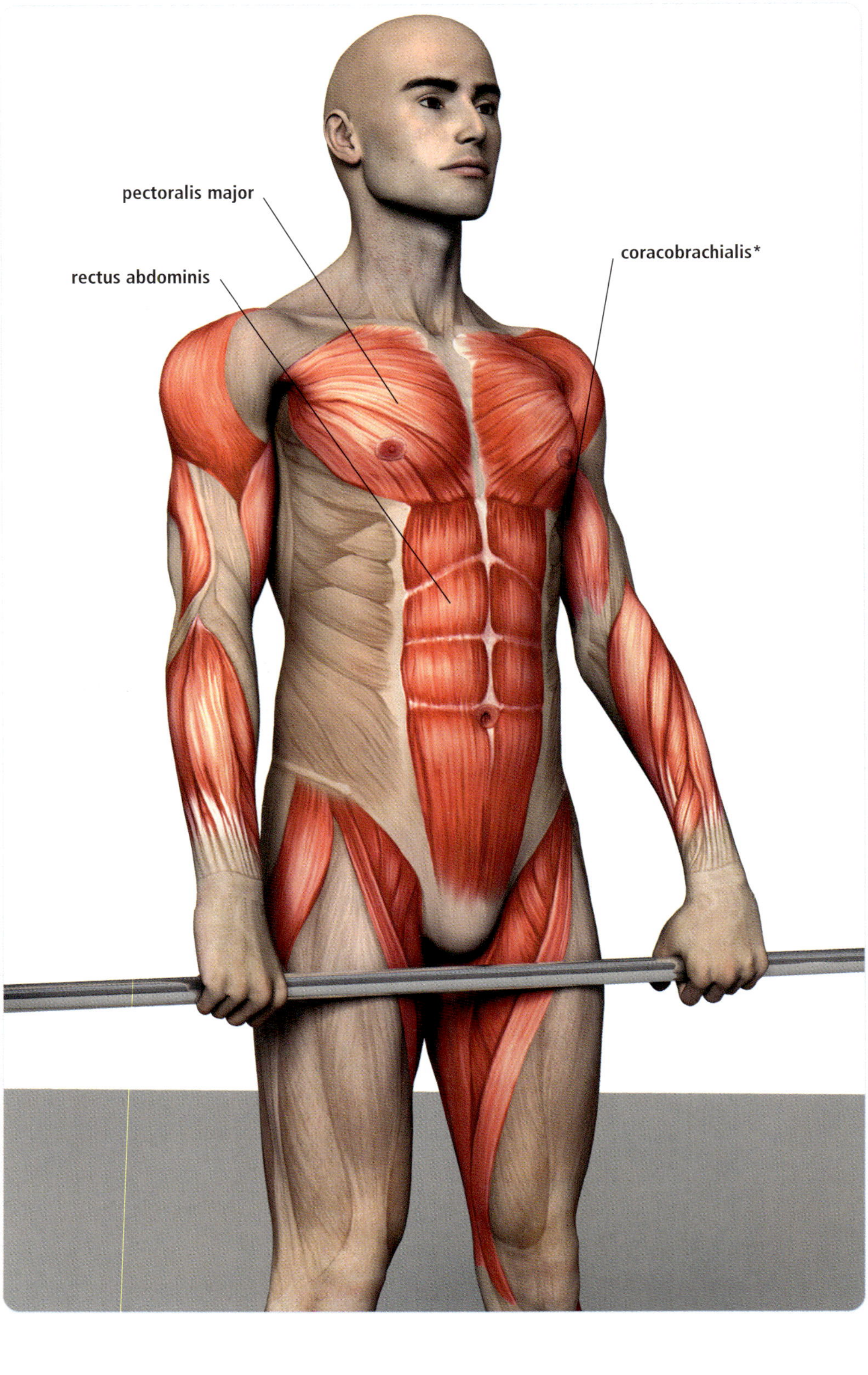

LEGENDE

* steht für tiefe Muskulatur.

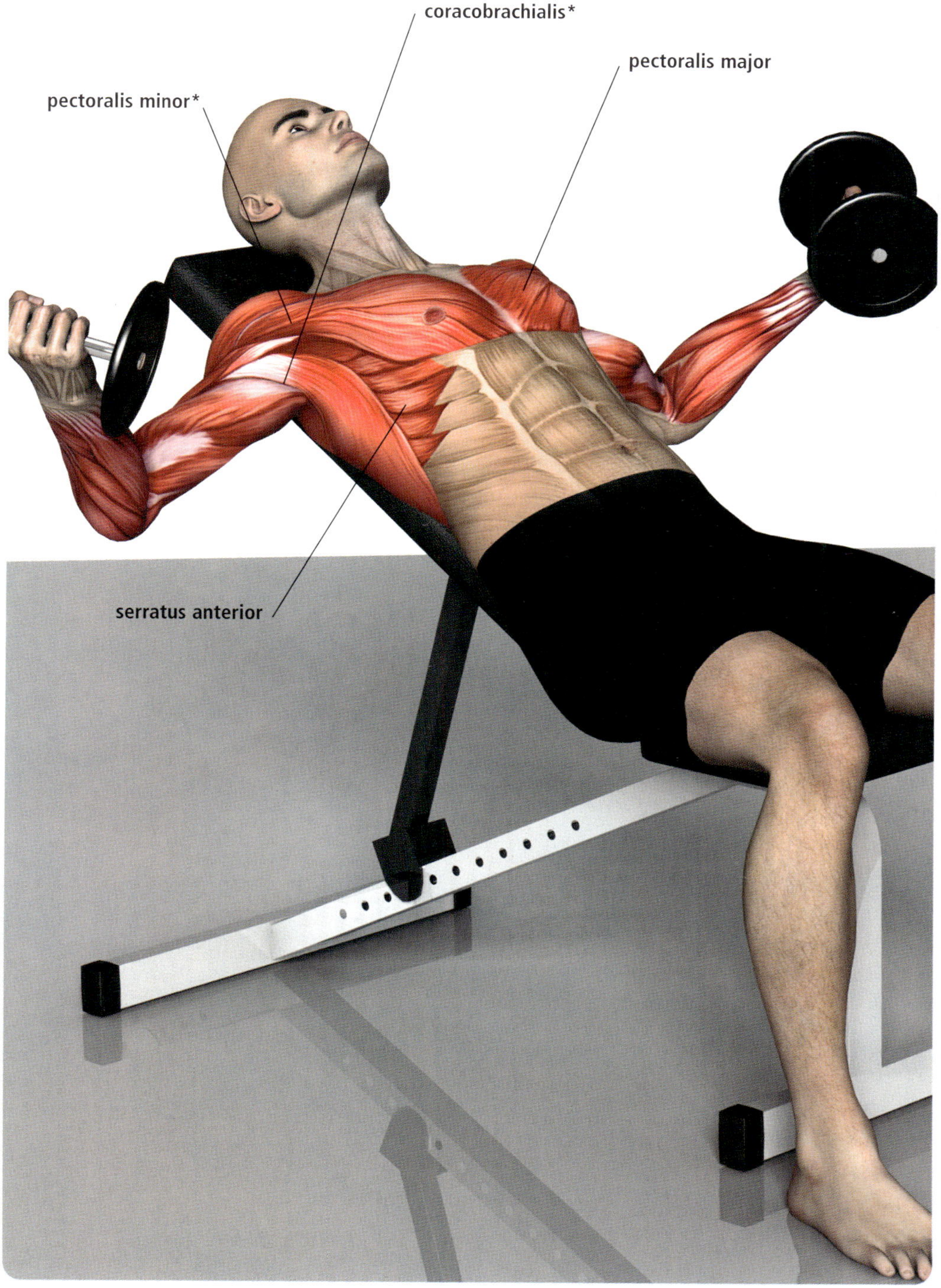

LEGENDE

* steht für tiefe Muskulatur.

LIEGESTÜTZE

Ausgangsposition: Legen Sie sich bäuchlings auf den Boden, Gesicht nach unten. Stellen Sie die Fußspitzen auf und platzieren Sie die Handinnenflächen in Höhe der Schultern dicht am Körper. Nehmen Sie Körperspannung in Rumpf und Gesäß auf.

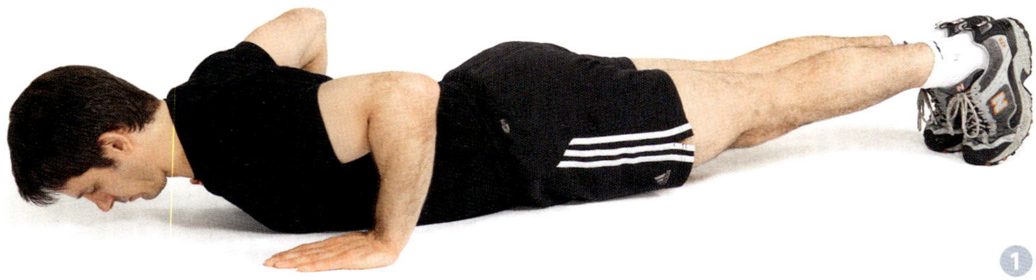

1

Aktion: Drücken Sie mit den Händen gegen den Boden, verstärken Sie die Spannung im Körperzentrum, strecken Sie die Arme und schieben Sie die Schultern ein wenig nach. Durch Beugen der Arme kehren Sie wieder zurück in die Ausgangsstellung.

Bewegungsverlauf: Ihr gestreckter Körper bewegt sich auf einer Kreisbahn um die Fußspitzen.

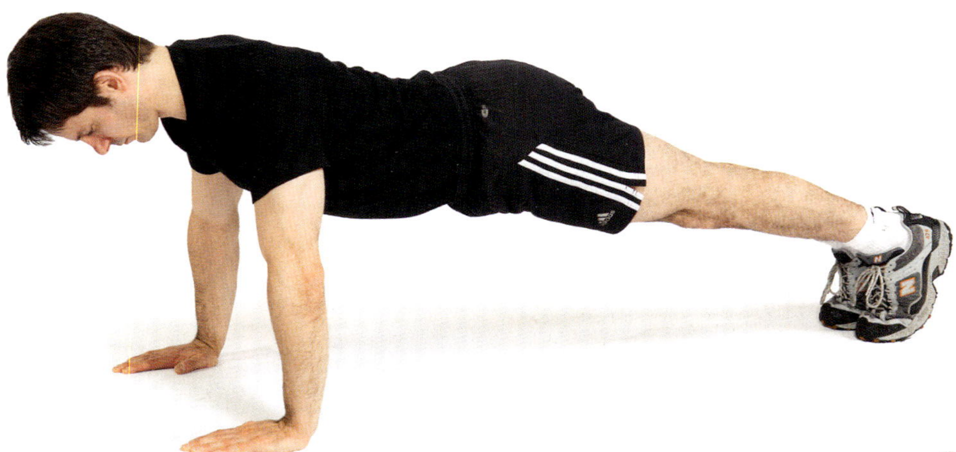

2

WICHTIG!

- Schaffen Sie eine Bewegungsebene, das heißt, eine gerade Linie vom Kopf zu den Füßen.

VERMEIDEN SIE,

- Teilbewegungen, zum Beispiel die Schultern zu heben, bevor die Hüfte angehoben wird, und umgekehrt,
- die Schultern zu heben,
- den Kopf in den Nacken oder auf die Brust zu nehmen.

STABILISATION

- Strecken Sie die Knie.
- Fixieren Sie die Sprunggelenke in einer stabilen Position.
- Halten Sie Hüfte, Bauch und unteren Rücken mithilfe von Muskelspannung fest.

TRAINING

- deltoideus
- coracobrachialis
- pectoralis major
- pectoralis minor
- triceps brachii

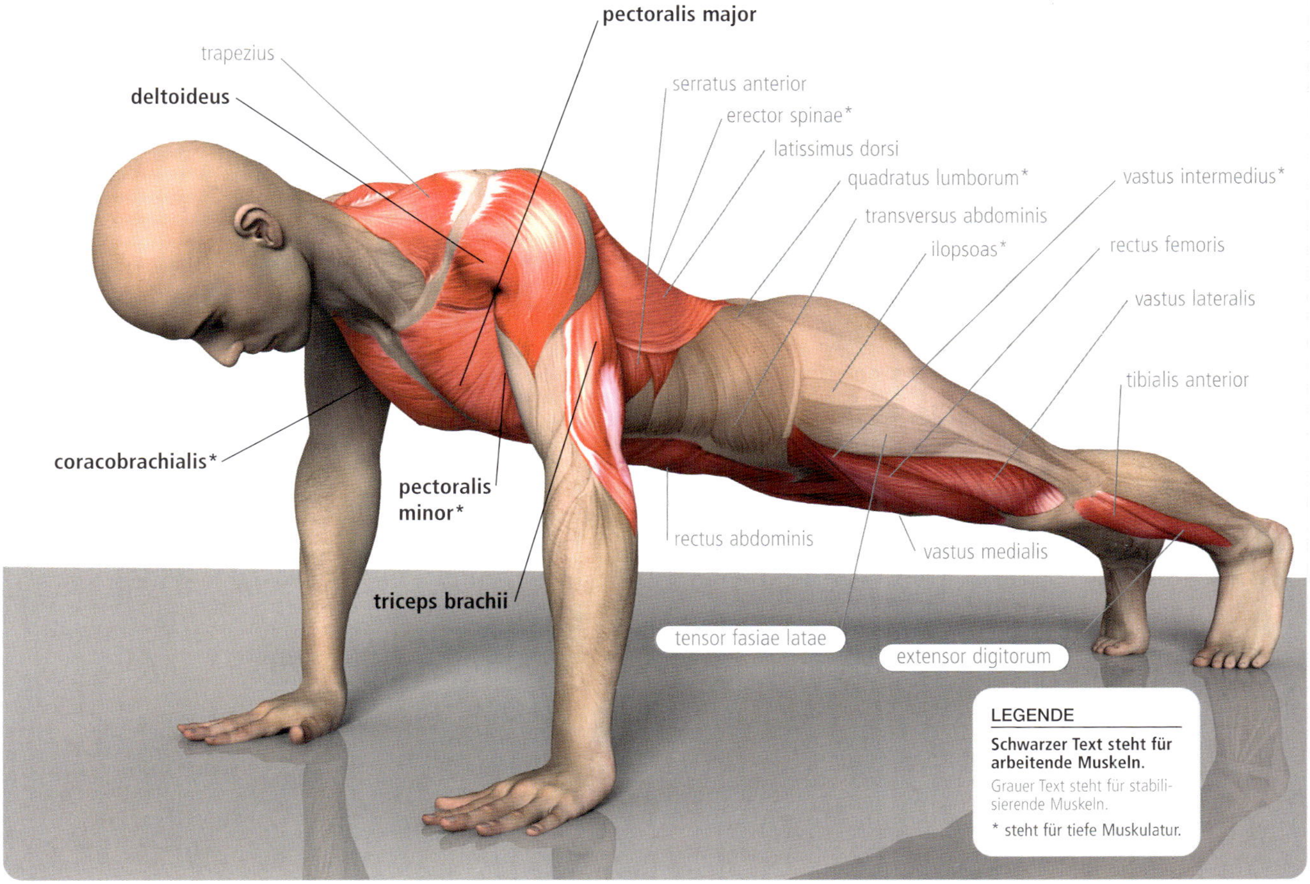

VARIANTEN

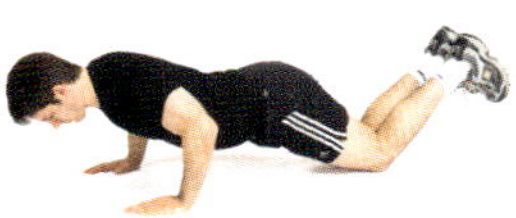

Einfacher: Verkürzen Sie den Hebel, indem Sie auf dem Boden knien. Der Bewegungsablauf bleibt gleich.

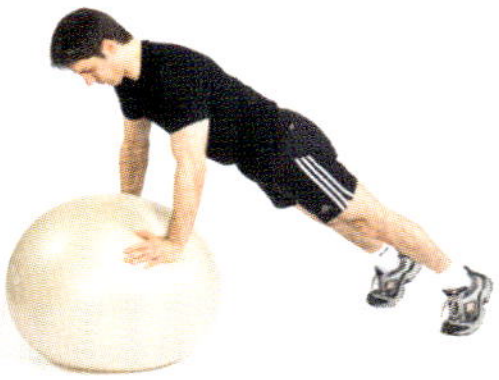

Schwieriger: Auf einem Gymnastikball stützend, vergrößert sich der Neigungswinkel auf 45 Grad.

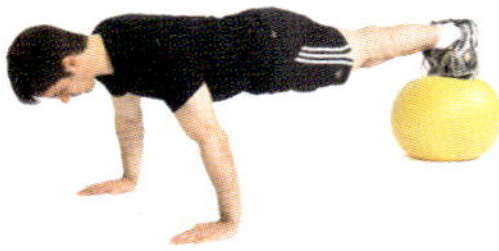

Schwieriger: Stützen Sie sich mit den Füßen auf einem nicht allzu großen Gymnastikball ab.

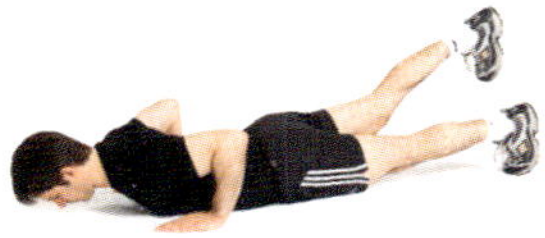

Schwieriger: Heben Sie ein Bein vom Boden ab und führen Sie die Bewegung auf die gleiche Weise aus.

HANDTUCH-GLEITER

1

Ausgangsposition: Nehmen Sie als Ausgangsstellung die Endposition Liegestütz von Seite 100 ein, also mit gestreckten Armen, allerdings mit deutlich mehr als schulterbreit voneinander entfernten Händen, auf einem ausgebreiteten Handtuch.

Aktion: Bewegen Sie Ihre Hände durch Kontraktion der Brustmuskulatur aufeinander zu und wieder auseinander unter ständiger Körperspannung.

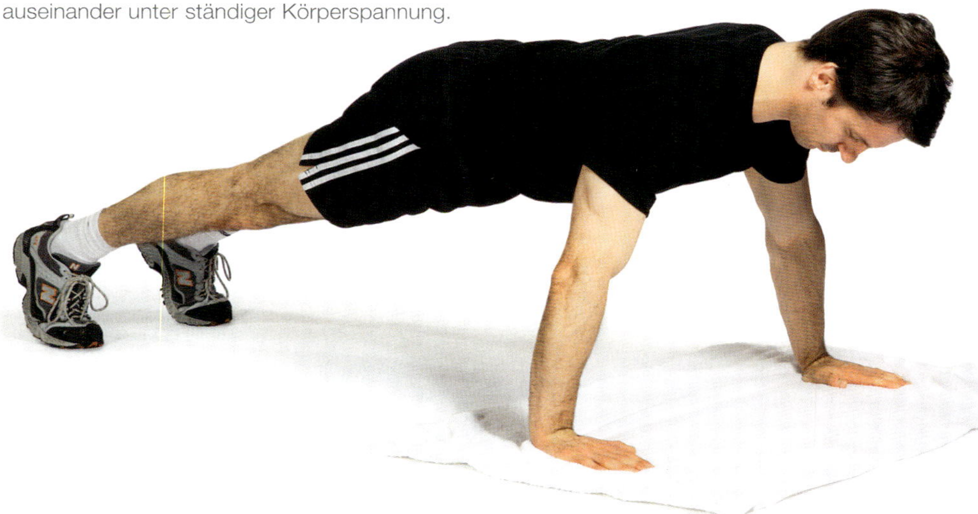

2

Bewegungsverlauf: Während Ihre Hände aufeinander zu gleiten, bewegt sich Ihr Körper etwas nach oben. Ziehen Sie die Hände langsam und gleichzeitig.

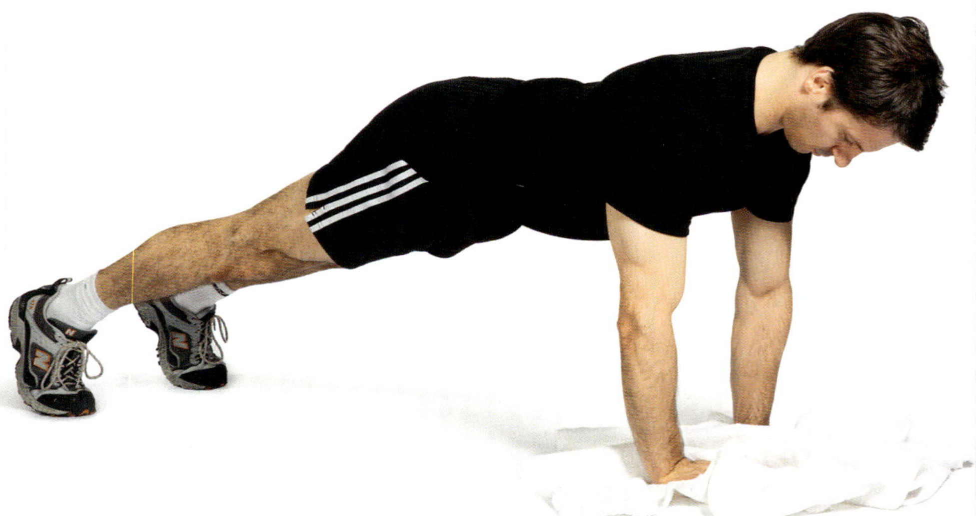

WICHTIG!

- Ihre Arme sind die ganze Zeit unterhalb des Brustkorbes, lotrecht zum Rumpf.

VERMEIDEN SIE,

- den Kopf zu heben oder zu senken oder die Ellenbogen zu beugen,
- jegliche Änderung der Stellung Ihrer Wirbelsäule,
- die Schulterblätter zu heben oder auseinanderzuführen.

STABILISATION

- Halten Sie die Hüfte oben und Knie und Sprunggelenke unter Spannung.
- Ziehen Sie die Schultern herunter und die Schulterblätter zusammen.

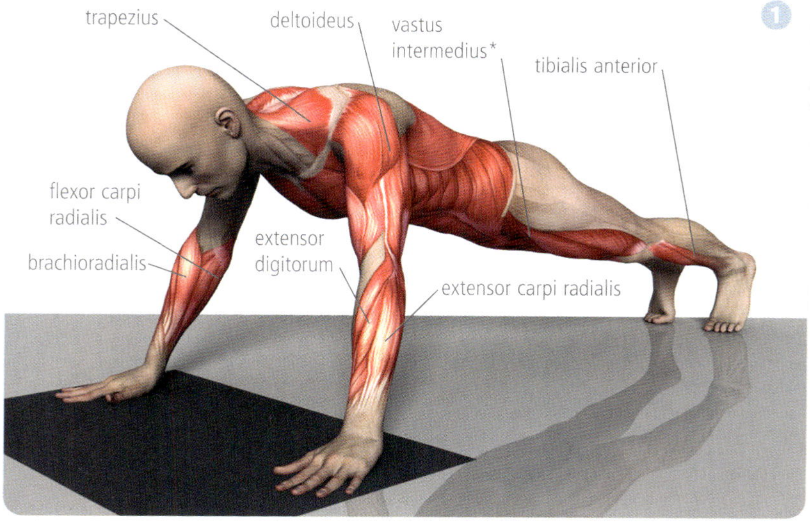

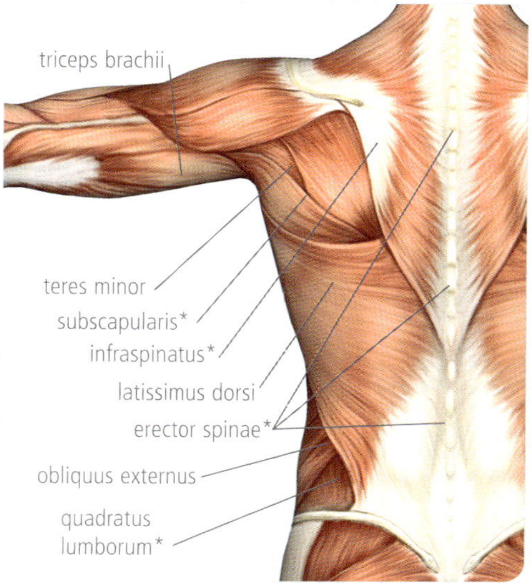

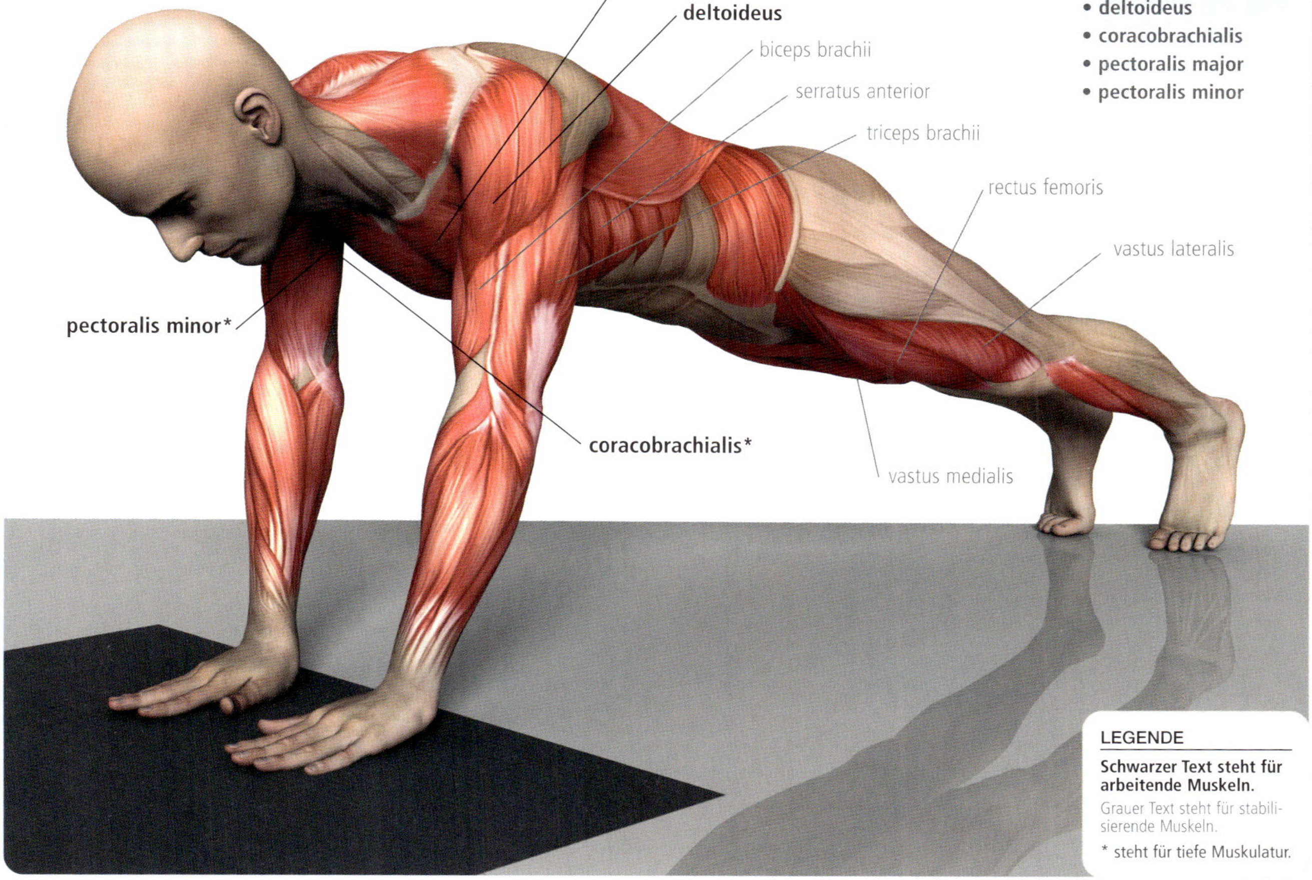

TRAINING

- **deltoideus**
- **coracobrachialis**
- **pectoralis major**
- **pectoralis minor**

LEGENDE

Schwarzer Text steht für arbeitende Muskeln.

Grauer Text steht für stabilisierende Muskeln.

* steht für tiefe Muskulatur.

SCHRÄGBANK-KURZHANTEL-FLIEGER

1

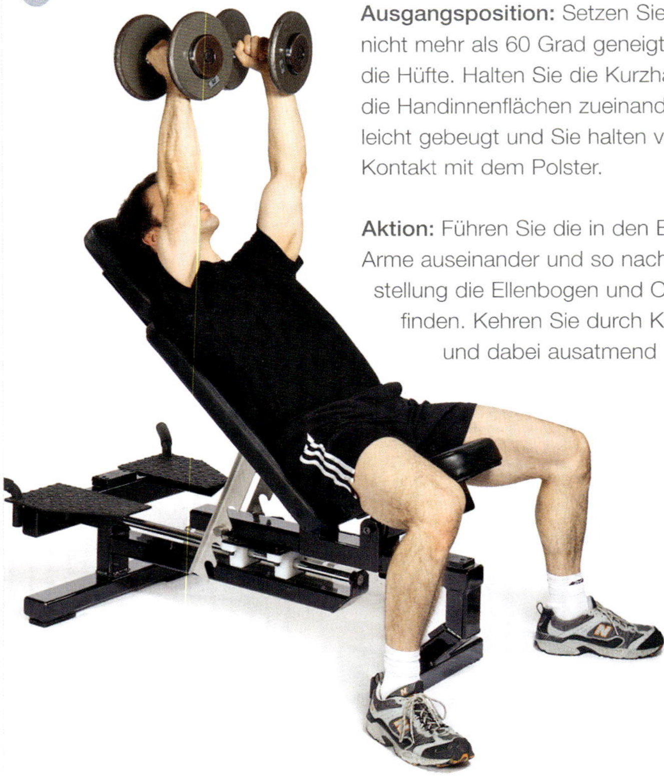

Ausgangsposition: Setzen Sie sich auf eine Schrägbank, die nicht mehr als 60 Grad geneigt ist, mit den Schultern höher als die Hüfte. Halten Sie die Kurzhanteln so über der Brust, dass die Handinnenflächen zueinander zeigen. Ihre Ellenbogen sind leicht gebeugt und Sie halten vom Kopf bis zur Hüfte ständig Kontakt mit dem Polster.

Aktion: Führen Sie die in den Ellenbogen leicht gebeugten Arme auseinander und so nach unten, dass sich in der Endstellung die Ellenbogen und Oberarme in Schulterhöhe befinden. Kehren Sie durch Kontraktion der Brustmuskulatur und dabei ausatmend in die Ausgangsstellung zurück.

2

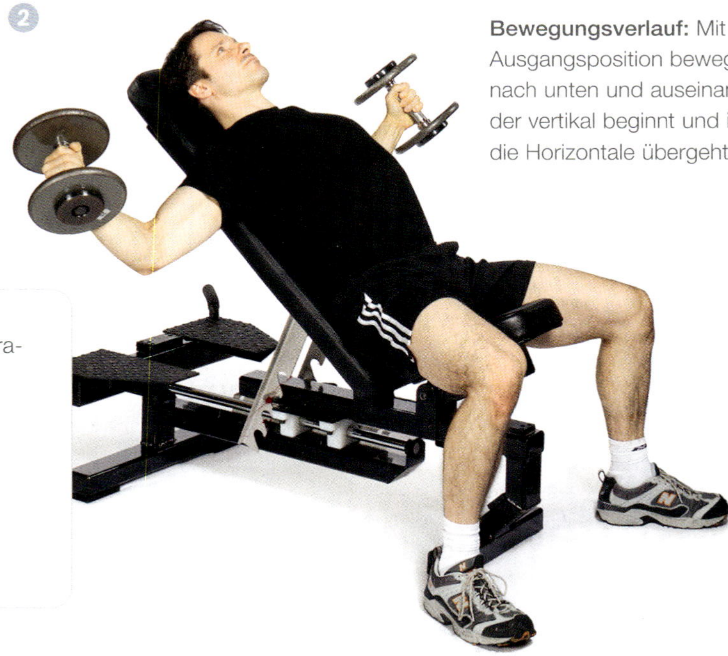

Bewegungsverlauf: Mit dem Verlassen der Ausgangsposition bewegen sich die Kurzhanteln nach unten und auseinander in einem Bogen, der vertikal beginnt und in Bezug zum Boden in die Horizontale übergeht.

WICHTIG!

- Heben Sie Ihren Brustkorb, während das Gewicht sich nach unten bewegt.
- Wirbelsäule und Schultern bleiben auch während der Aufwärtsbewegung in derselben Position.

VERMEIDEN SIE,

- Ihren Kopf von den Bank abzuheben,
- die Schultern nach oben zu ziehen,
- die Ellenbogen auf dem Weg nach unten zu beugen oder auf dem Weg nach oben zu strecken.

STABILISATION

- Greifen Sie fest zu und kontrahieren Sie die Muskeln rund um den Oberarm.
- Stellen Sie sicher, dass Ihre Schulterblätter während der Bewegung in Kontakt mit der Bank bleiben.
- Machen Sie einen langen Hals.

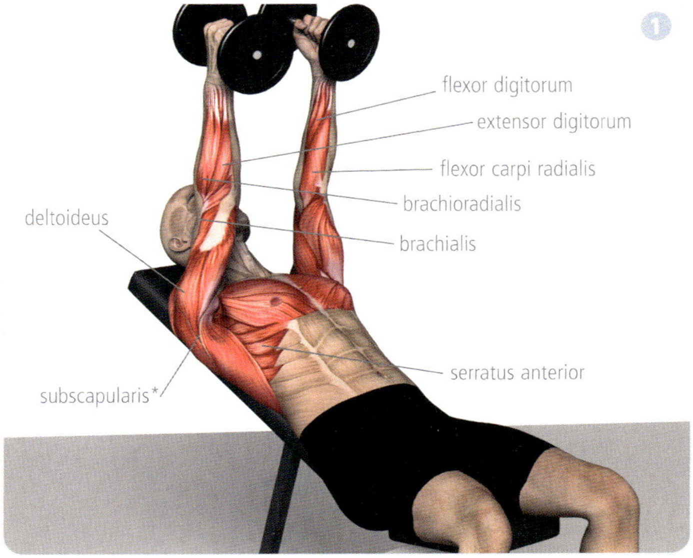

TRAINING

- **deltoideus**
- **coracobrachialis**
- **pectoralis major**
- **pectoralis minor**

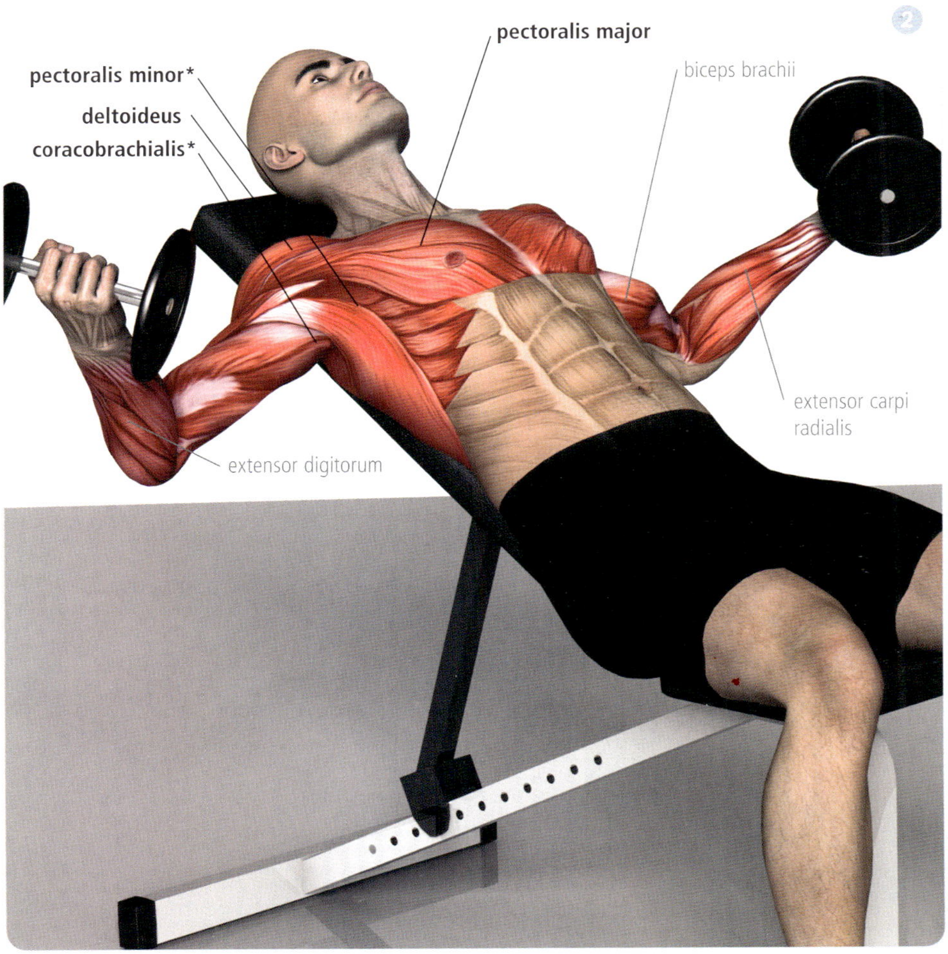

VARIANTE

Gleiche Schwierigkeit:
Stellen Sie die Bank passend zwischen zwei Seilzüge. Fassen Sie die Griffe so, dass Sie über Ihrer Schulter sind, und führen Sie die Bewegung aus.

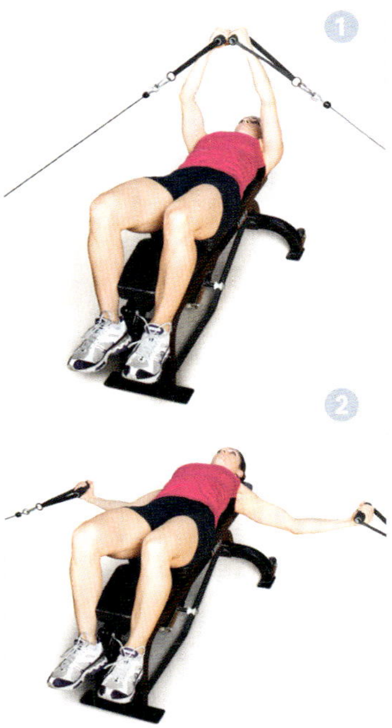

LEGENDE

Schwarzer Text steht für arbeitende Muskeln.
Grauer Text steht für stabilisierende Muskeln.
* steht für tiefe Muskulatur.

BANKDRÜCKEN

Ausgangsposition: Legen Sie sich mit dem Rücken auf die Bank und nehmen Sie die Hantelstange etwas über Schulterbreite aus der Verankerung. Halten Sie sie so über der Brust, dass sich die gestreckten Arme direkt über dem Schlüsselbein befinden. Stellen Sie die Füße flach auf den Boden, die Knie sind 90 Grad gebeugt.

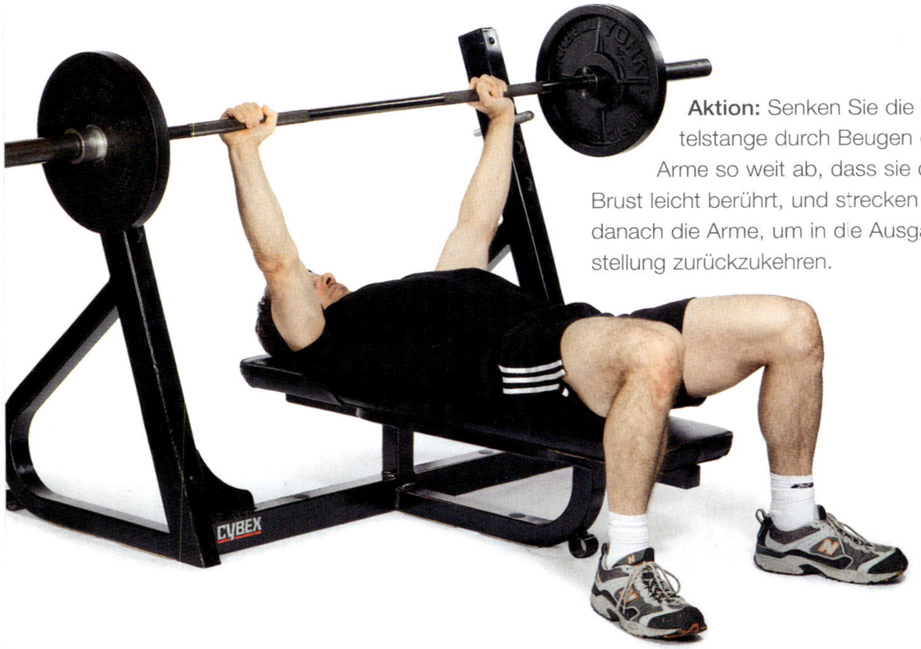

Aktion: Senken Sie die Hantelstange durch Beugen der Arme so weit ab, dass sie die Brust leicht berührt, und strecken Sie danach die Arme, um in die Ausgangsstellung zurückzukehren.

1

Bewegungsverlauf: Die Hantelstange bewegt sich in horizontaler Position vertikal auf und ab.

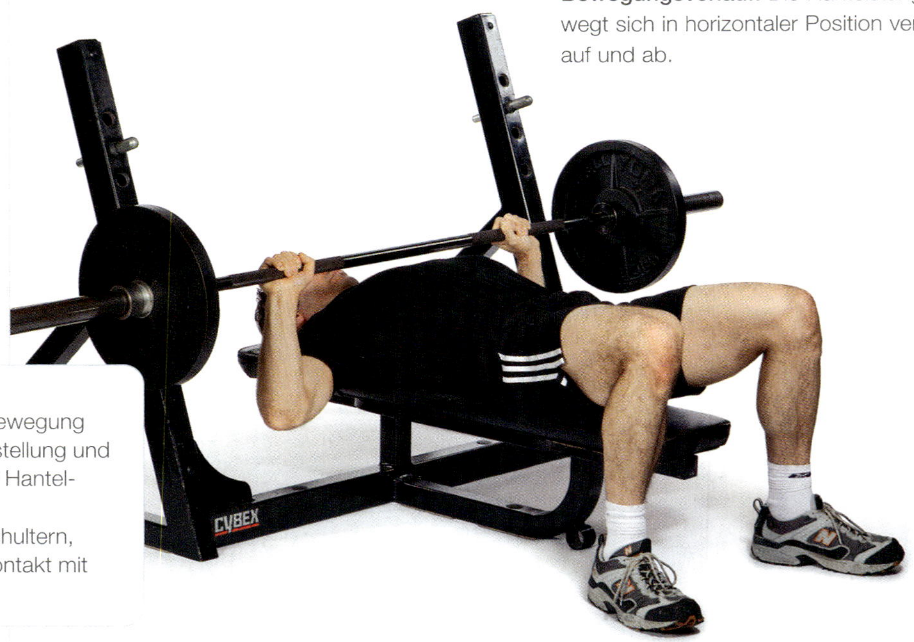

2

WICHTIG!

- Ihr Brustkorb ist „offen" und hebt sich während der Phase des Absenkens ein wenig an.
- Ziehen Sie während des Hebens die Schultern nach unten.

VERMEIDEN SIE,

- das Gewicht zu schnell herabzulassen,
- die Hantelstange vom Brustbein springen zu lassen,
- die Wirbelsäule entweder zu überstrecken oder zu beugen,
- die Fersen vom Boden abzuheben.

STABILISATION

- Halten Sie während der Bewegung die Wirbelsäule in Neutralstellung und die Unterarme lotrecht zur Hantelstange.
- Stellen Sie sicher, dass Schultern, Kopf und Hüfte stets in Kontakt mit der Hantelbank sind.

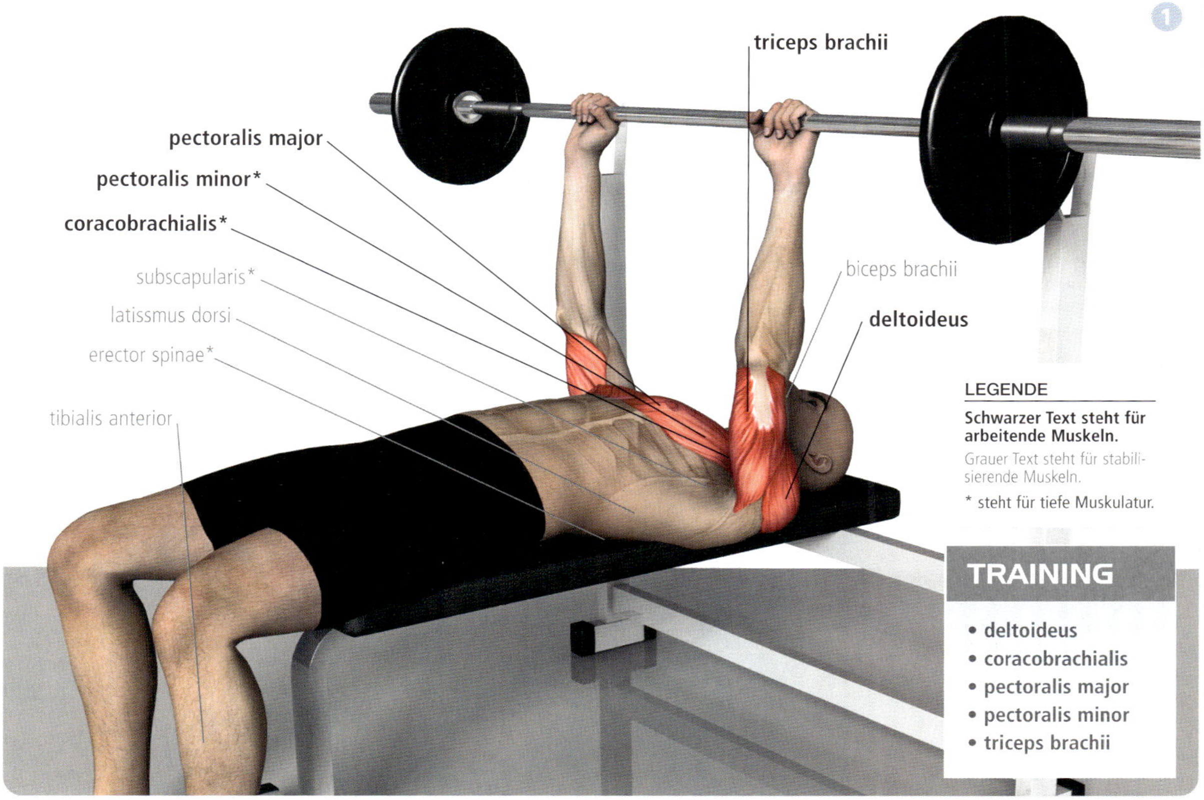

LEGENDE

Schwarzer Text steht für arbeitende Muskeln.

Grauer Text steht für stabilisierende Muskeln.

* steht für tiefe Muskulatur.

TRAINING

- **deltoideus**
- **coracobrachialis**
- **pectoralis major**
- **pectoralis minor**
- **triceps brachii**

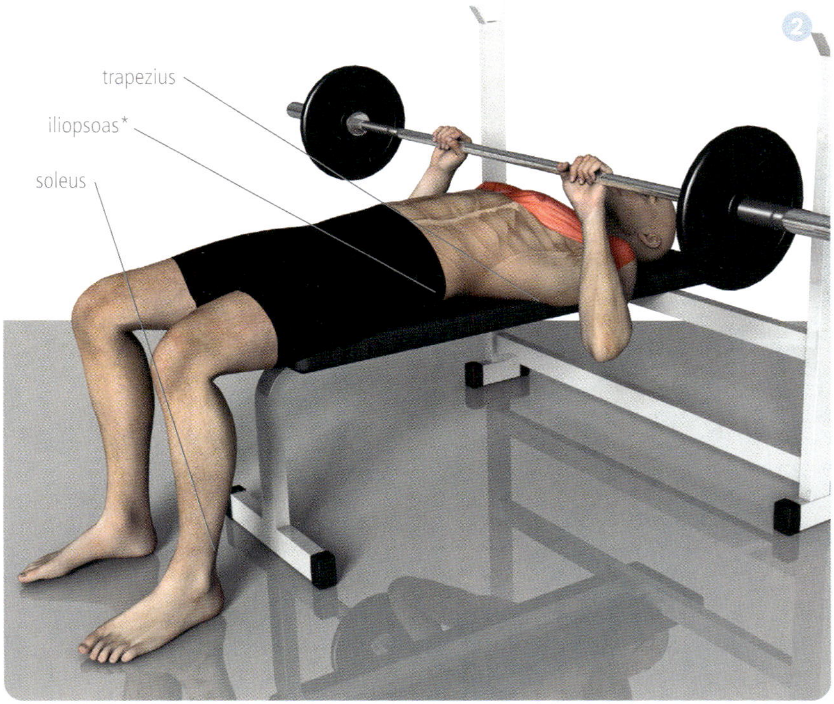

VARIANTE

Schwieriger: Fassen Sie die Hantelstange mit den Händen enger zusammen. Der Bewegungsablauf bleibt gleich.

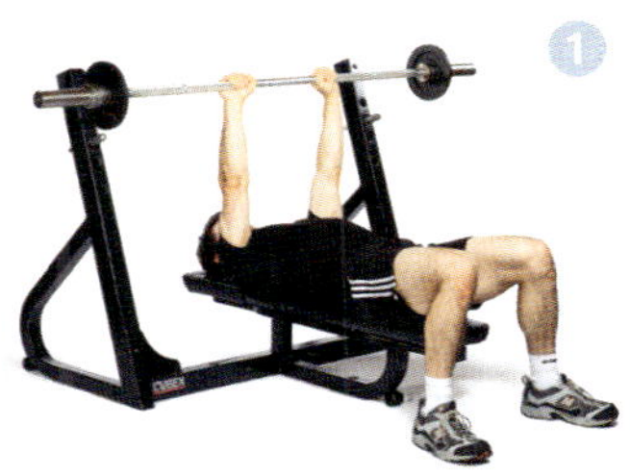

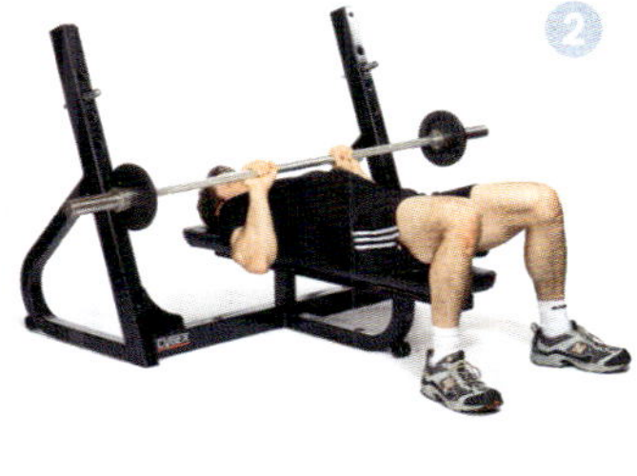

SCHRÄGBANKDRÜCKEN

1

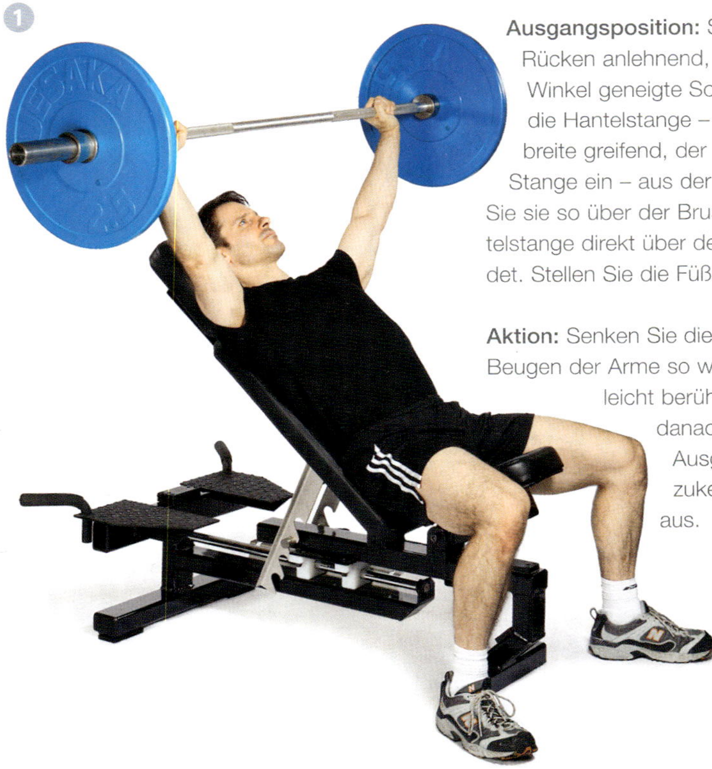

Ausgangsposition: Setzen Sie sich, den Rücken anlehnend, auf die im 45-Grad-Winkel geneigte Schrägbank. Nehmen Sie die Hantelstange – etwas über Schulterbreite greifend, der Daumen schließt die Stange ein – aus der Verankerung und halten Sie sie so über der Brust, dass sich die Hantelstange direkt über dem Schlüsselbein befindet. Stellen Sie die Füße flach auf den Boden.

Aktion: Senken Sie die Hantelstange durch Beugen der Arme so weit ab, dass sie die Brust leicht berührt, und strecken Sie danach die Arme, um in die Ausgangsstellung zurückzukehren; atmen Sie dabei aus.

WICHTIG!
Ihr Brustkorb ist offen und hebt sich während der Phase des Absenkens ein wenig an.
- Ziehen Sie während des Hebens die Schultern nach unten.

VERMEIDEN SIE,
- das Gewicht zu schnell herabzulassen,
- die Hantelstange vom Brustbein springen zu lassen,
- die Wirbelsäule entweder zu überstrecken oder zu beugen,
- die Fersen vom Boden abzuheben.

2

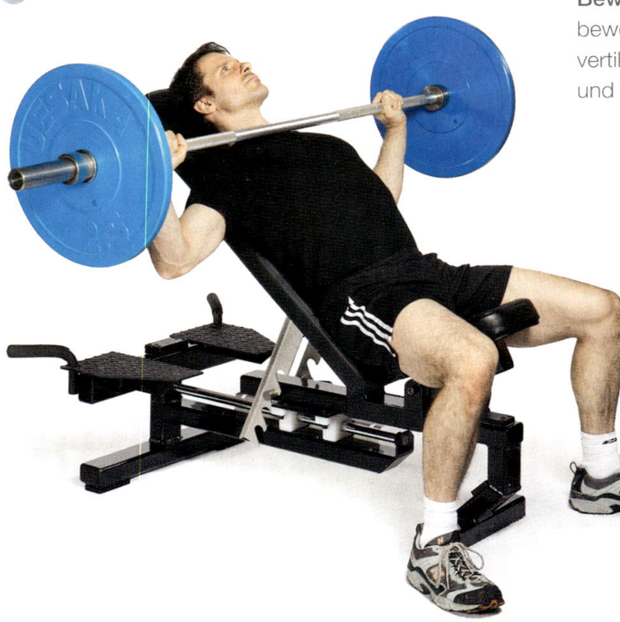

Bewegungsverlauf: Die Hantelstange bewegt sich in horizontaler Position vertikal auf und ab wie Ihre Ellenbogen und Unterarme.

STABILISATION
- Halten Sie die Wirbelsäule in Neutralstellung und die Unterarme senkrecht zur Hantelstange.
- Stellen Sie sicher, dass Schultern, Kopf und Hüfte stets mit der Bank in Kontakt sind.
- Ihre Füße behalten Kontakt mit dem Boden.

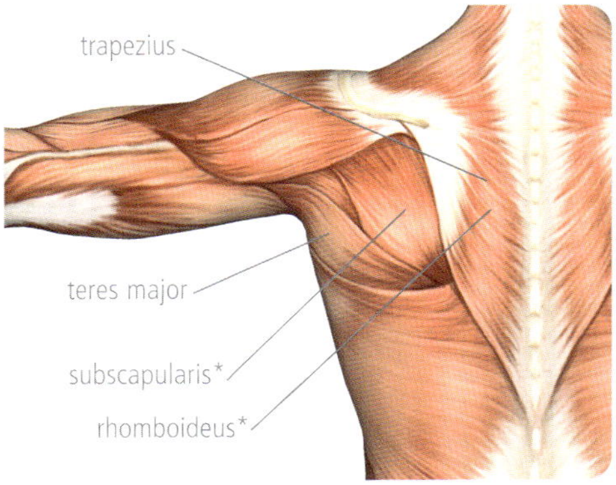

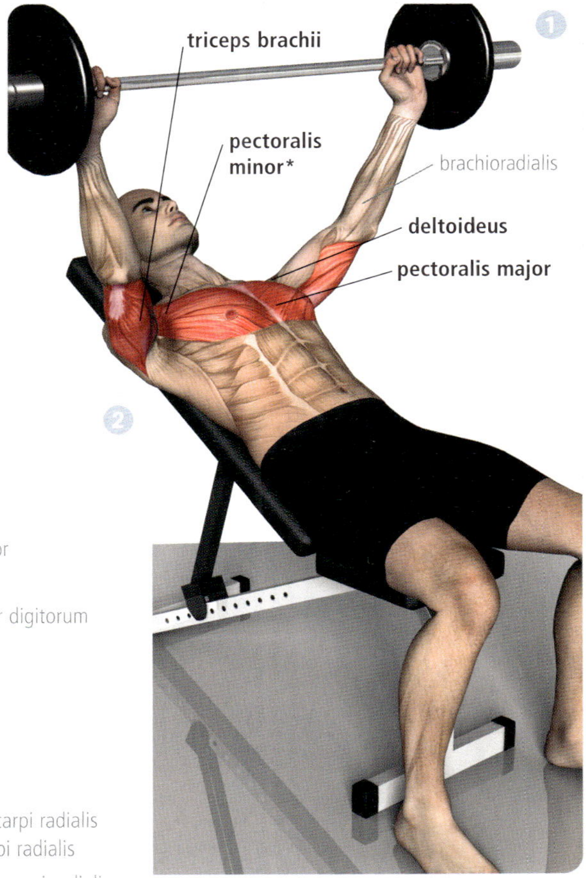

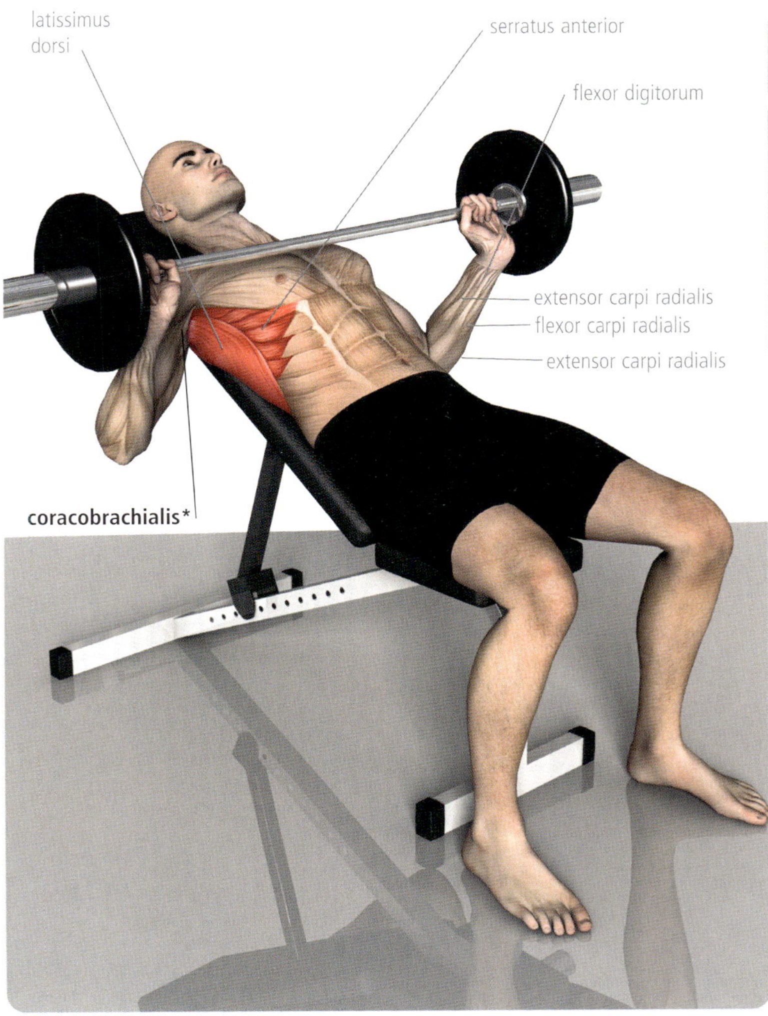

TRAINING

- deltoideus
- coracobrachialis
- pectoralis major
- pectoralis minor
- triceps brachii

LEGENDE

Schwarzer Text steht für arbeitende Muskeln.

Grauer Text steht für stabilisierende Muskeln.

* steht für tiefe Muskulatur.

DIP

Ausgangsposition: Stellen Sie sich auf die Unterstützungsfläche der Maschine, fassen Sie die Griffe und strecken Sie die Arme vollständig. Lehnen Sie den Oberkörper etwas nach vorne und ziehen Sie die Schultern nach unten. Die Wirbelsäule befindet sich in neutraler Stellung.

1

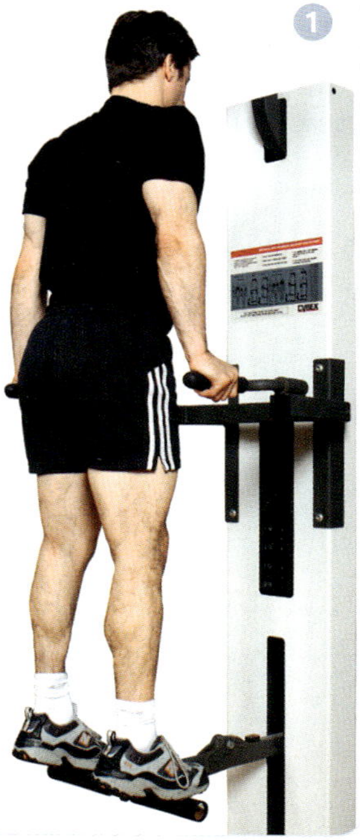

2

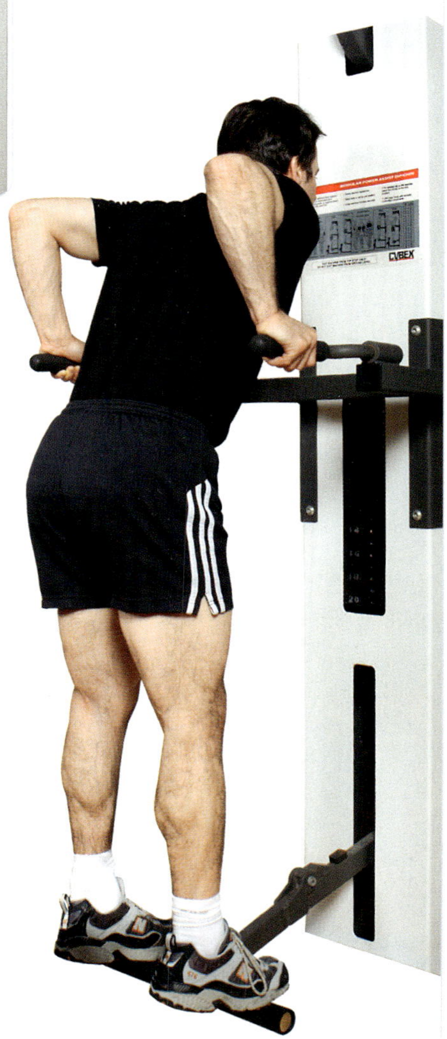

Aktion: Senken Sie durch Beugen der Arme den Körper ab, bis die Oberarme parallel zum Boden sind, der Oberkörper ist deutlich nach vorne geneigt. Kehren Sie durch Strecken der Arme in die Ausgangsstellung zurück.

Bewegungsverlauf: Während Ihr Körperschwerpunkt sich vertikal nach unten bewegt, gleiten die Knie etwas nach hinten.

STABILISATION
- Überstrecken Sie Ihren unteren Rücken etwas und halten Sie ihn während der Bewegung stabil.
- Die Ellenbogen befinden sich direkt über den Händen.
- Halten Sie Ihr Kinn hoch und blicken Sie geradeaus.

WICHTIG!
- Während der Abwärtsbewegung lehnen Sie Ihren Rumpf nach vorne.

VERMEIDEN SIE,
- nach unten zu schauen,
- dass die Ellenbogen ihre korrekte Position direkt über den Händen verlassen.

DIP • BRUST

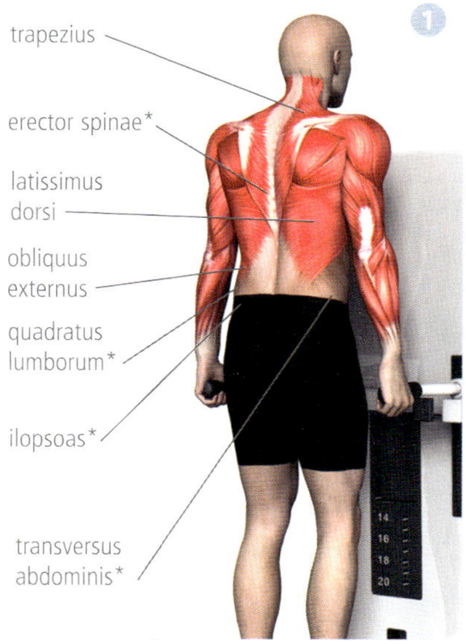

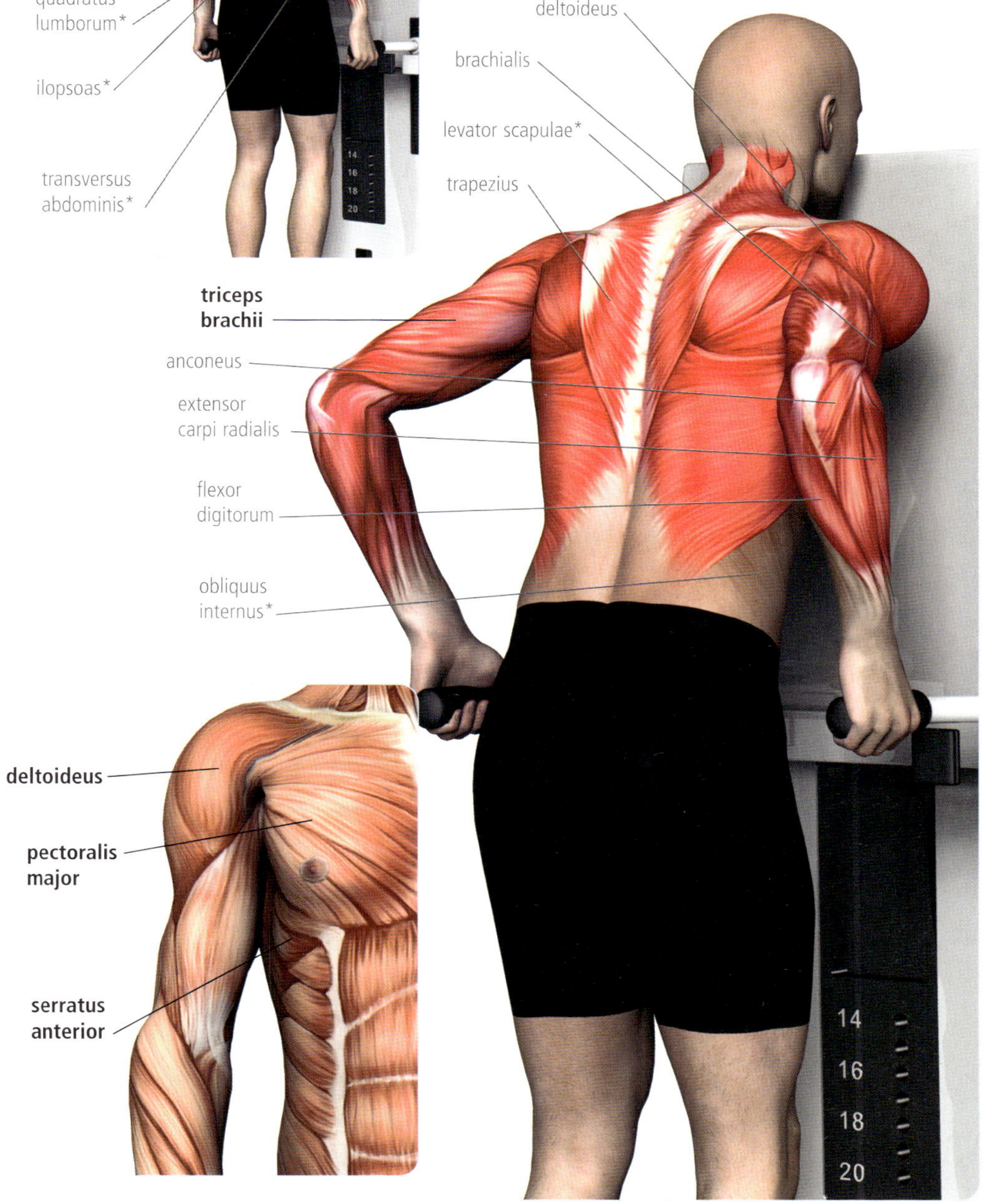

TRAINING

- **deltoideus**
- **pectoralis major**
- **serratus anterior**
- **triceps brachii**

2

VARIANTE
Schwieriger: Beugen Sie die Knie im 90-Grad-Winkel und kreuzen Sie die Unterschenkel. Der übrige Bewegungsablauf bleibt gleich.

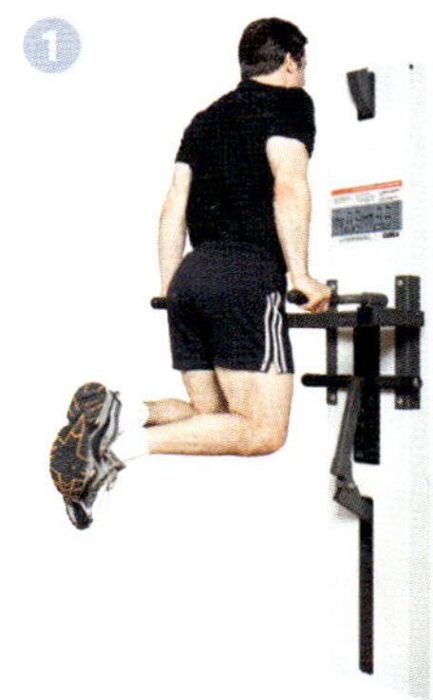

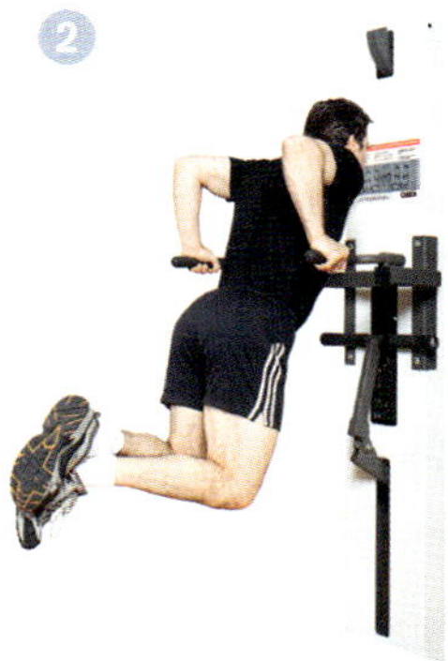

LEGENDE
Schwarzer Text steht für arbeitende Muskeln.
Grauer Text steht für stabilisierende Muskeln.
* steht für tiefe Muskulatur.

BRUSTPRESSE

Ausgangsposition: Begeben Sie sich auf die Sitzbank der Maschine und stellen Sie Ihre Füße entweder auf die Unterstützungsfläche oder den Boden. Fassen Sie die Griffe so, dass Ihre Unterarme parallel zum Untergrund sind und sich die Ellenbogen auf derselben Ebene befinden. Kopf, oberer Rücken und Gesäß halten Kontakt mit den Polstern.

Aktion: Beugen Sie langsam die Arme, bis die Hände sich parallel zur Brust befinden. Halten Sie die Bewegung an und kehren Sie anschließend durch Kontraktion der Brustmuskulatur in die Ausgangsstellung zurück. Atmen Sie dabei aus.

Bewegungsverlauf: Die Griffe der Maschine bewegen sich auf horizontaler Ebene vor und wieder zurück.

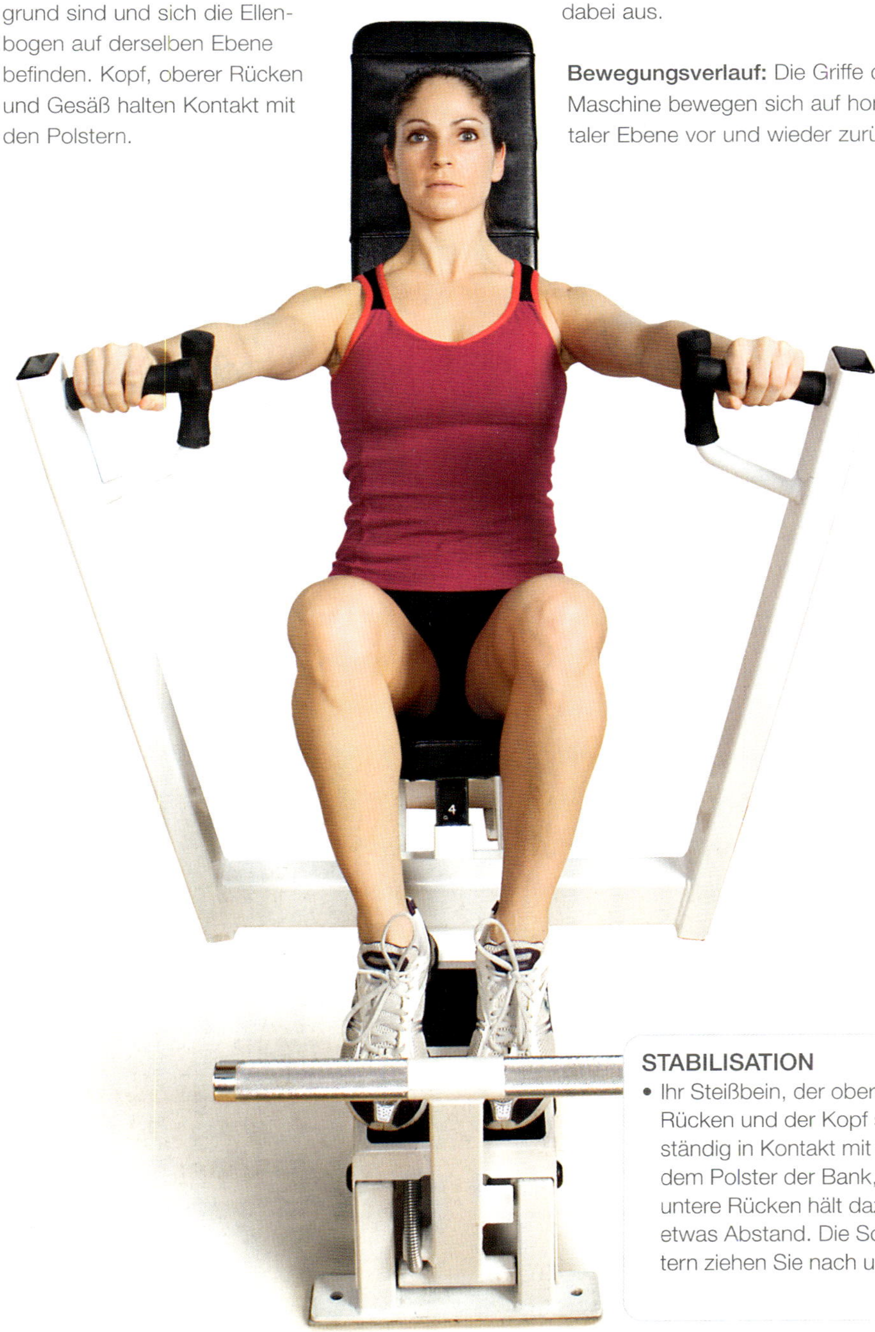

STABILISATION

- Ihr Steißbein, der obere Rücken und der Kopf sind ständig in Kontakt mit dem Polster der Bank, der untere Rücken hält dazu etwas Abstand. Die Schultern ziehen Sie nach unten.

WICHTIG!

- Halten Sie den Brustkorb aufrecht.
- Die Unterarme bleiben stets parallel zum Untergrund.
- Die Ellenbogen befinden sich auf derselben Höhe wie die Hände.

VERMEIDEN SIE,

- den unteren Rücken zu beugen,
- die Schultern allzu weit nach vorne zu schieben,
- dass die Ellenbogen sich während der Bewegung nach oben oder nach unten bewegen,
- die Füße anzuheben.

TRAINING

- deltoideus
- pectoralis major
- triceps brachii

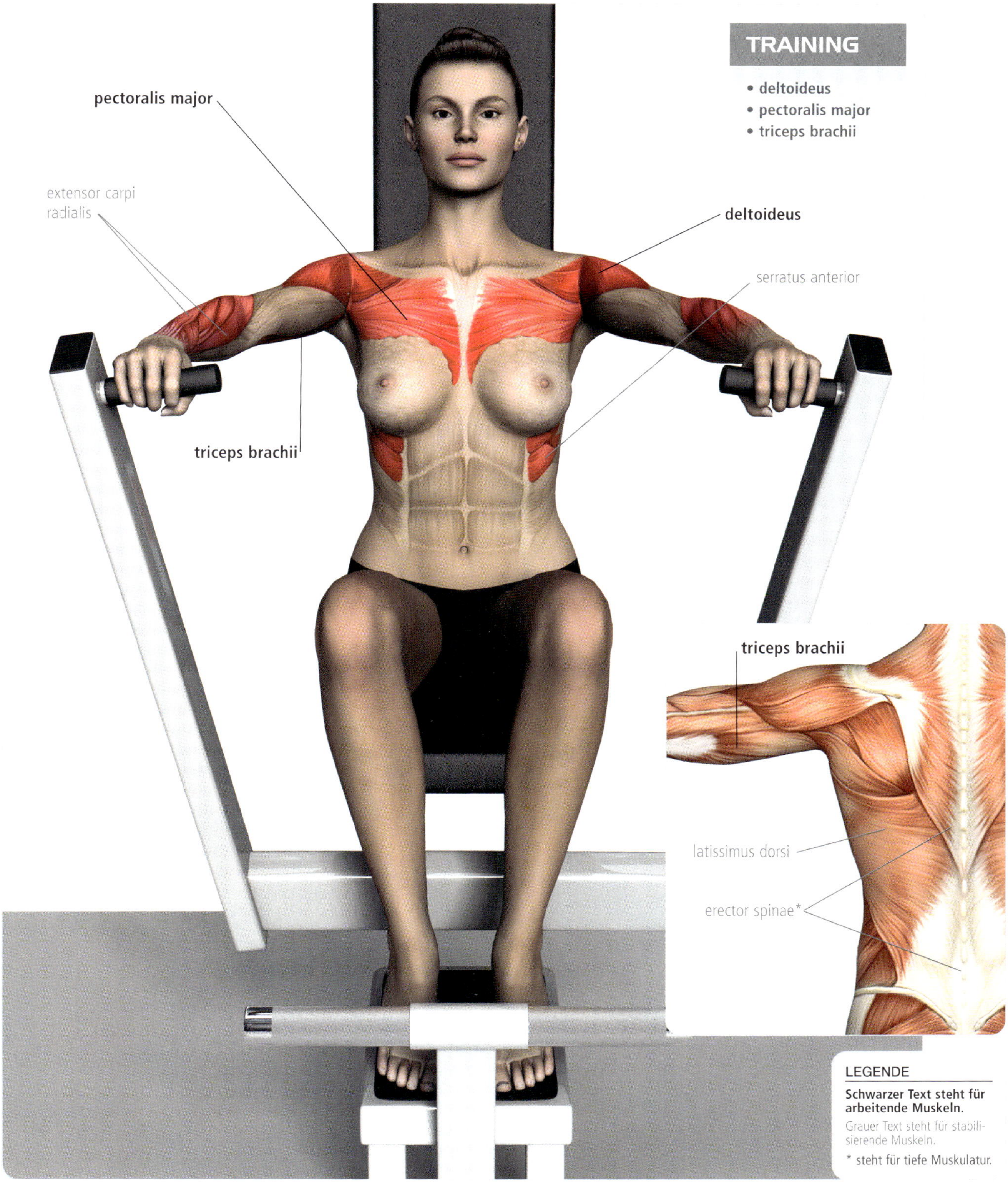

LEGENDE

Schwarzer Text steht für arbeitende Muskeln.

Grauer Text steht für stabilisierende Muskeln.

* steht für tiefe Muskulatur.

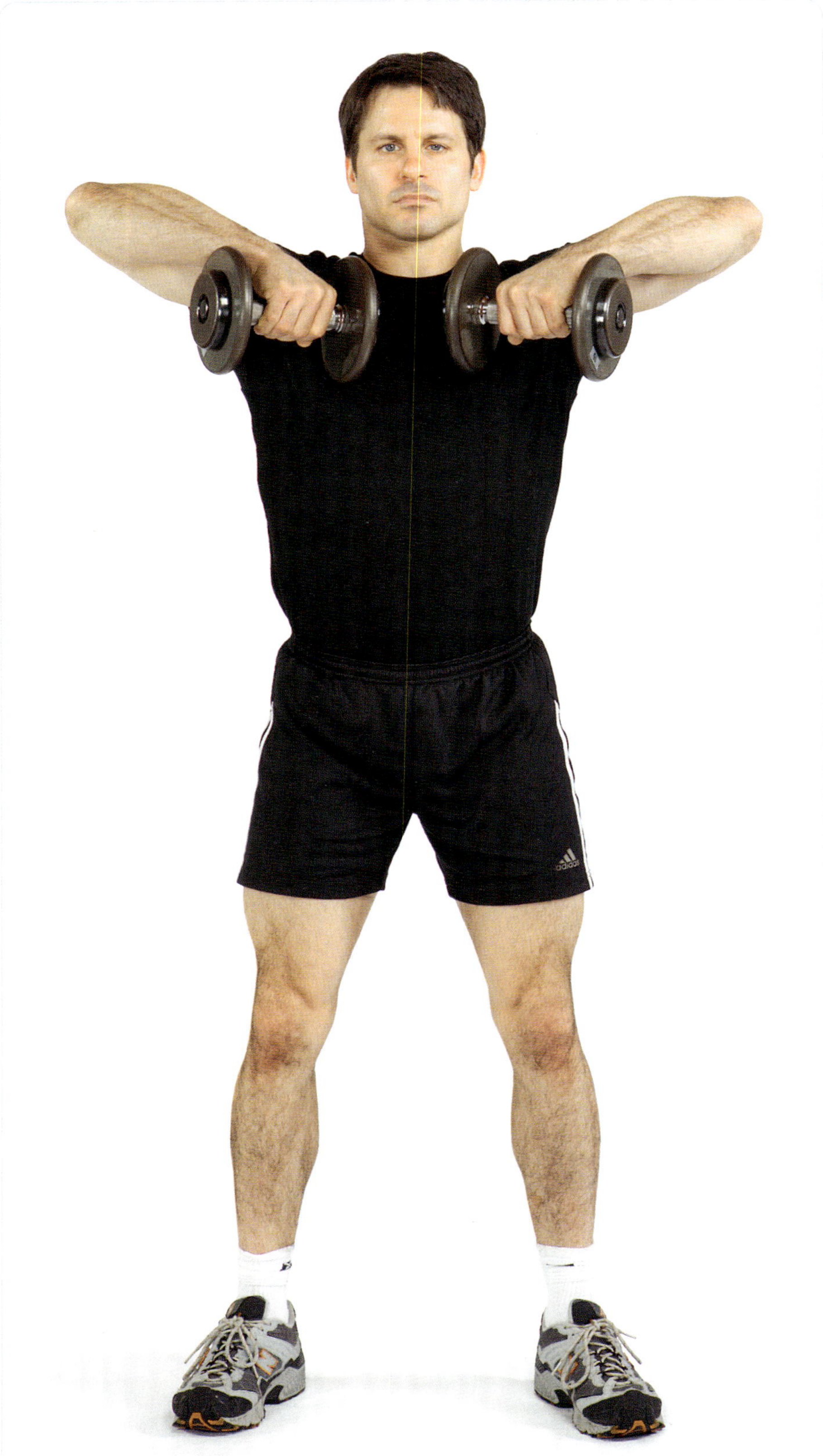

SCHULTERN

Aufgrund ihres Aufbaus sind die Schultergelenke sehr beweglich und weniger stabil als beispielsweise die Hüft- oder Kniegelenke. Dafür gibt es eine Vielzahl an Muskeln, die aus verschiedenen Richtungen die Schultern überziehen, um sie zu stabilisieren. Sie heben und senken die Schulterblätter und haben Anteil am Bewegen des Oberarmes in jede Richtung. In jeder Übung, die Armbewegungen zum Inhalt hat, spielen die Schultermuskeln eine Rolle. Bedingt durch die Tatsache, dass diese Muskelgruppe direkt mit dem Rumpf und dem Arm in Verbindung steht, sind auch die Muskeln der Brust, des Rückens, des Zentrums und der Arme wesentlicher Bestandteil der von den Schultermuskeln beeinflussten Funktionen.

ANATOMIE SCHULTER-MUSKULATUR

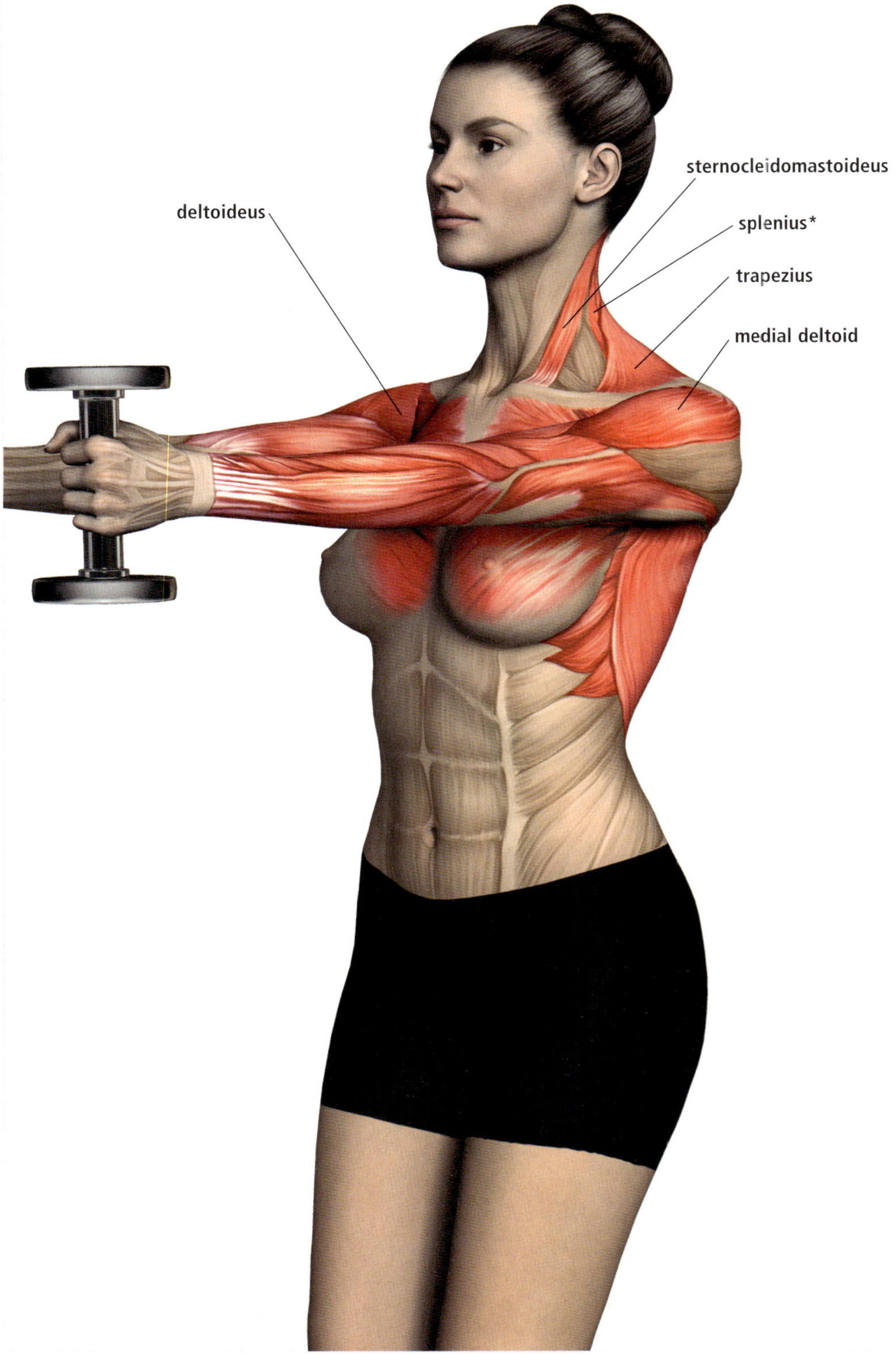

LEGENDE

* steht für tiefe Muskulatur.

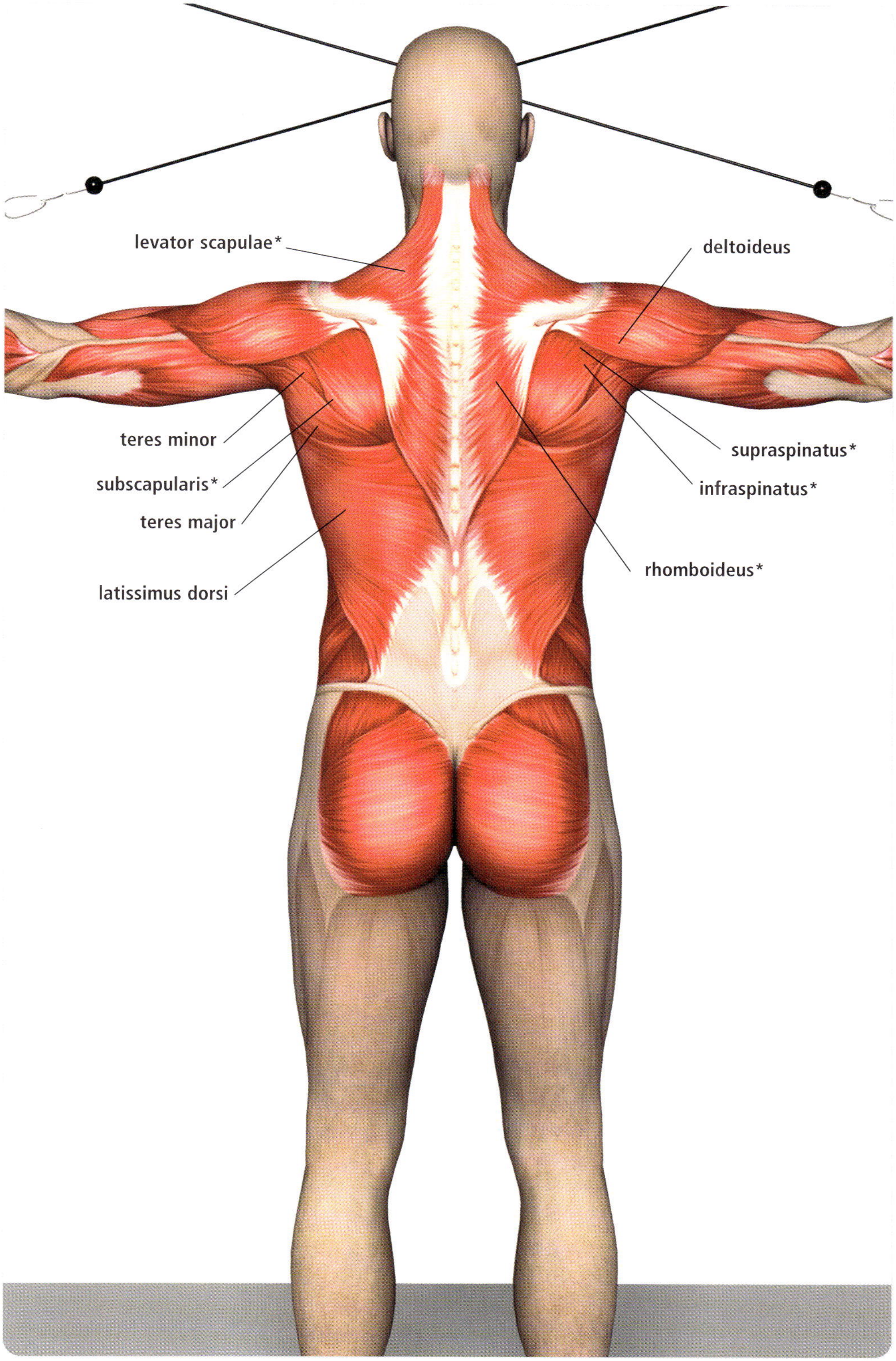

LEGENDE

* steht für tiefe Muskulatur.

SCHULTERROTATION NACH AUSSEN

Ausgangsposition: Legen Sie sich auf die Seite und stützen Sie den Kopf mit der Hand des gebeugten Unterarmes ab. Beugen Sie Hüfte und Knie so, dass Sie bequem liegen, halten Sie die Wirbelsäule in einer neutralen Stellung und den Oberarm in einer Linie dazu. Beugen Sie den Arm, dessen Hand eine Kurzhantel fasst, im 90-Grad-Winkel.

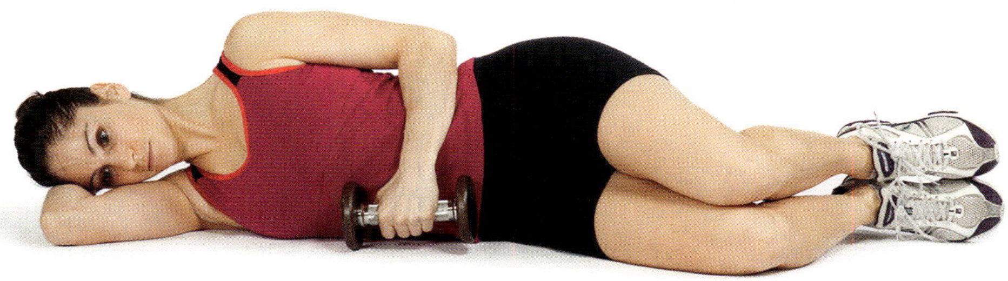

1

Aktion: Pressen Sie den Oberarm auf den Rumpf und drehen Sie ihn im Schultergelenk so, dass die Kurzhantel eine Kreisbahn Richtung Decke beschreibt. Der 90-Grad-Winkel im Ellenbogen bleibt dabei erhalten.

Bewegungsverlauf: Ihre Hand bewegt sich auf einer Kreisbahn direkt nach oben zur Decke und wieder in die Ausgangsstellung zurück.

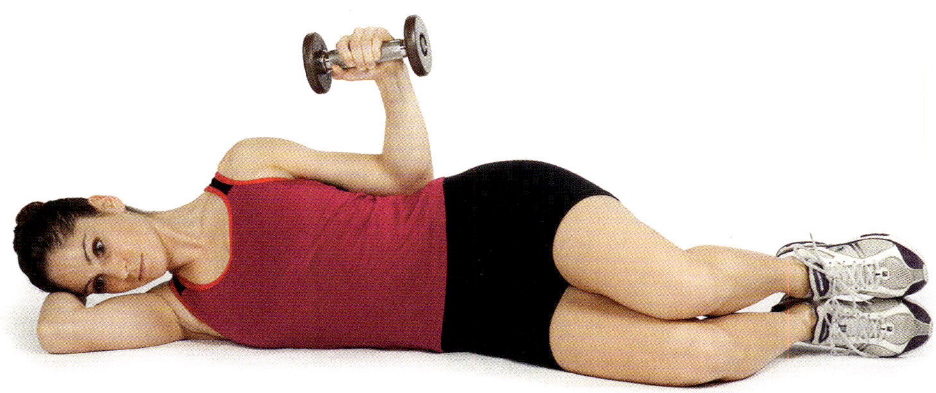

2

WICHTIG!
- Konzentrieren Sie sich auf eine Rotationsbewegung um Ihren Rumpf herum auf Höhe der Taille.

VERMEIDEN SIE,
- den oberen Arm vom Körper abzuheben,
- dass das Schultergelenk entweder nach vorne oder nach hinten ausweicht.

STABILISATION
- Halten Sie Ihre Schultern stets in derselben Stellung und den oberen Arm eng am Rumpf.

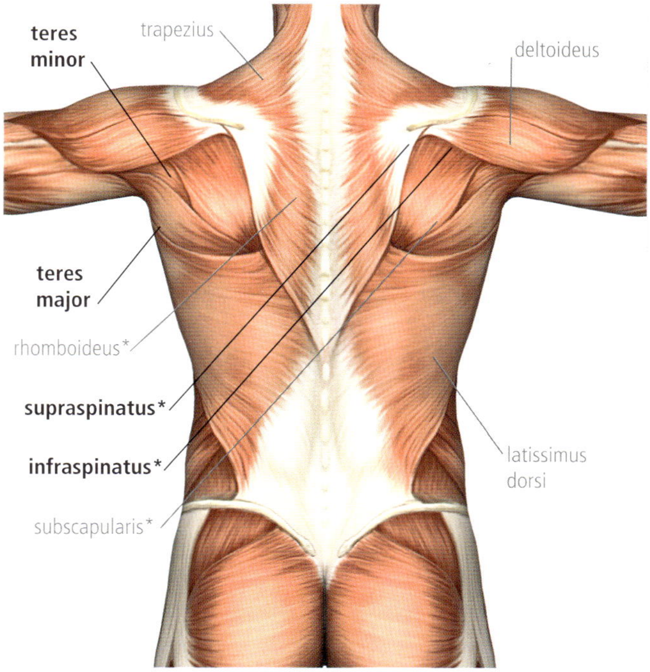

TRAINING

- infraspinatus
- subscapularis
- supraspinatus
- teres major
- teres minor

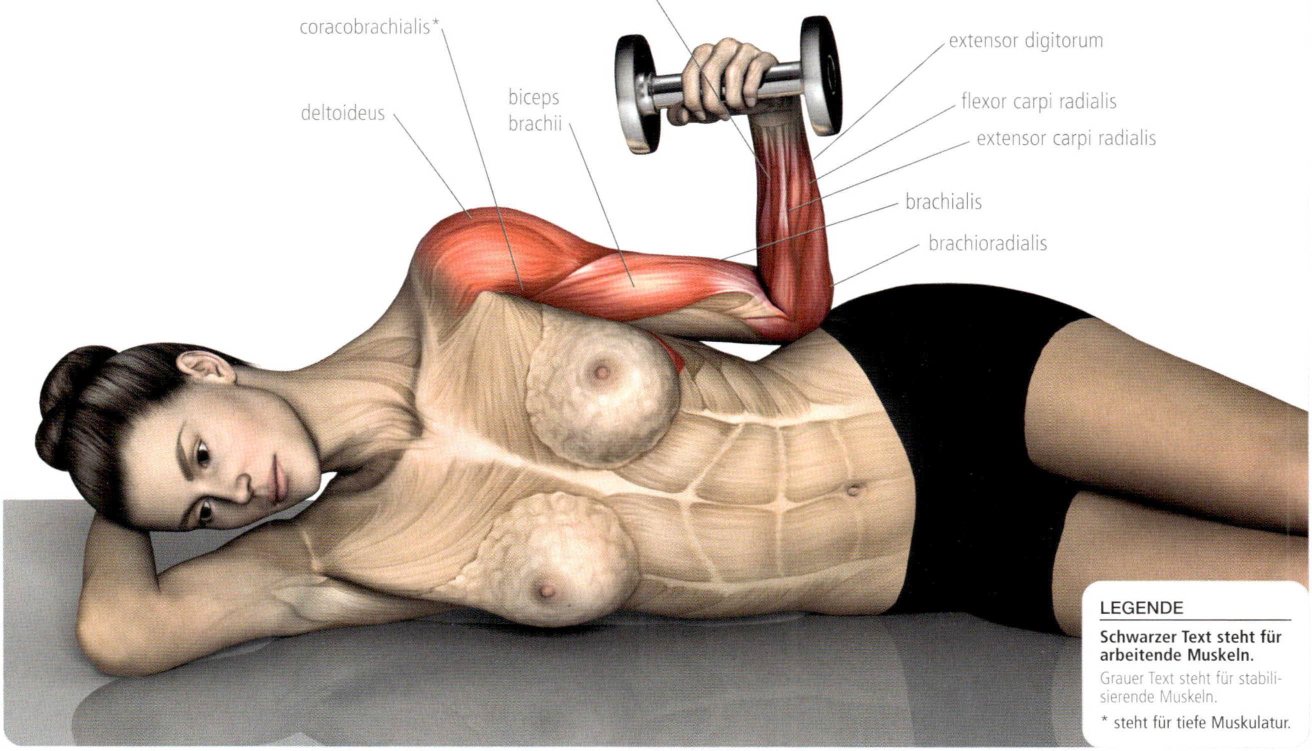

LEGENDE

Schwarzer Text steht für arbeitende Muskeln.

Grauer Text steht für stabilisierende Muskeln.

* steht für tiefe Muskulatur.

SEITHEBEN

1

Ausgangsposition: Fassen Sie im Stand mit jeder Hand je eine Kurzhantel so, dass die Handinnenflächen zueinanderzeigen. Beugen Sie nun Ihre Knie etwas und neigen Sie den gestreckten Rücken fast bodenparallel so nach vorne, dass zwischen Hüfte und Rumpf ein 90-Grad-Winkel entsteht. Die Ellenbogen sind leicht gebeugt, der Kopf befindet sich in Verlängerung der Wirbelsäule.

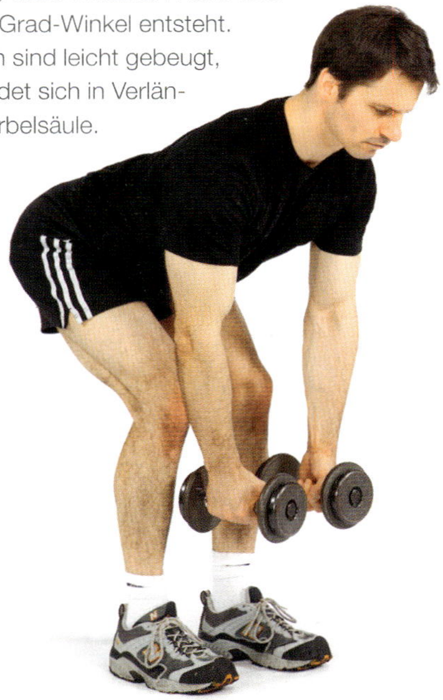

STABILISATION

- Der Rumpf hält seine Position.
- Ziehen Sie die Schultern nach unten, mit langem Hals und erhobenem Kopf.
- Ziehen Sie den Bauchnabel ein.
- Kontrahieren Sie die Gesäßmuskulatur, die tiefe Rückenmuskulatur ist aktiv.

2

Aktion: Mit einem steten Arm-Rumpf-Winkel von 90 Grad, gebeugten Knien und leicht gebeugten Armen heben Sie die Hanteln bis etwas über die Waagerechte. Halten Sie dort inne und kehren Sie danach langsam in die Ausgangsstellung zurück.

Bewegungsverlauf: Die Kurzhanteln beschreiben einen Halbkreis auf vertikaler Ebene.

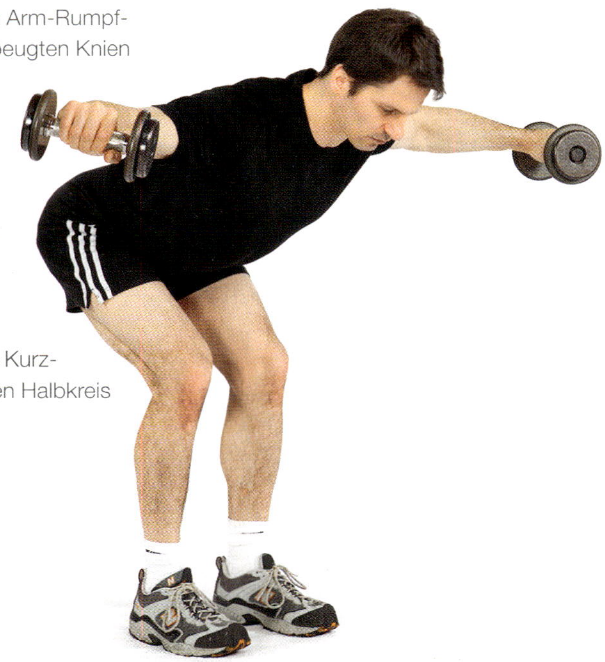

WICHTIG!

- Ihre Wirbelsäule bleibt in derselben Stellung.
- Sie bewegen Ihre Hände nicht nur aufwärts, sondern auch vom Rumpf weg, und zwar langsam und kontrolliert.
- Am Umkehrpunkt der Bewegung gibt es eine kurze Haltephase.

VERMEIDEN SIE,

- Wirbelsäule, Hüfte, Knie oder Kopf in irgendeiner Form zu bewegen,
- die Schultern zu heben,
- die Arme nach vorne zu führen,
- die Schulterblätter während des Absenkens nach oben zu ziehen.

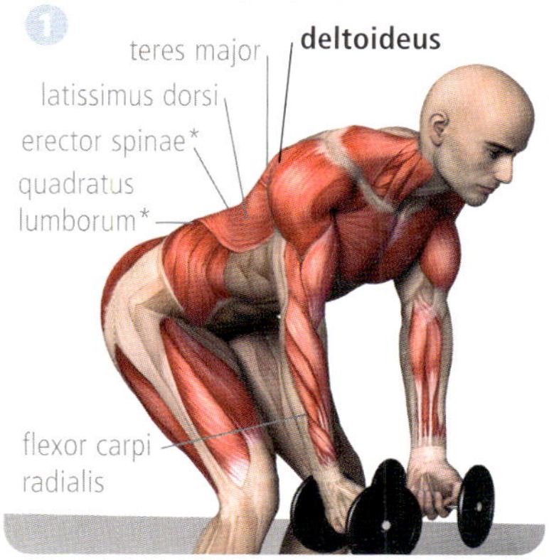

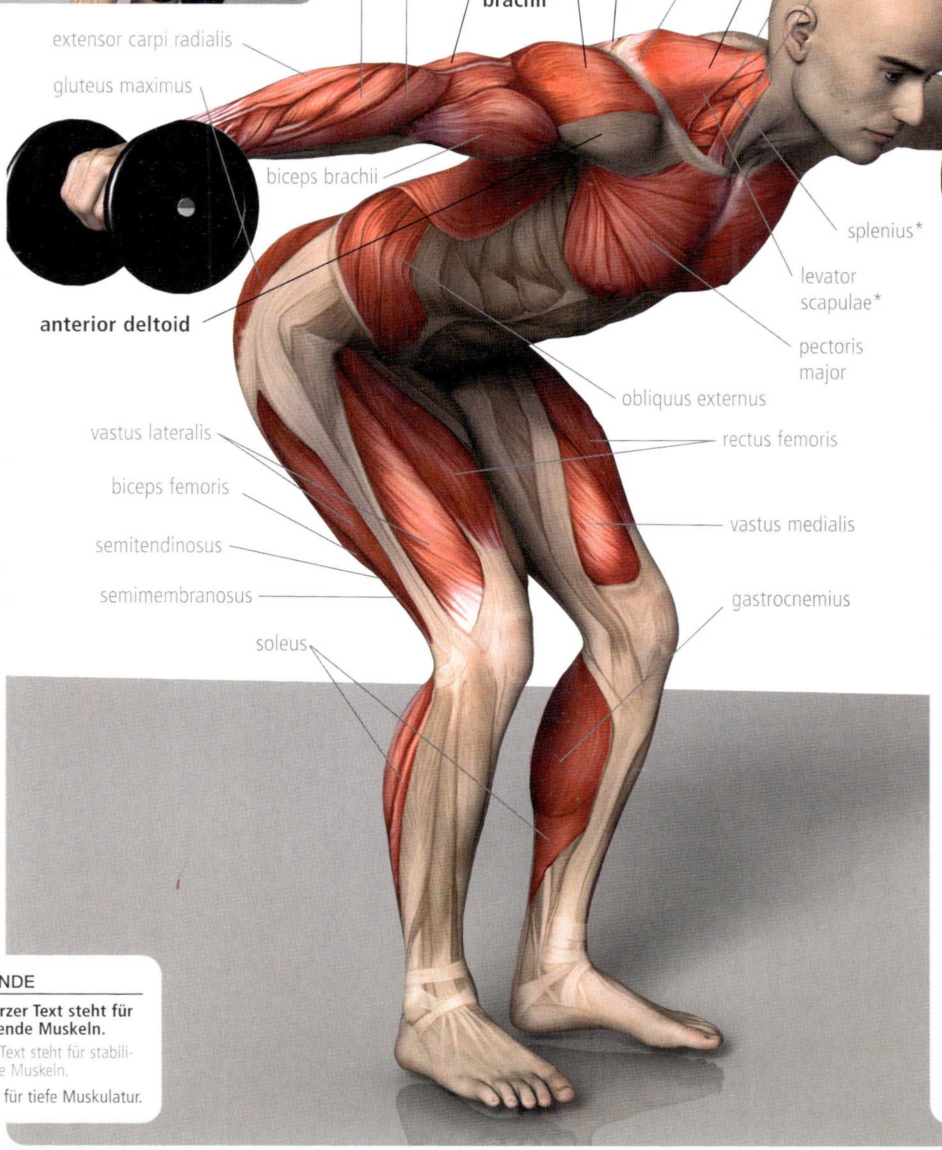

TRAINING

- **deltoideus**
- **posterior deltoid**
- **rhomboid**
- **teres minor**
- **trapezius**
- **triceps brachii**

VARIANTEN

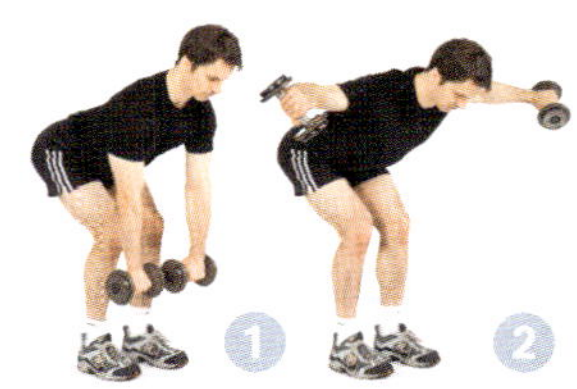

Ähnliche Schwierigkeit: Drehen Sie die Hände so, dass die Handinnenflächen zu den Schienbeinen zeigen.

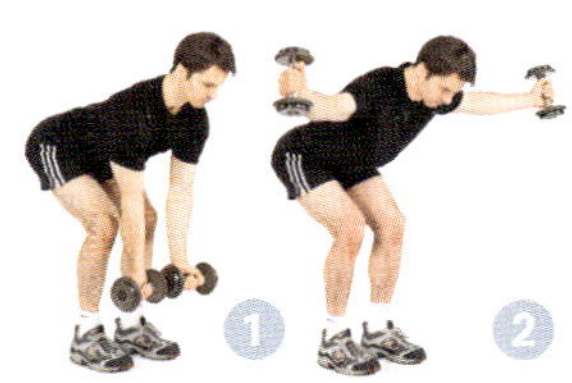

Ähnliche Schwierigkeit: Drehen Sie die Hände so, dass die Handaußenflächen zu den Schienbeinen zeigen.

LEGENDE

Schwarzer Text steht für arbeitende Muskeln.

Grauer Text steht für stabilisierende Muskeln.

* steht für tiefe Muskulatur.

AUFRECHT RUDERN

Ausgangsposition: Fassen Sie im Stand mit jeder Hand je eine Kurzhantel so, dass die Handinnenflächen zu den Oberschenkeln zeigen. Beugen Sie Ihre Knie leicht und halten Sie den Oberkörper aufrecht.

1

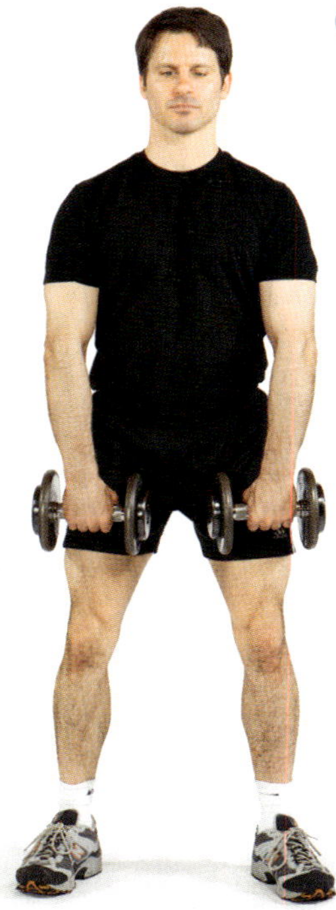

WICHTIG!
- Heben Sie die Arme gleichzeitig.
- Ihre Hände sind zu keiner Zeit höher als die Ellenbogen.

VERMEIDEN SIE,
- die Schultern zu sehr anzuheben,
- die Ellenbogen nahe am Körper zu halten und/oder zu führen.

2

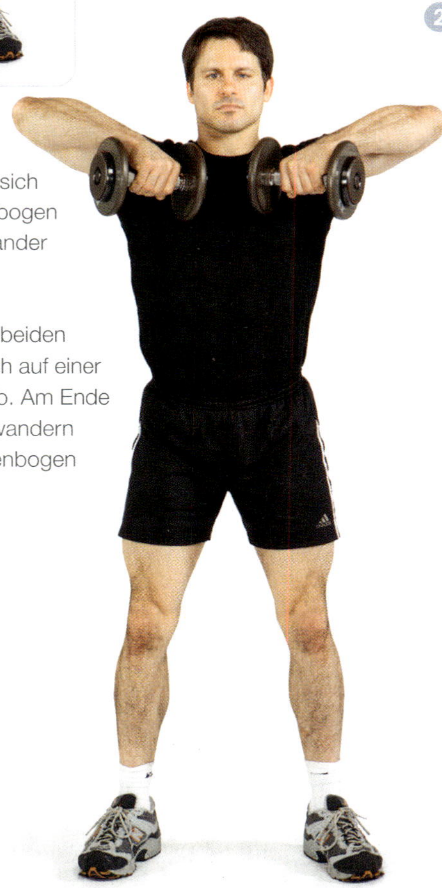

Aktion: Ziehen Sie Ihre Hände entlang des Rumpfes nach oben, bis sich Ihre Unterarme und Ellenbogen annähernd parallel zueinander befinden.

Bewegungsverlauf: Die beiden Kurzhanteln bewegen sich auf einer vertikalen Linie auf und ab. Am Ende der Aufwärtsbewegung wandern die Schultern und die Ellenbogen etwas nach hinten.

STABILISATION
- Halten Sie den Oberkörper aufrecht.
- Ihre Wirbelsäule befindet sich in neutraler Stellung.
- Hüfte und Knie etwas beugen.
- Blicken Sie geradeaus.

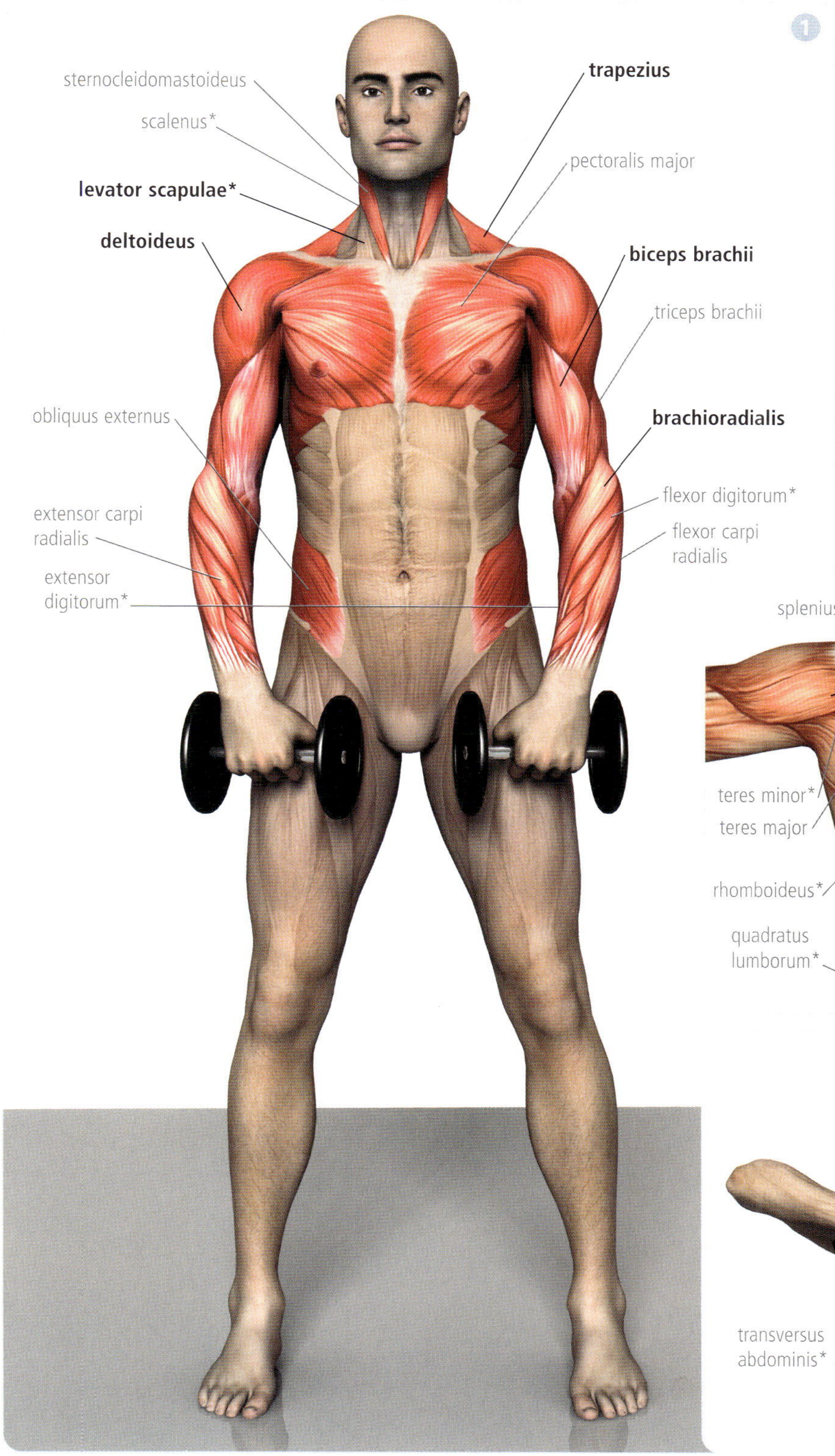

TRAINING

- **deltoideus**
- **trapezius**
- **biceps brachii**
- **brachioradialis**

LEGENDE

Schwarzer Text steht für arbeitende Muskeln.

Grauer Text steht für stabilisierende Muskeln.

* steht für tiefe Muskulatur.

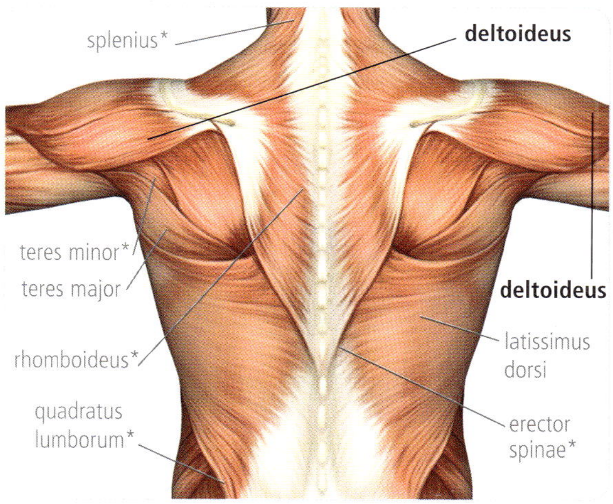

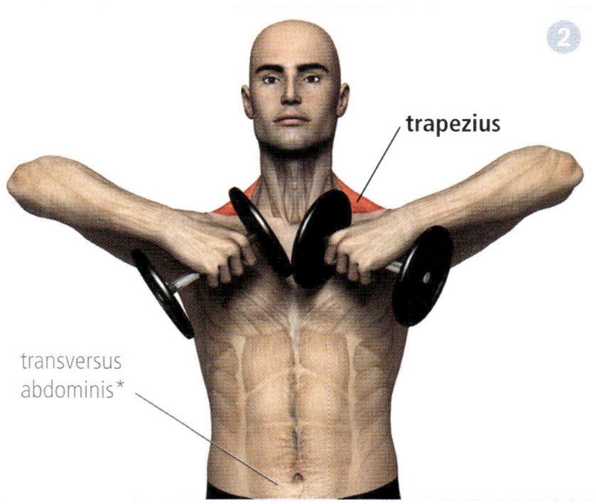

SCHULTERHEBEN

SCHULTERN

1

Ausgangsstellung: Halten Sie im Stand in jeder Hand eine Langhantel.

Aktion: Heben Sie die Schultern in Richtung Ihrer Ohren. Halten Sie dabei Ihren Kopf aufrecht und atmen Sie ein. Danach kehren Sie wieder in die Ausgangsstellung zurück.

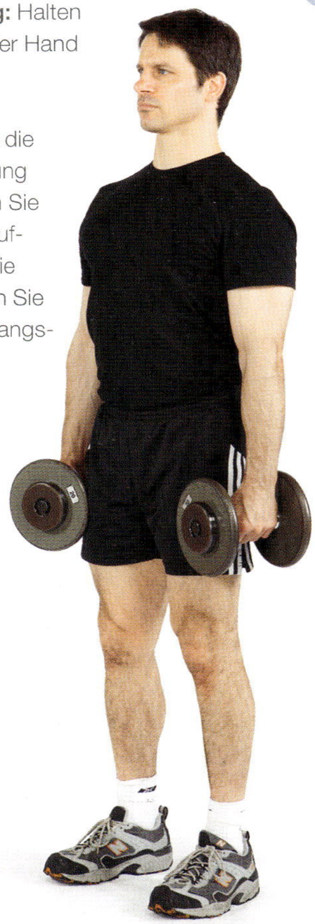

2

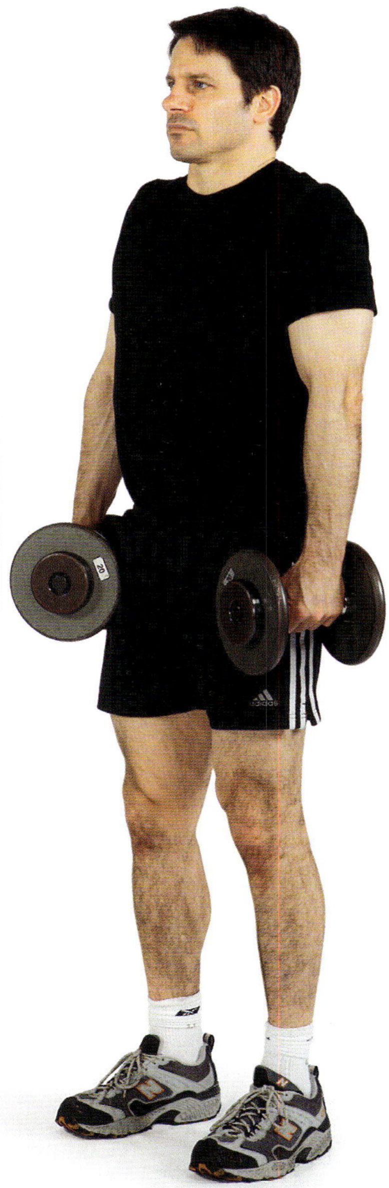

WICHTIG!

- Achten Sie auf ausreichend Bewegung Ihrer Schultergelenke.

VERMEIDEN SIE,

- den Kopf in irgendeine Richtung zu neigen,
- die Ellenbogen zu beugen,
- das Kinn nach vorne zu schieben.

Bewegungsverlauf: Ihre Schultern bewegen sich vertikal aufwärts in Richtung Ihrer Ohren und wieder zurück. Die Ellenbogen bleiben gestreckt.

STABILISATION

- Halten Sie Ihren Kopf aufrecht und den Brustkorb erhoben.
- Die Wirbelsäule bleibt in neutraler Stellung; Hüfte und Knie sind leicht gebeugt.

TRAINING

- levator scapulae
- rhomboideus
- trapezius

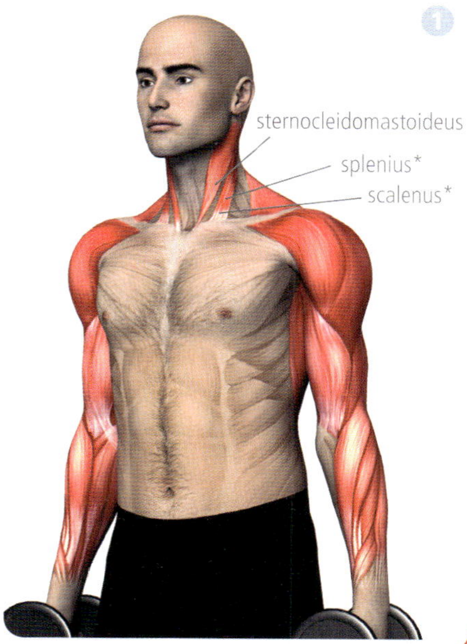

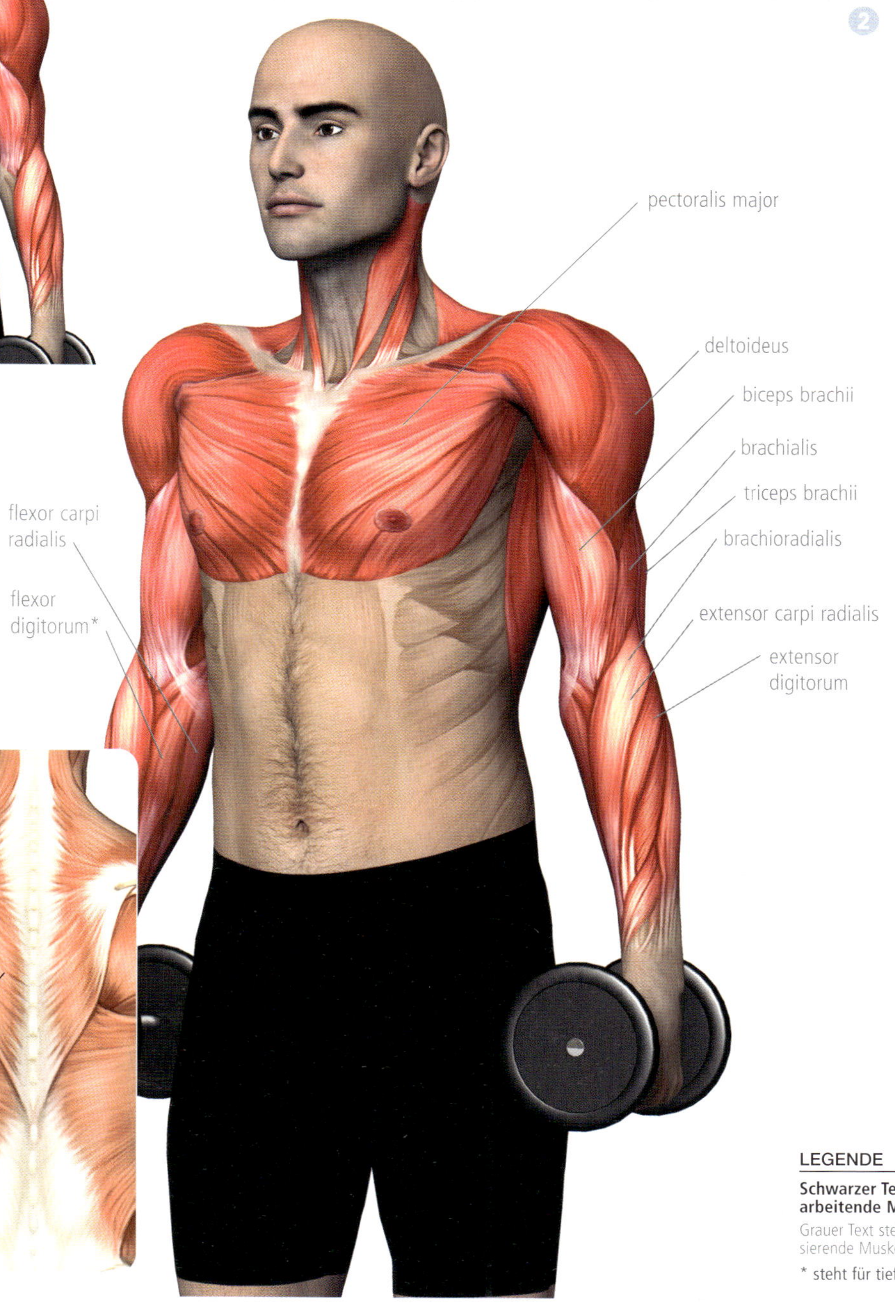

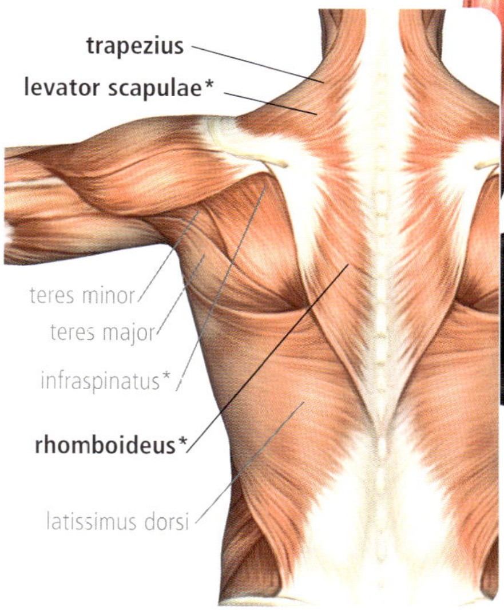

LEGENDE

Schwarzer Text steht für arbeitende Muskeln.

Grauer Text steht für stabilisierende Muskeln.

* steht für tiefe Muskulatur.

DRÜCKEN ÜBER KOPF

SCHULTERN

1

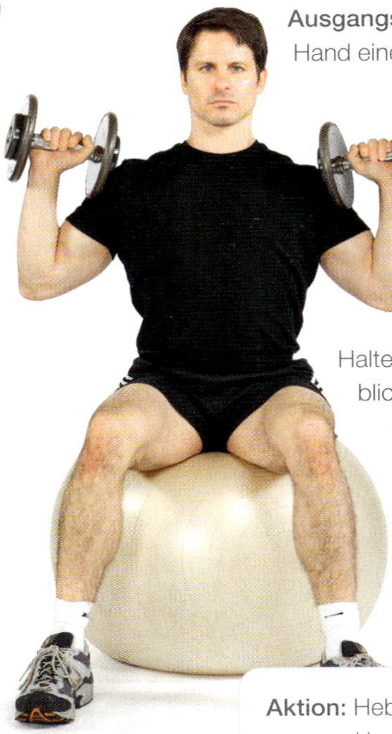

Ausgangsposition: Nehmen Sie in jede Hand eine Kurzhantel und setzen Sie sich auf einen Gymnastikball. Heben Sie die Hanteln mit aufrechtem Rücken so neben die Schultern, dass Ihre Oberarme sich auf einer Linie mit dem Rumpf befinden. Ziehen Sie den Bauchnabel zur Wirbelsäule. Halten Sie den Kopf aufrecht und blicken Sie geradeaus.

2

Aktion: Heben Sie die Hanteln langsam und konzentriert bis über Ihren Kopf und ziehen Sie dabei die Schultern nach unten.

Bewegungsverlauf: Während der Auf- und Abwärtsbewegung befinden sich die Hände auf einer Ebene mit dem Rumpf.
Während der Aufwärtsbewegung wird die Wirbelsäule ein klein wenig überstreckt, um zu gewährleisten, dass das Gewicht, von der Knochenstruktur angemessen getragen wird.

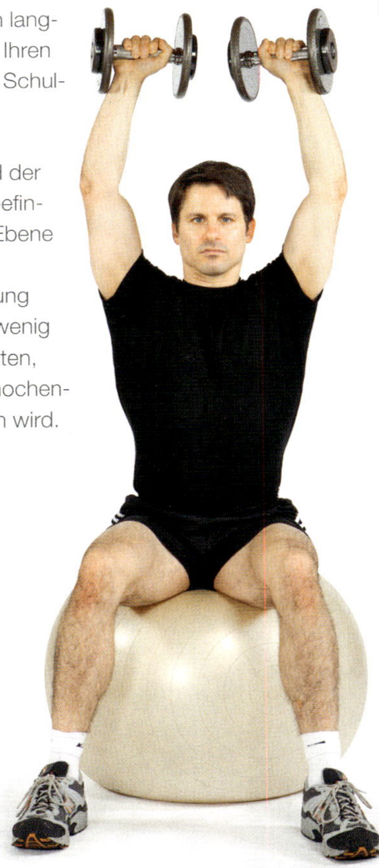

WICHTIG!
- Achten Sie auf eine langsame und gleichmäßige Bewegungsausführung.
- Beide Hände bewegen sich mit identischer Geschwindigkeit und auf derselben Ebene.

VERMEIDEN SIE,
- das Kinn nach vorne zu schieben,
- die Schultern zu heben,
- während der Bewegungsausführung die Geschwindigkeit entscheidend zu verändern,
- eine andere Endposition einzunehmen als die korrekte mit dem Gewicht direkt über den Schultern.

STABILISATION
- Spannen Sie die Bauchmuskulatur an.
- Halten Sie die Wirbelsäule neutral.
- Ihre Knie befinden sich direkt über Ihren Füßen, die fest auf dem Boden stehen.
- Ziehen Sie die Schultern nach unten und halten Sie den Brustkorb hoch.

TRAINING

- **deltoideus**
- **medial deltoid**
- **posterior deltoid**
- **triceps brachii**

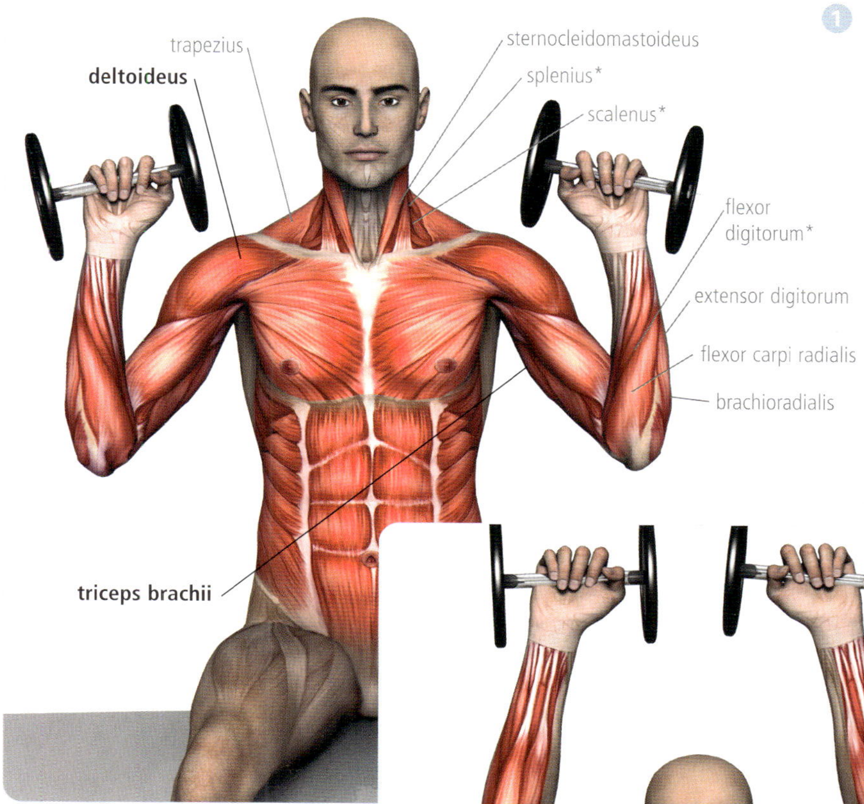

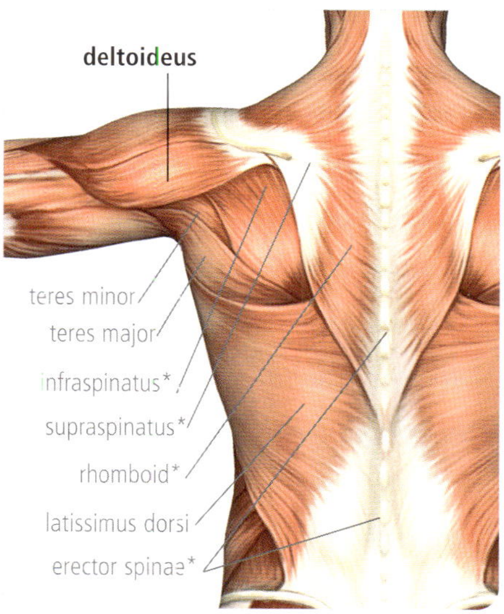

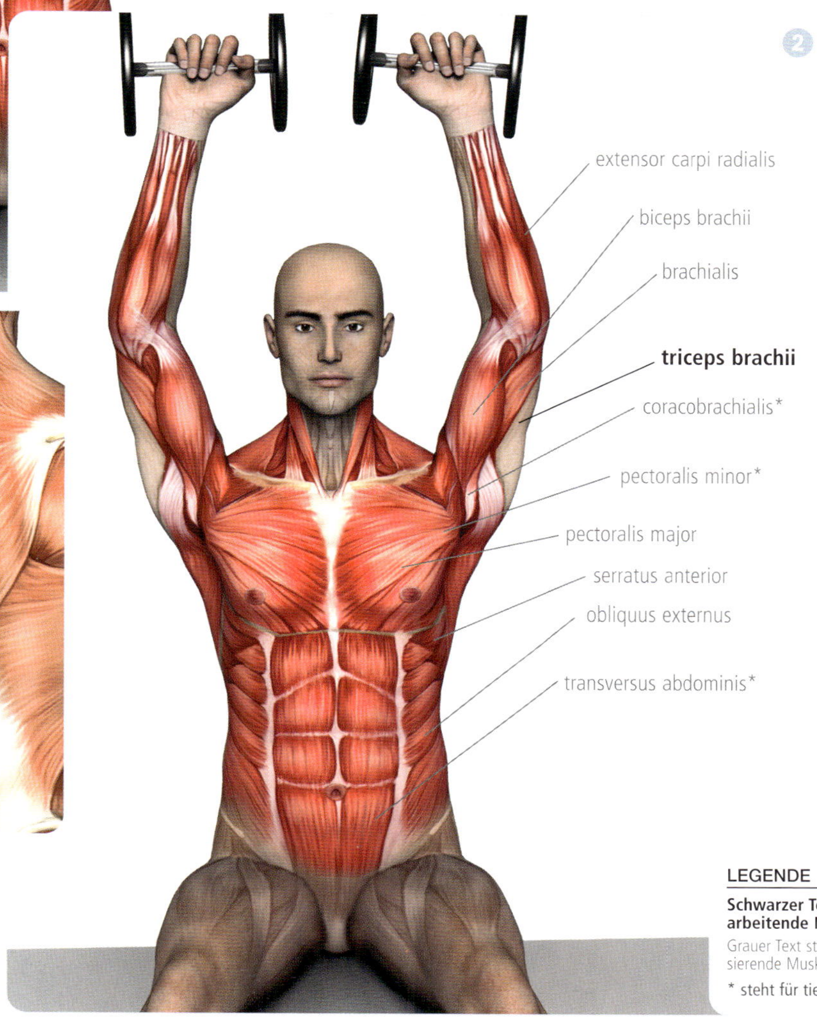

LEGENDE

Schwarzer Text steht für arbeitende Muskeln.

Grauer Text steht für stabilisierende Muskeln.

* steht für tiefe Muskulatur.

VORWÄRTS HEBEN

Ausgangsposition: Halten Sie im Stand in jeder Hand eine Kurzhantel so, dass Ihre Handinnenflächen zur Hüfte zeigen.

Aktion: Heben Sie Ihre Arme und Hände (die Daumen sind oben) nach vorne oben bis in die Horizontale.

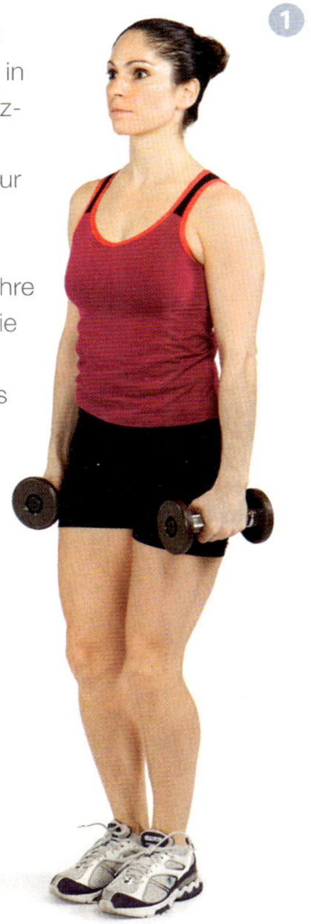

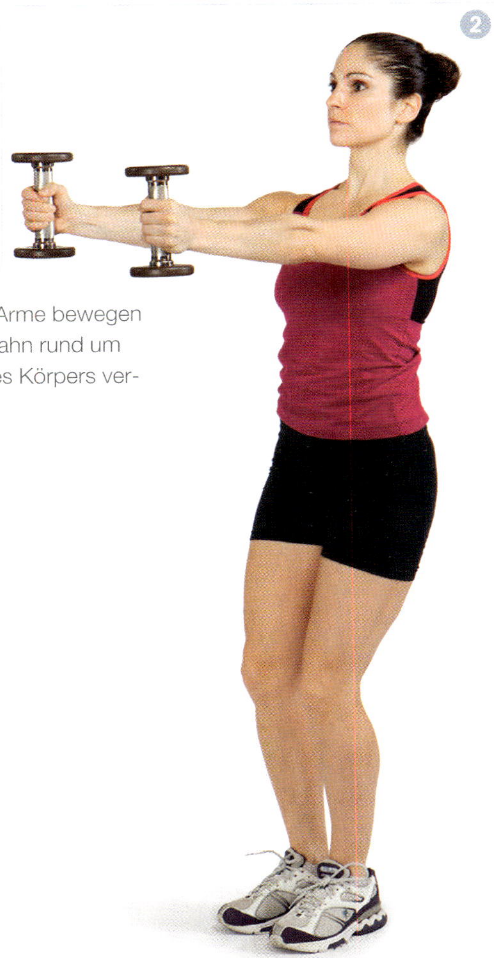

Bewegungsverlauf: Ihre Arme bewegen sich auf einer Viertelkreisbahn rund um die Schultern. Der Rest des Körpers verharrt in seiner Position.

WICHTIG!
- Am Ende der Aufwärtsbewegung beträgt Ihr Arm-Rumpf-Winkel exakt 90 Grad.

VERMEIDEN SIE,
- die Schultern nach vorne zu bewegen,
- die Schultern zu heben.

STABILISATION
- Halten Sie den Brustkorb hoch und ziehen Sie die Schultern nach hinten unten.
- Ziehen Sie den Bauchnabel zur Wirbelsäule.
- Beugen Sie die Beine etwas und halten Sie Spannung in Oberschenkeln und Gesäß.

TRAINING

- **deltoideus**
- **pectoralis major**
- **subscapularis**

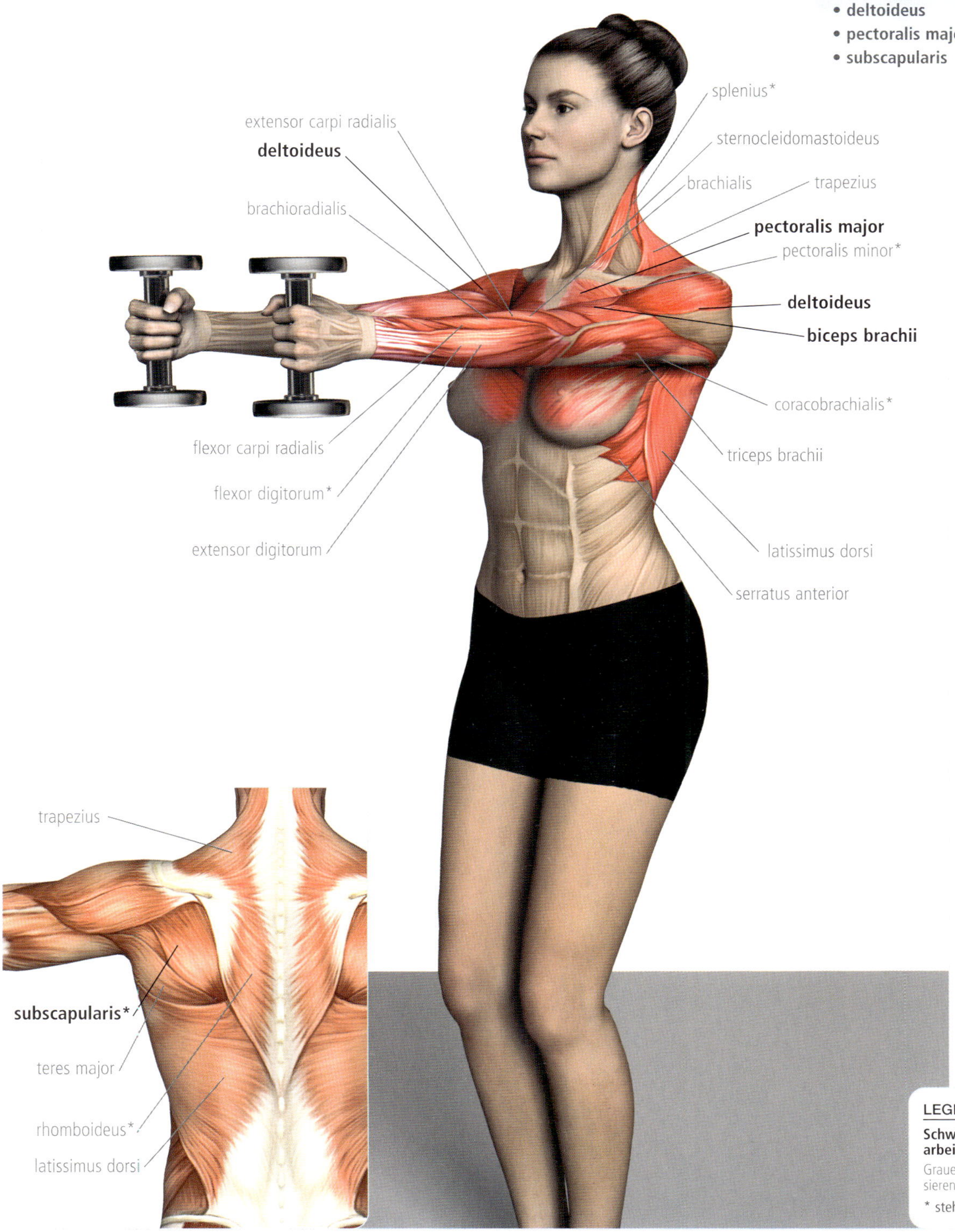

LEGENDE

Schwarzer Text steht für arbeitende Muskeln.

Grauer Text steht für stabilisierende Muskeln.

* steht für tiefe Muskulatur.

LEERE KANNEN

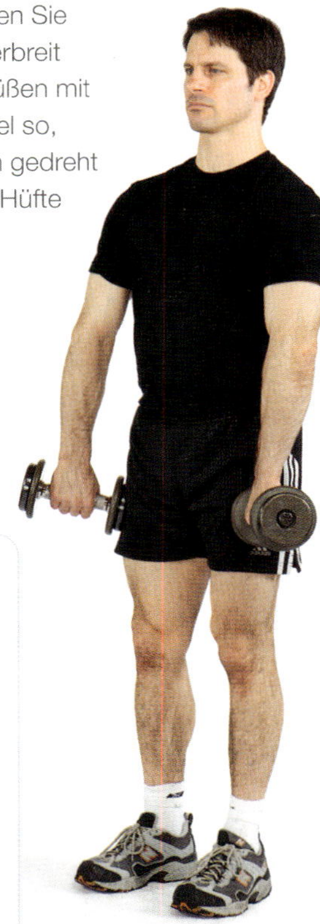

Ausgangsposition: Fassen Sie im Stand mit etwa schulterbreit voneinander entfernten Füßen mit jeder Hand eine Kurzhantel so, dass die Arme nach innen gedreht sind und die Daumen zur Hüfte zeigen.

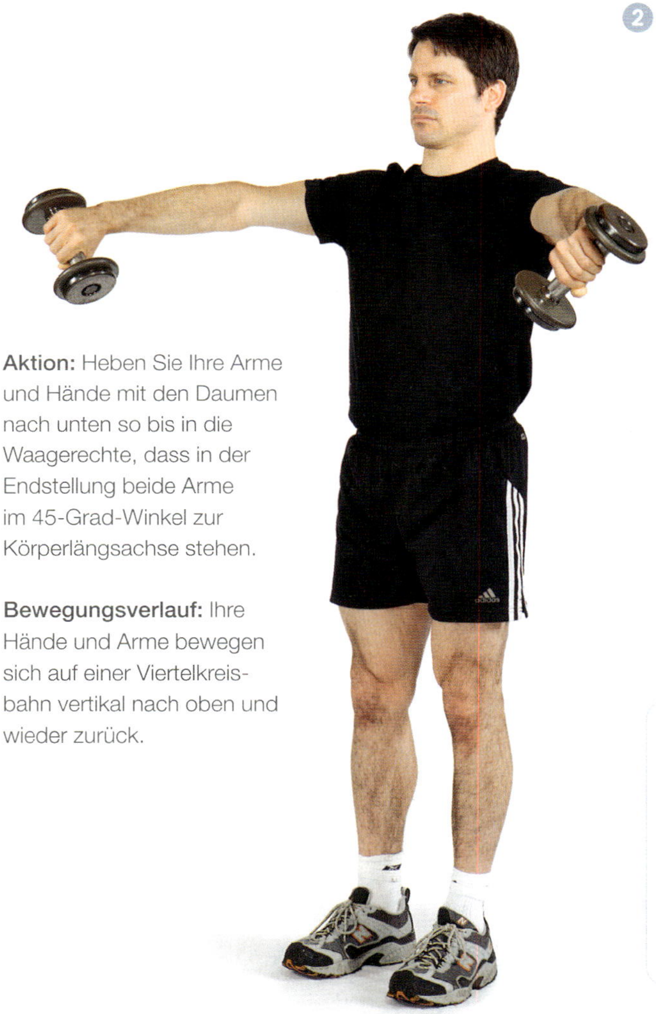

Aktion: Heben Sie Ihre Arme und Hände mit den Daumen nach unten so bis in die Waagerechte, dass in der Endstellung beide Arme im 45-Grad-Winkel zur Körperlängsachse stehen.

Bewegungsverlauf: Ihre Hände und Arme bewegen sich auf einer Viertelkreisbahn vertikal nach oben und wieder zurück.

WICHTIG!
- Achten Sie darauf, dass Ihre Daumen während der Bewegung nach unten und Ihre kleinen Finger entsprechend nach oben zeigen.
- Halten Sie die Brust aufrecht und ziehen Sie die Schultern nach unten.

VERMEIDEN SIE,
- die Hände zu weit nach vorne zu führen,
- den oberen Rücken zu runden,
- die Ellenbogen zu beugen,
- dass die Daumen ihre korrekte Position verlassen, also nicht mehr zum Boden zeigen.

STABILISATION
- Heben Sie den Brustkorb bewusst an und ziehen Sie die Schulterblätter nach unten und zusammen.
- Spannen Sie die Bauchmuskulatur an.
- Ihre Beine und die Hüfte sind fixiert.

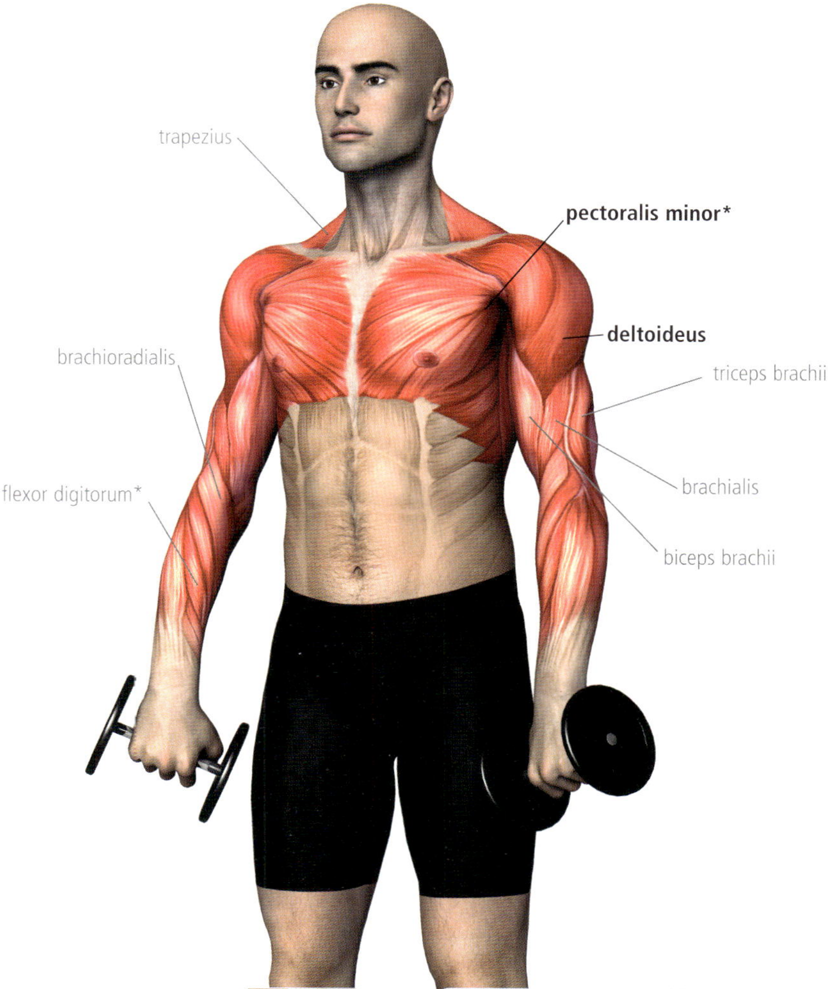

TRAINING

- deltoideus
- infraspinatus
- deltoideus
- pectoralis minor
- supraspinatus
- teres minor

LEGENDE

Schwarzer Text steht für arbeitende Muskeln.

Grauer Text steht für stabilisierende Muskeln.

* steht für tiefe Muskulatur.

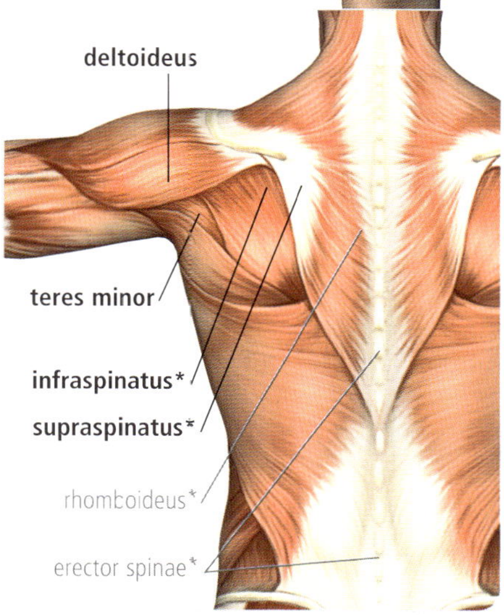

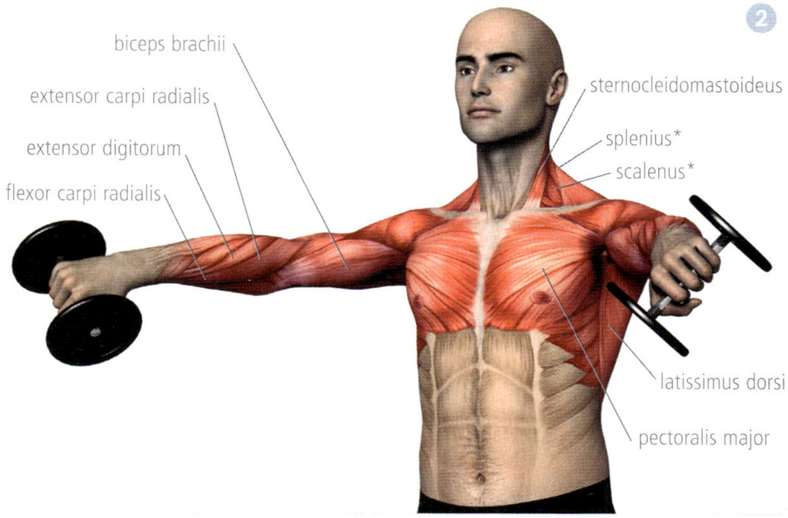

SEITHEBEN

1

Ausgangsposition: Fassen Sie im Stand mit etwa schulterbreit voneinander entfernten Füßen mit jeder Hand eine Kurzhantel so, dass die Daumen nach vorne und die Handinnenflächen zur Hüfte zeigen.

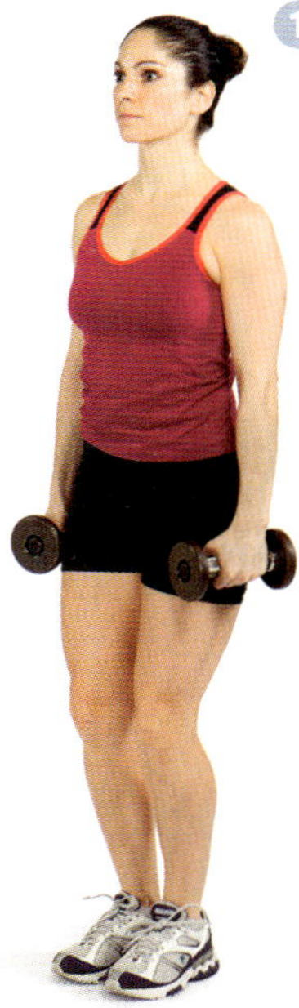

2

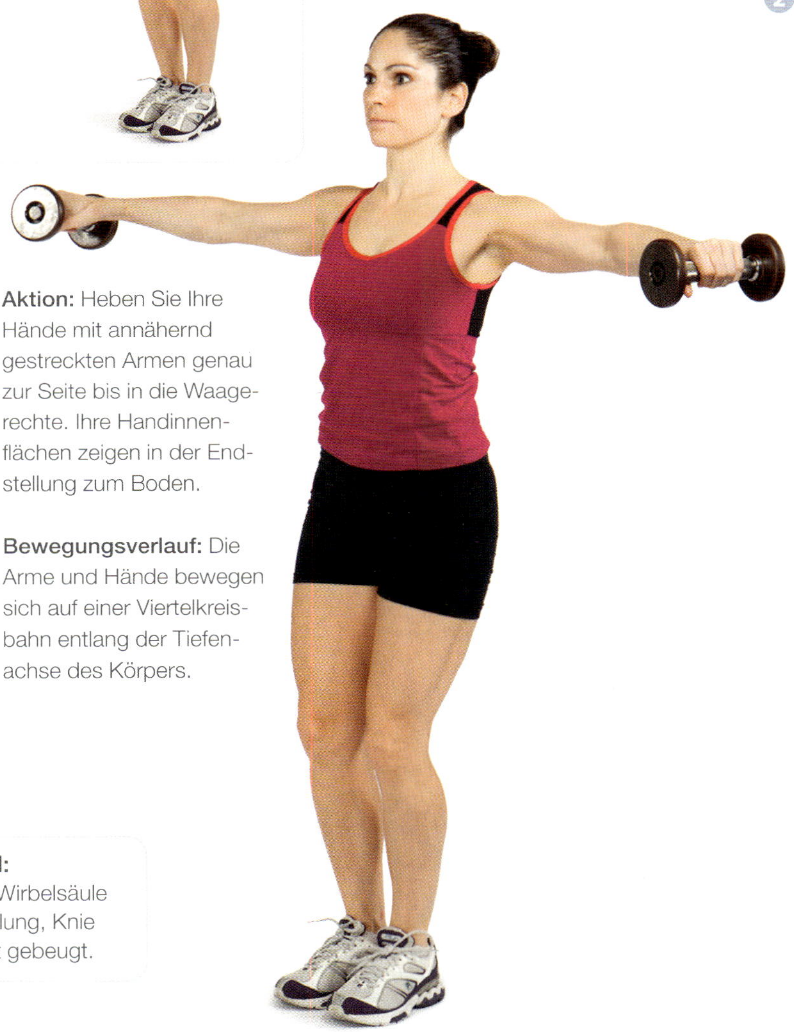

Aktion: Heben Sie Ihre Hände mit annähernd gestreckten Armen genau zur Seite bis in die Waagerechte. Ihre Handinnenflächen zeigen in der Endstellung zum Boden.

Bewegungsverlauf: Die Arme und Hände bewegen sich auf einer Viertelkreisbahn entlang der Tiefenachse des Körpers.

STABILISATION:
- Halten Sie Ihre Wirbelsäule in neutraler Stellung, Knie und Hüfte leicht gebeugt.

WICHTIG!
- Die Handgelenke sind durch Muskelspannung so stabil, dass der Hand-Arm-Winkel erhalten bleibt.
- Halten Sie den Hals aufrecht und gerade.

VERMEIDEN SIE,
- die Schultern zu heben,
- die Ellenbogen während der Bewegung zu beugen oder ganz zu strecken,
- mit den Händen zu rotieren,
- das Kinn nach vorne zu nehmen,
- den Oberkörper nach hinten zu lehnen.

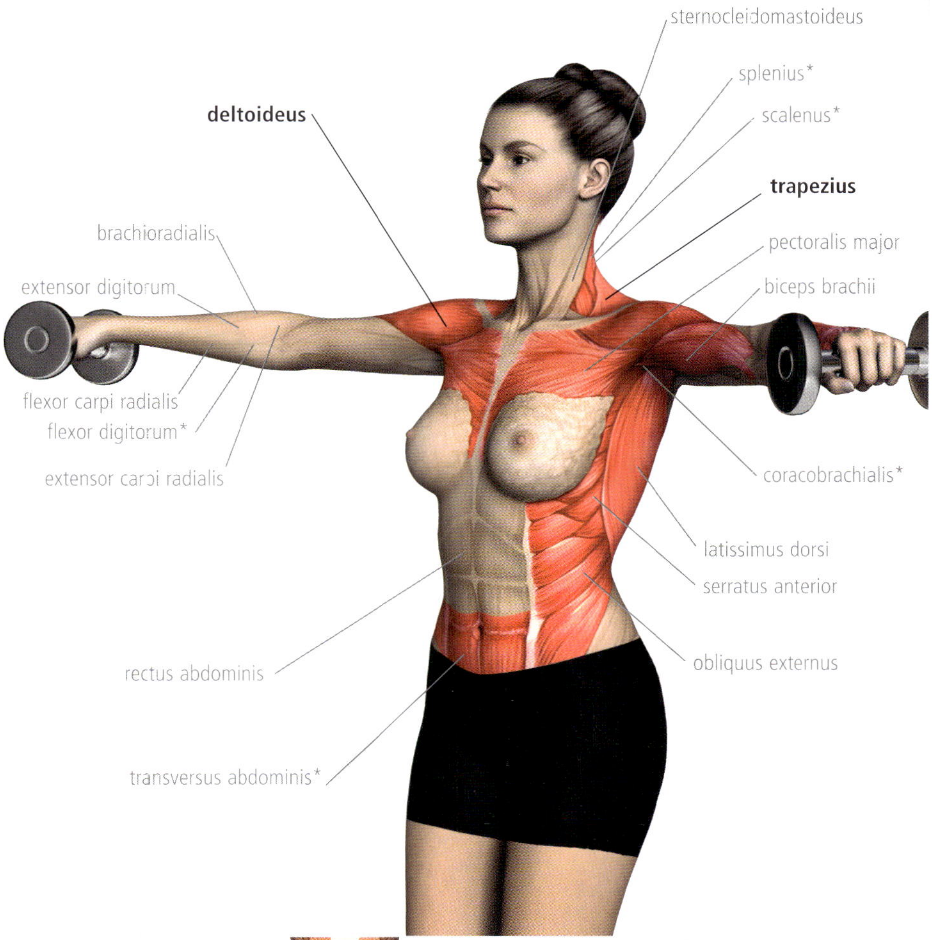

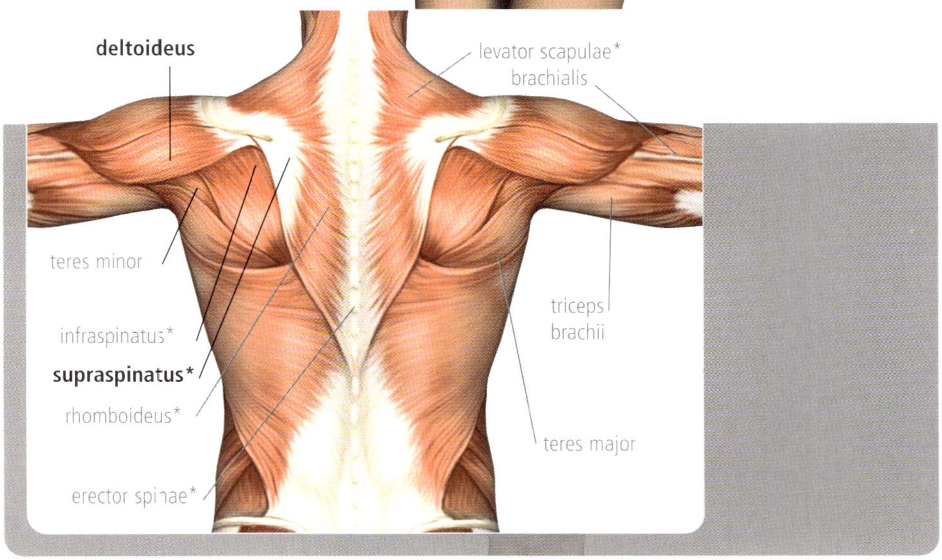

TRAINING

- **deltoideus**
- **trapezius**

VARIANTEN

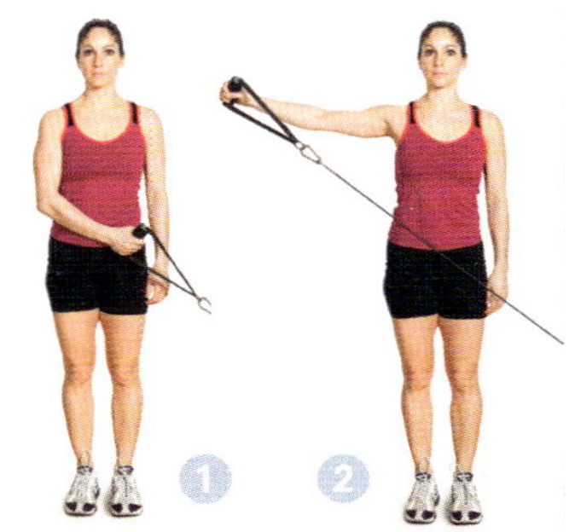

Ähnliche Schwierigkeit: Fassen Sie das Griffende eines Seilzuges und führen Sie die Bewegung auf die gleiche Weise aus wie mit den Kurzhanteln.

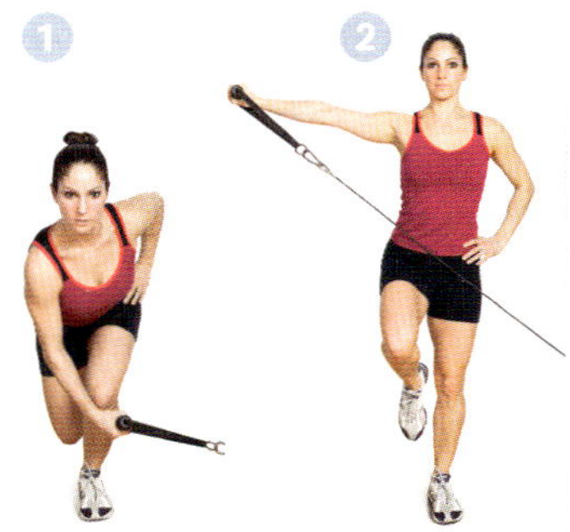

Schwieriger: Sie stehen auf einem Bein, und zwar dem näher am Gerät stehenden, und beugen und strecken es zusätzlich.

LEGENDE

Schwarzer Text steht für arbeitende Muskeln.

Grauer Text steht für stabilisierende Muskeln.

* steht für tiefe Muskulatur.

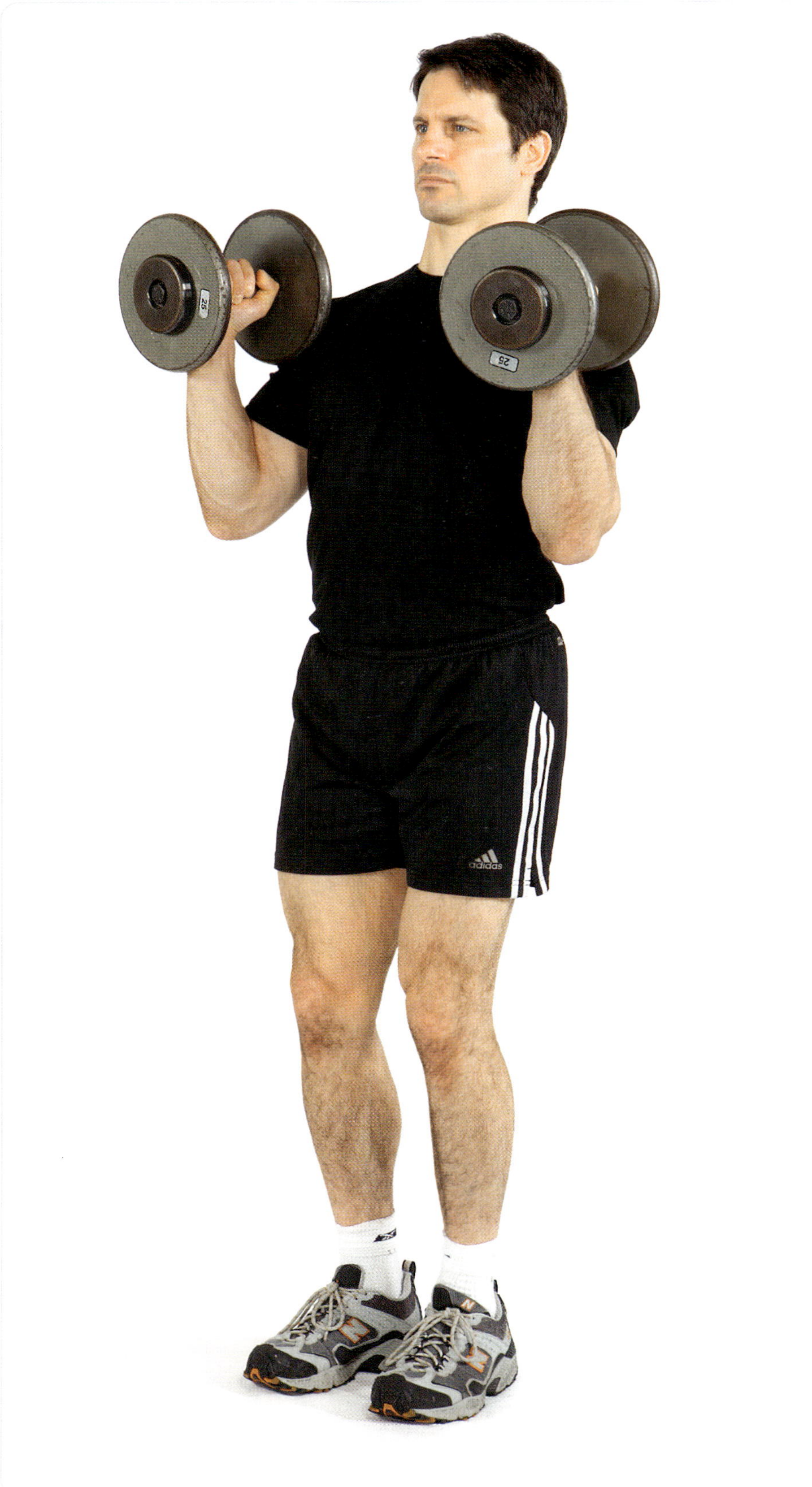

ARME

Die wichtigsten Muskeln der Arme haben ihren Ursprung am Schulterblatt und am Oberarm. Sie beugen und strecken im Ellenbogen- sowie im Handgelenk und sind außerdem für alle weiteren (Dreh-)Bewegungen im Handgelenk und Unterarm verantwortlich.

Die oberen Armmuskeln nehmen darüber hinaus am Beugen und Strecken der Schultergelenke teil. Sie arbeiten dabei sowohl mit den Schultermuskeln zusammen als auch mit denen der Brust und des Rückens, um Zug- und Stoßbewegungen zu unterstützen.

ANATOMIE ARMMUSKULATUR

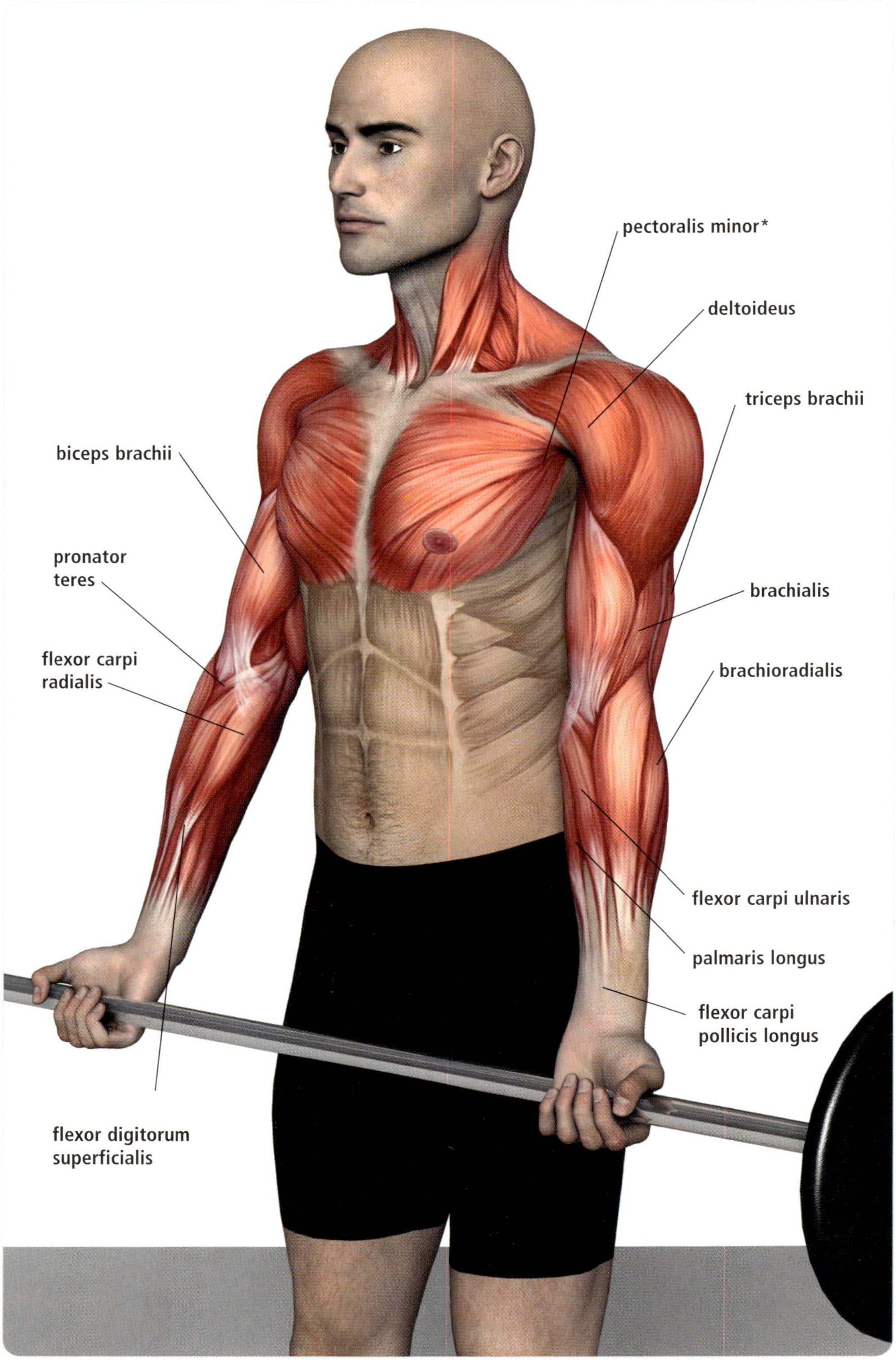

LEGENDE

* steht für tiefe Muskulatur.

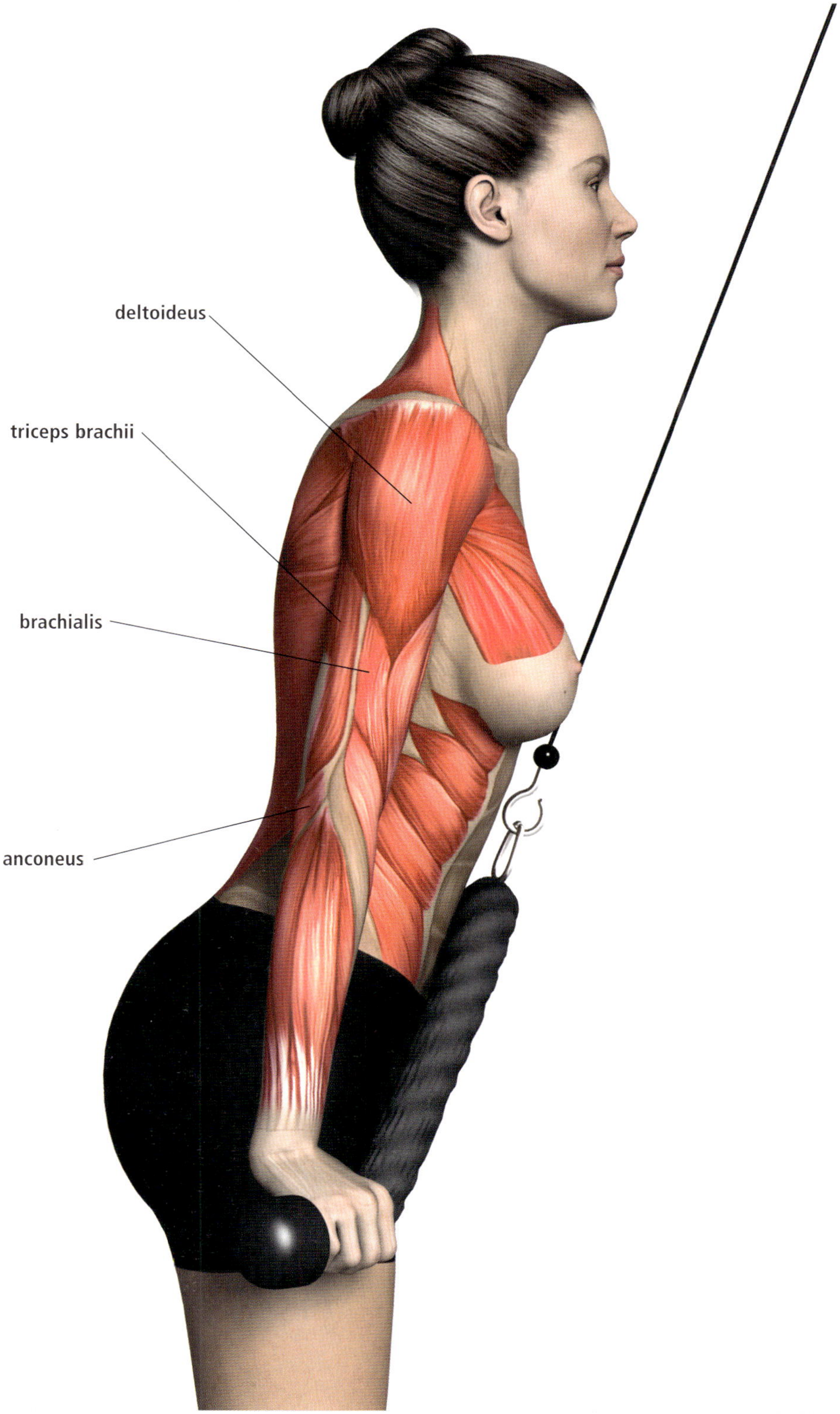

LEGENDE

* steht für tiefe Muskulatur.

TRIZEPS-STRECKER

1

Ausgangsposition: Legen Sie sich rücklings auf eine Hantelbank, die Füße sind bei gebeugten Beinen etwas erhöht abgestellt. Fassen Sie die Hantelstange etwa schulterbreit, strecken Sie die Arme und führen Sie das Gewicht direkt über die Linie, die Ihre Schultergelenke bilden. Ihre Wirbelsäule befindet sich in neutraler Stellung.

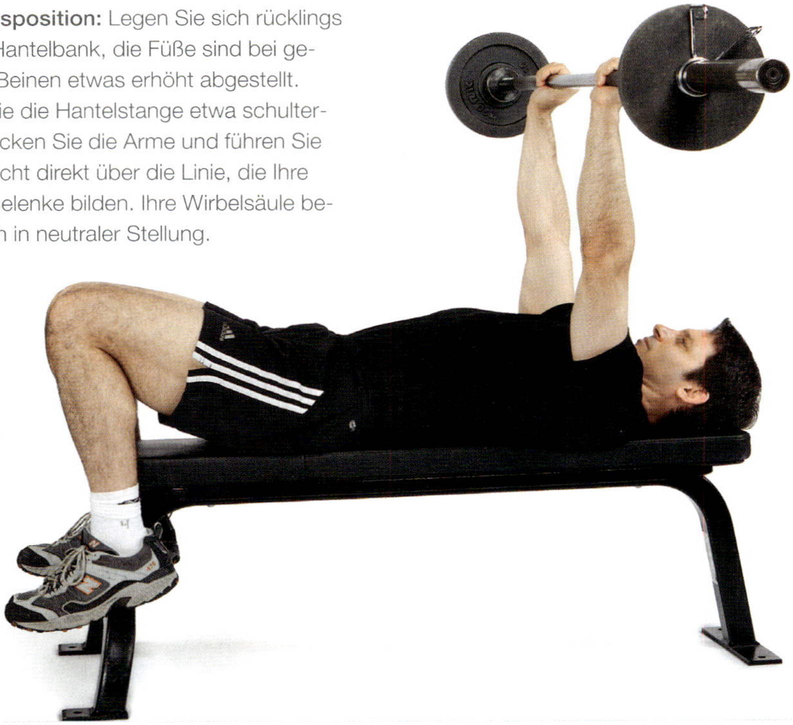

WICHTIG!

- Fixieren Sie die Oberarme.
- Halten Sie die Handgelenke in einer stabilen Position.

VERMEIDEN SIE,

- die Schultern zur Decke zu führen oder zu den Ohren zu ziehen,
- eine zu große Überstreckung des Rückens.

2

Aktion: Senken Sie die Hantelstange bis etwas über Ihre Stirn ab, indem Sie die Arme beugen. Halten Sie kurz inne und kehren Sie durch Kontraktion des Armstreckers wieder in die Ausgangsstellung zurück. Ihre Oberarme sind senkrecht zum Untergrund.

Bewegungsverlauf: Die Hantelstange bewegt sich auf einer Kreisbahn um die Ellenbogengelenke aus der Senkrechten bis zu einem etwa 35-Grad-Winkel. Die Oberarme sind fixiert.

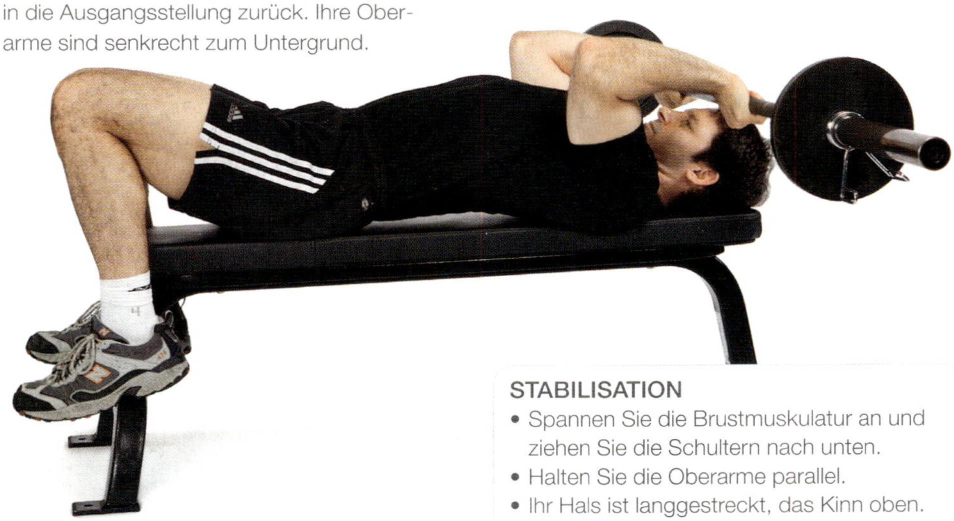

STABILISATION

- Spannen Sie die Brustmuskulatur an und ziehen Sie die Schultern nach unten.
- Halten Sie die Oberarme parallel.
- Ihr Hals ist langgestreckt, das Kinn oben.

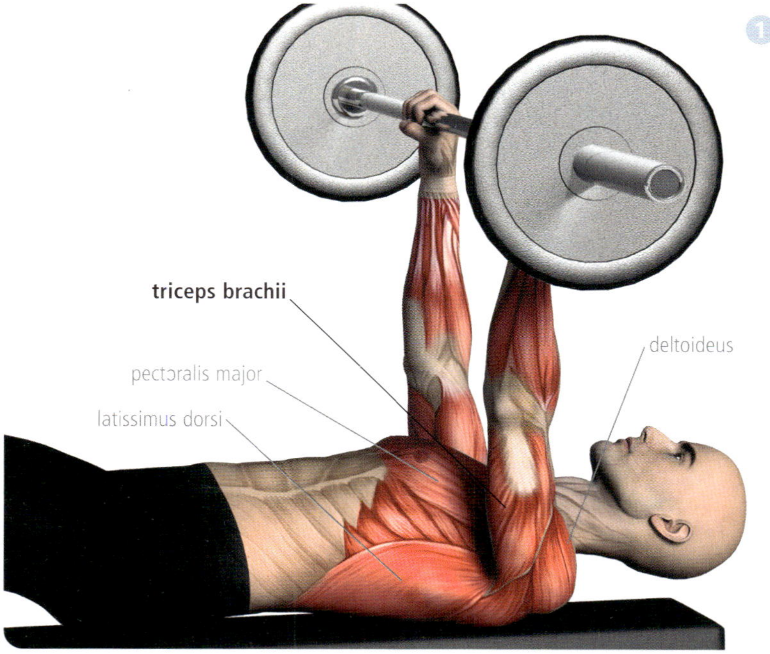

VARIANTE

Ähnliche Schwierigkeit: Nehmen Sie im Stand eine Kurzhantel mit gestreckten Armen über den Kopf. Beugen und strecken Sie nun in den Ellenbogen bei senkrecht stehenden Oberarmen.

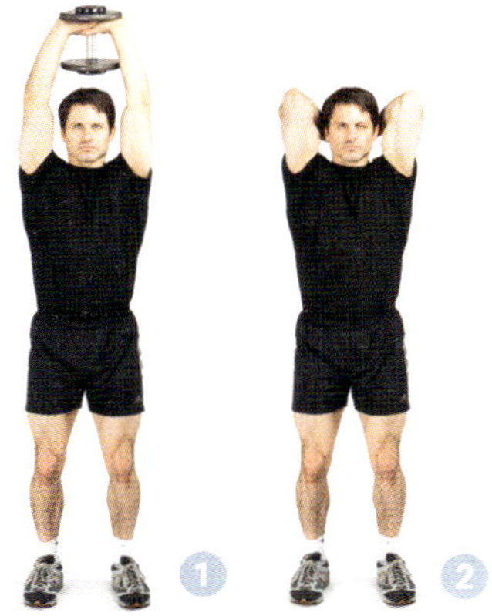

TRAINING

- **anconeus**
- **triceps brachii**

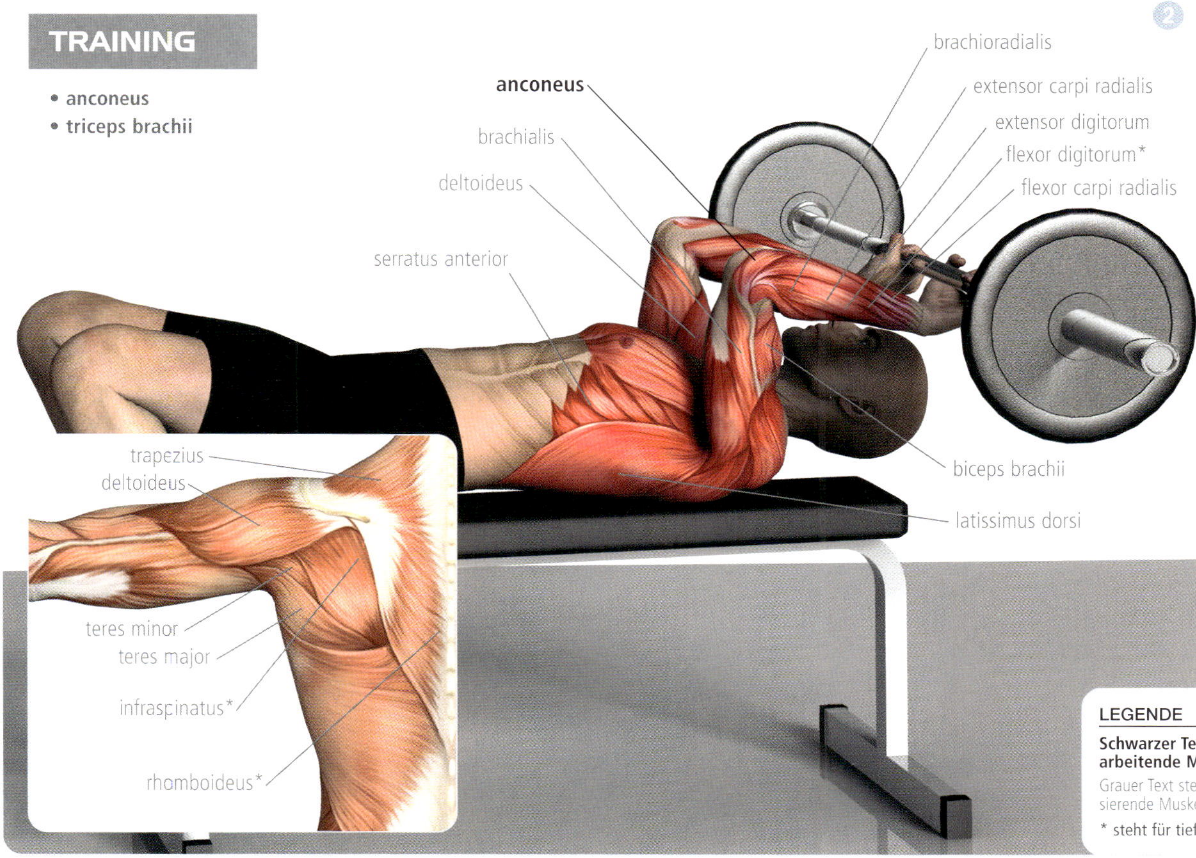

LEGENDE

Schwarzer Text steht für arbeitende Muskeln.

Grauer Text steht für stabilisierende Muskeln.

* steht für tiefe Muskulatur.

BANK-DIP

1

Ausgangsposition: Setzen Sie sich quer auf eine Hantelbank. Stützen Sie sich nun mit den Händen so ab, dass die Finger nach vorne zeigen. Lösen Sie die Hüfte vom Polster und stellen Sie die Beine mit etwas mehr als schulterbreit voneinander entfernten Füße so auf, dass in Hüfte und Knie ein Winkel von etwas mehr als 90 Grad entsteht.

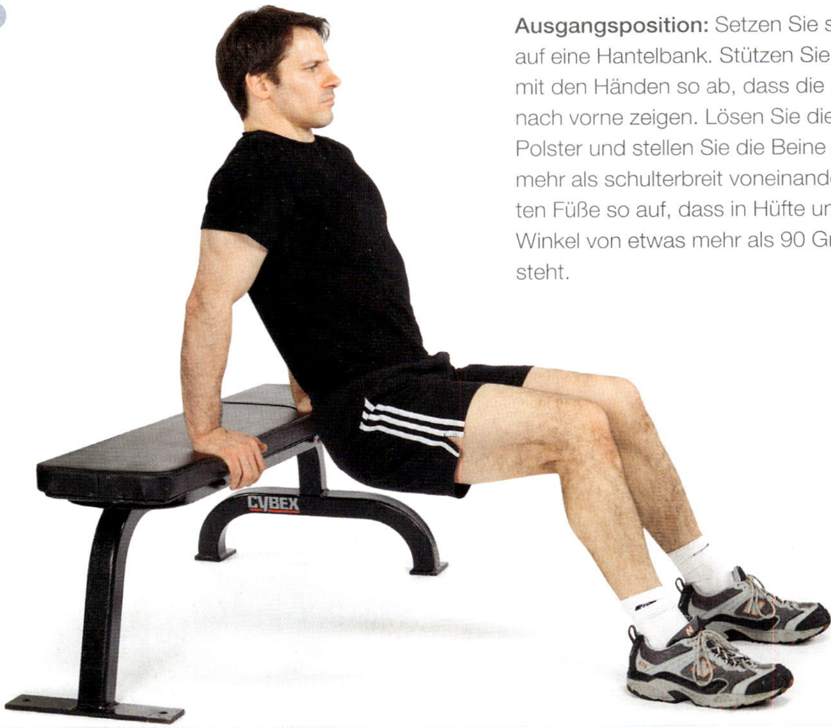

WICHTIG!
- Die Auf- und Abwärtsbewegung geschieht durch Kontraktion der Armmuskulatur, übertragen durch die Hände.

VERMEIDEN SIE,
- dass die Hüfte sich von der Bank entfernt,
- nur mit den Beinen zu drücken,
- die Schultern zu heben.

STABILISATION
- Ziehen Sie den Bauchnabel zur Wirbelsäule.
- Stellen Sie sicher, dass Ihr Körper nahe an der Bank ist.
- Platzieren Sie die Handinnenflächen sicher auf der Bank.

2

Aktion: Beugen Sie die Arme im Ellenbogengelenk, Hüfte und Knie beugen sich passiv mit, und senken Sie auf diese Weise die Hüfte senkrecht nach unten ab. Drücken Sie sich anschließend wieder in die Ausgangsstellung zurück.

Bewegungsverlauf: Ihr Körperschwerpunkt hebt und senkt sich auf vertikaler Ebene.

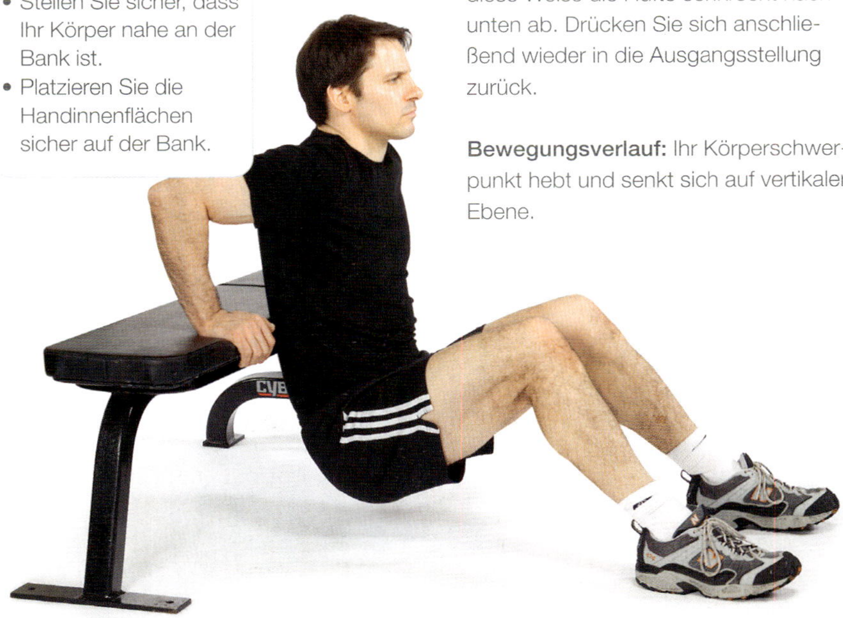

TRAINING

- deltoideus
- pectoralis major
- pectoralis minor
- triceps brachii

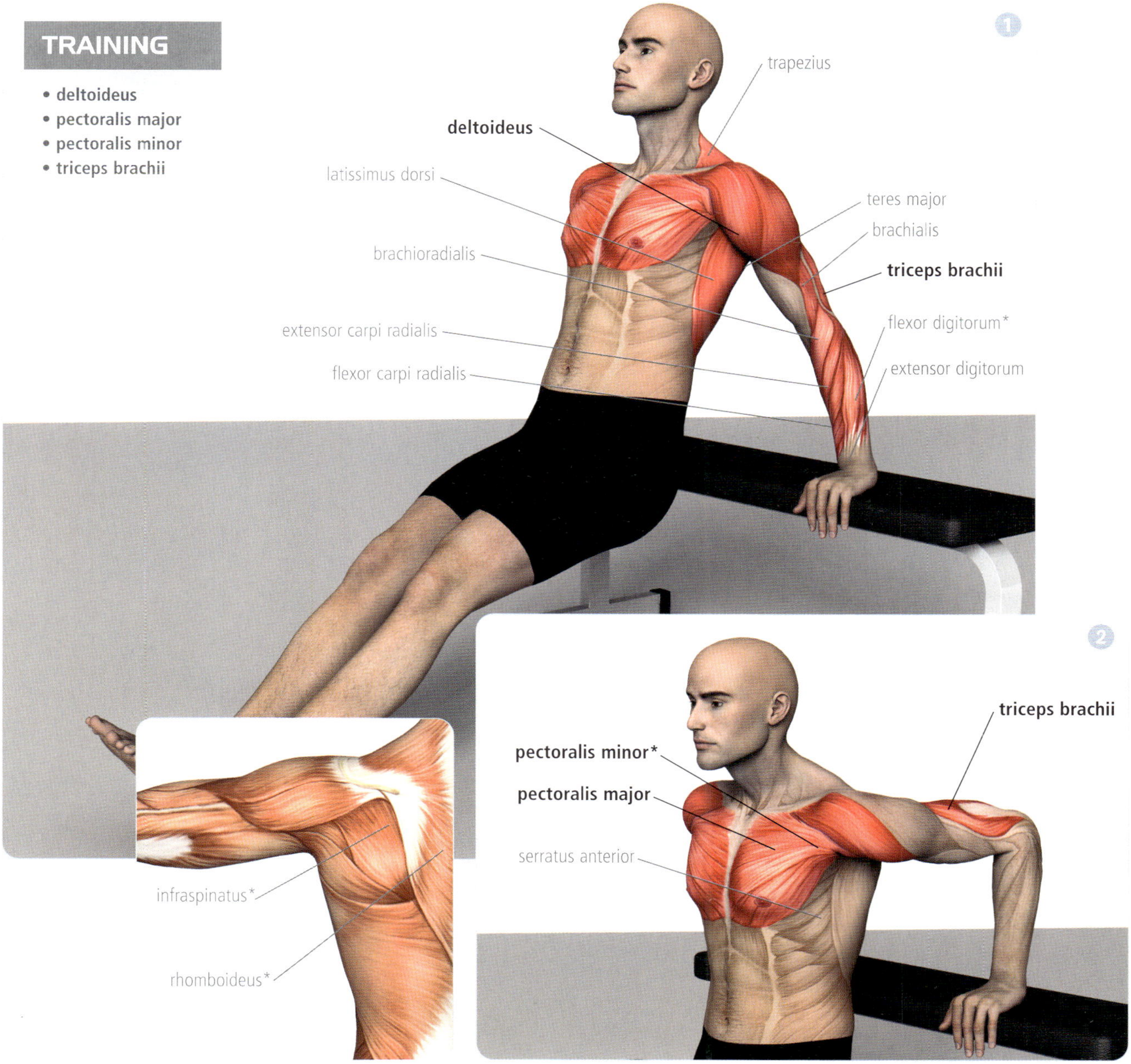

VARIANTE
Einfacher: Machen Sie sich die Hilfe einer niedrigeren Unterstützungsfläche (als die Bank) zunutze, auf der Sie Ihre Füße platzieren.

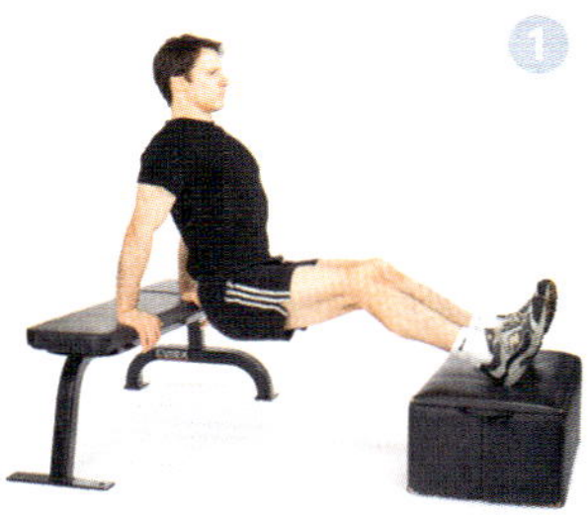

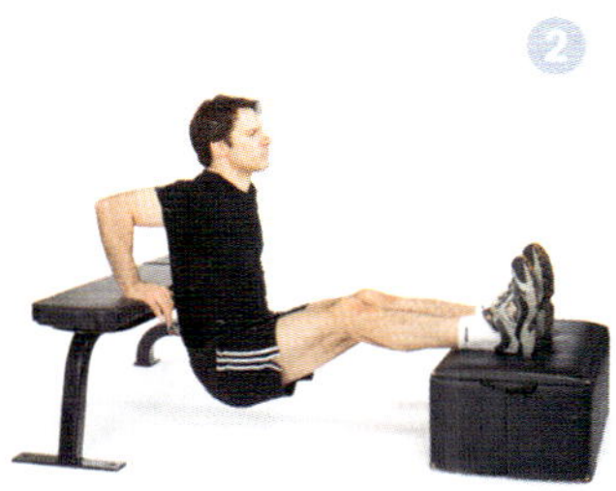

LEGENDE

Schwarzer Text steht für arbeitende Muskeln.

Grauer Text steht für stabilisierende Muskeln.

* steht für tiefe Muskulatur.

BIZEPS-BEUGER

Ausgangsposition: Nehmen Sie im Stand je eine Kurzhantel so in eine Hand, dass die Handinnenflächen zur Hüfte zeigen. Beugen Sie die Knie etwas und ziehen Sie den Bauchnabel in Richtung Wirbelsäule.

1

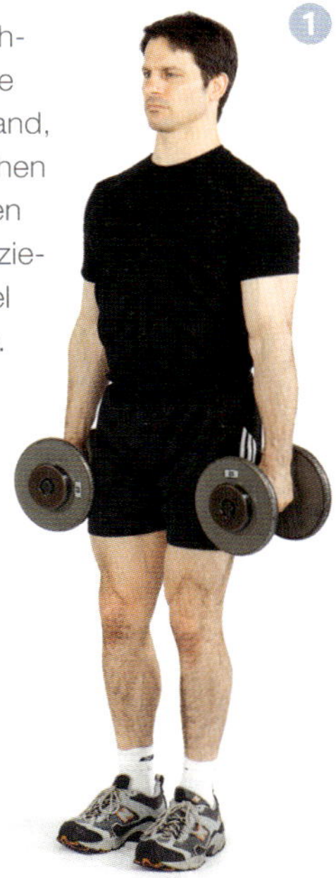

2

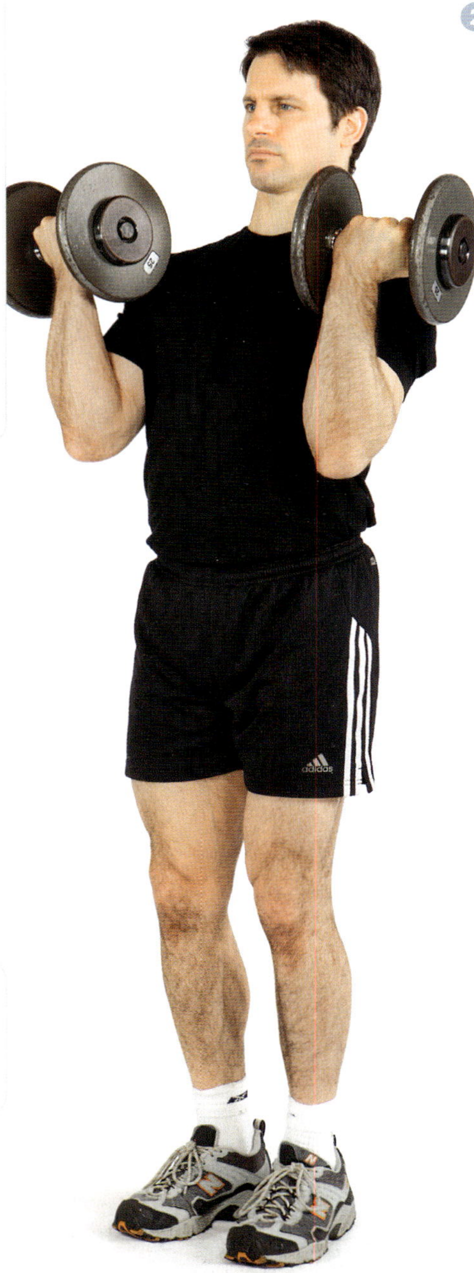

Aktion: Beugen und drehen Sie Ihre Arme so, dass die Hanteln sich am Ende der Aufwärtsbewegung dicht bei Ihren Schultern befinden und auch die Handinnenflächen zu den Schultern zeigen. Kehren Sie anschließend langsam und konzentriert wieder in die Ausgangsstellung zurück.

Bewegungsverlauf: Die Gewichte und die Hände bewegen sich annähernd im Halbkreis um die Ellenbogen und wieder zurück. Der übrige Körper verändert seine Position nicht.

STABILISATION
- Ziehen Sie die Schulterblätter zusammen.
- Spannen Sie die Bauchmuskulatur an.

WICHTIG!
- Ellenbogen und Oberarme bleiben dicht am Körper.
- Halten Sie den Kopf aufrecht.
- Ziehen Sie die Schultern nach unten.
- Die Handinnenflächen rotieren analog zur aktuellen Hebehöhe des Gewichts.

VERMEIDEN SIE,
- die Hanteln ruckartig herabzulassen,
- die Hanteln mit Schwung nach oben zu führen,
- jegliche Rotation des Rumpfes.

TRAINING

- biceps brachii
- brachialis
- brachioradialis
- pronator teres

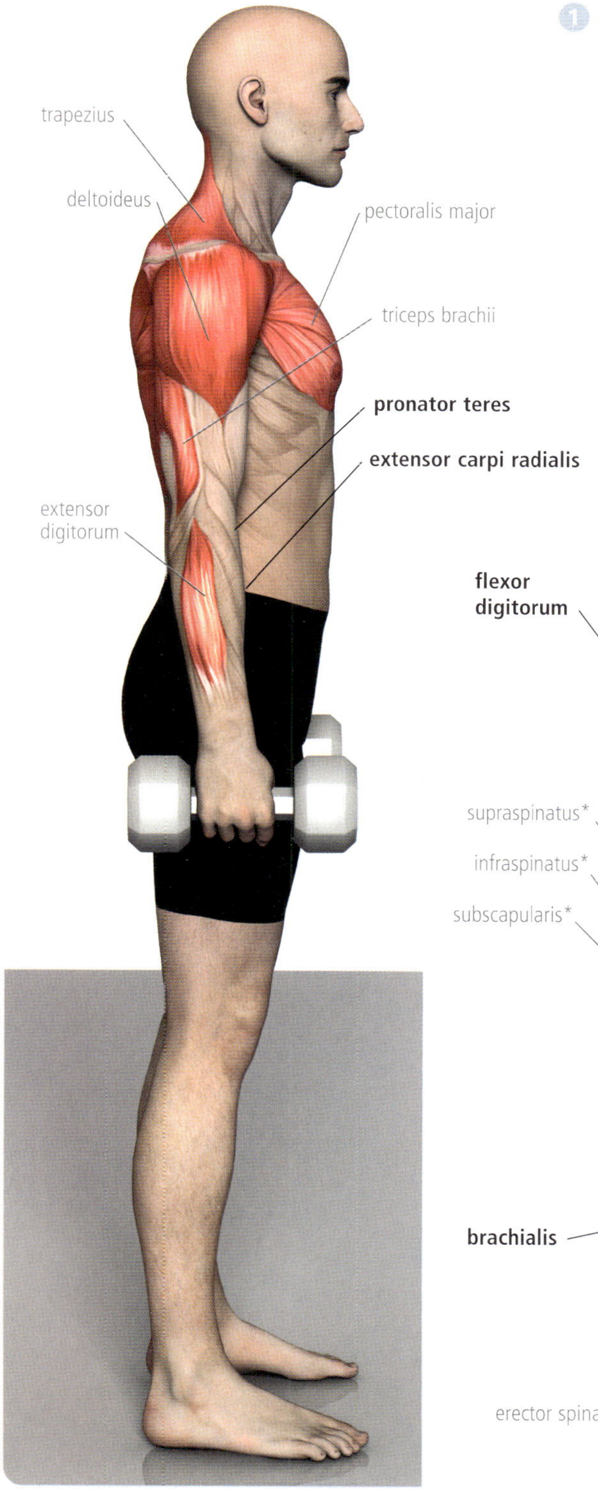

LEGENDE

Schwarzer Text steht für arbeitende Muskeln.

Grauer Text steht für stabilisierende Muskeln.

* steht für tiefe Muskulatur.

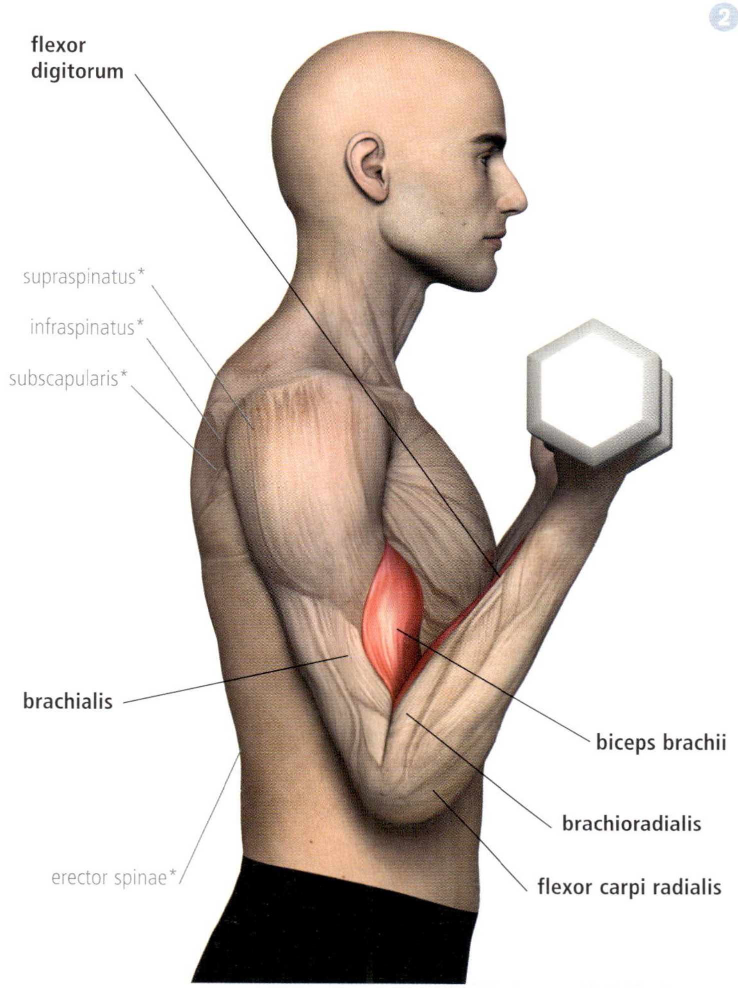

HAMMER-CURL

Ausgangsposition: Nehmen Sie im Stand je eine Kurzhantel so in die Hand, dass die Handinnenflächen zur Hüfte zeigen. Beugen Sie die Knie etwas und ziehen Sie den Bauchnabel in Richtung Wirbelsäule. Die Gesäßmuskulatur ist angespannt.

1

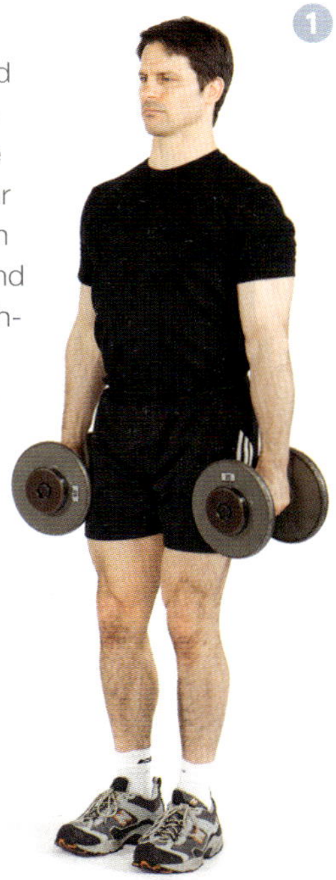

2

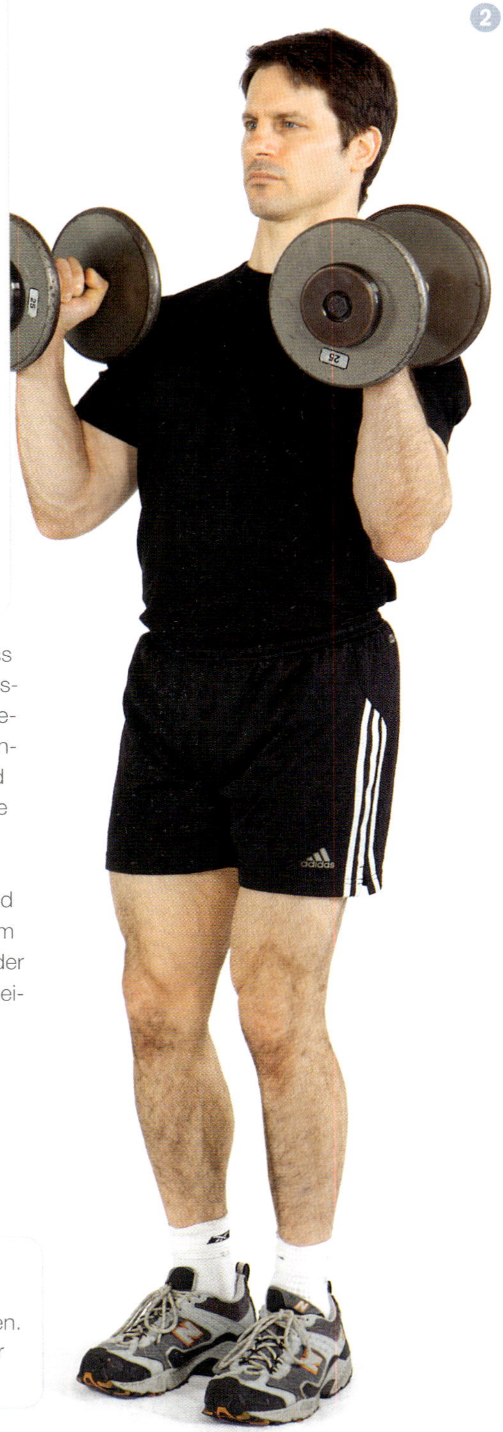

Aktion: Beugen Sie Ihre Arme so, dass die Hanteln sich am Ende der Aufwärtsbewegung dicht bei Ihren Schultern befinden und die Handinnenflächen zueinanderzeigen. Kehren Sie anschließend langsam und konzentriert wieder in die Ausgangsstellung zurück.

Bewegungsverlauf: Die Gewichte und die Hände bewegen sich annähernd im Halbkreis um die Ellenbogen und wieder zurück. Der übrige Körper verändert seine Position nicht.

STABILISATION

- Ziehen Sie die Schulterblätter während der Bewegung zusammen.
- Spannen Sie die Bauchmuskulatur an.

WICHTIG!

- Ellenbogen und Oberarme bleiben dicht am Körper.
- Halten Sie den Kopf aufrecht.
- Ziehen Sie die Schultern nach unten.
- Die Handinnenflächen rotieren analog zur aktuellen Hebehöhe des Gewichts.

VERMEIDEN SIE,

- die Hanteln ruckartig herabzulassen,
- die Hanteln mit Schwung nach oben zu führen,
- jegliche Rotation des Rumpfes.

1

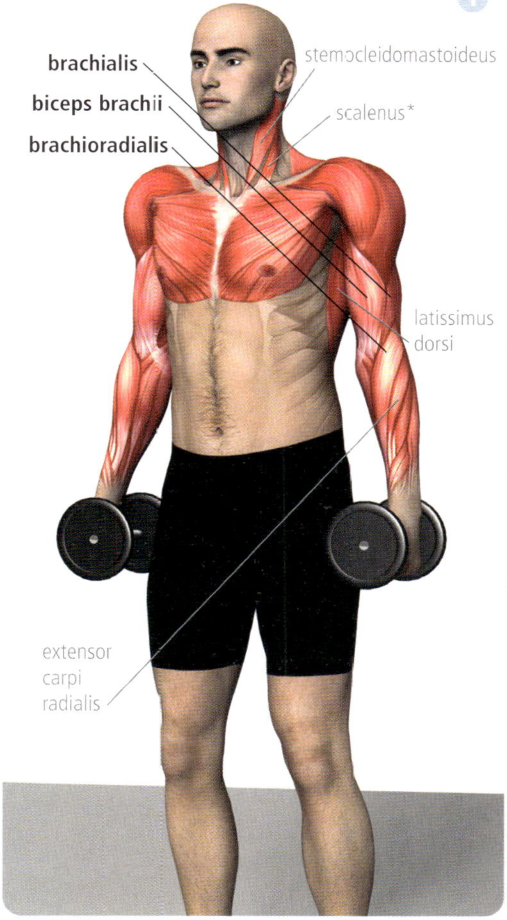

2

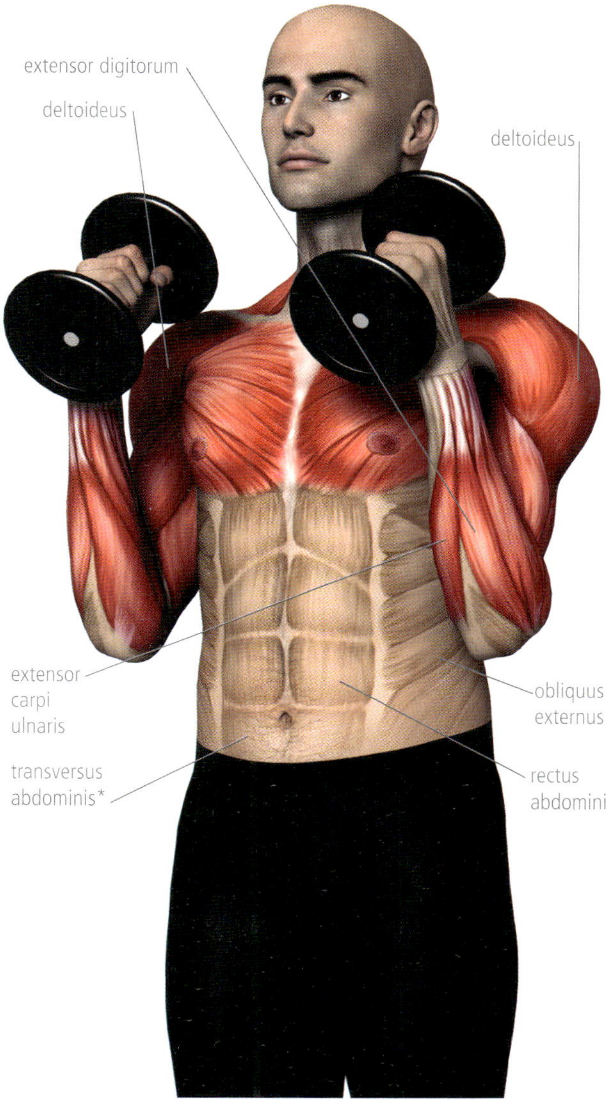

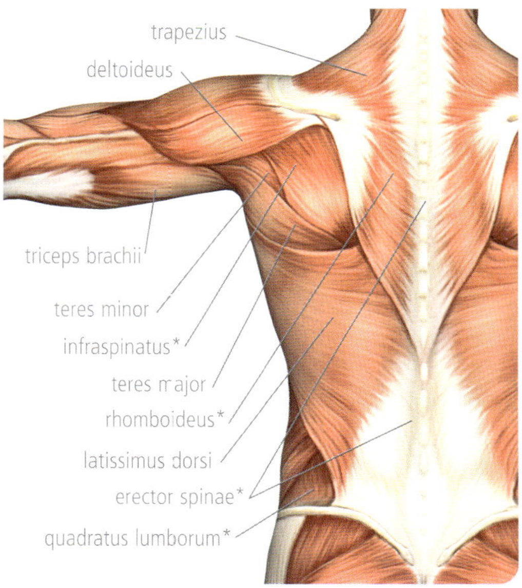

VARIANTE
Einfacher: Heben und senken Sie nur eine Kurzhantel abwechselnd rechts und links.

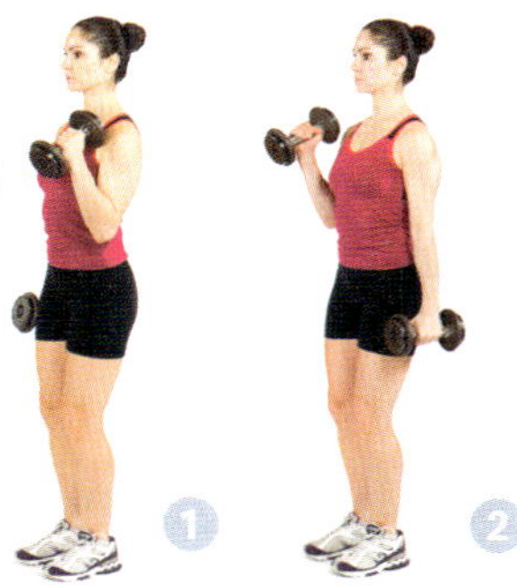

TRAINING

- **biceps brachii**
- **brachialis**
- **brachioradialis**

LEGENDE

Schwarzer Text steht für arbeitende Muskeln.
Grauer Text steht für stabilisierende Muskeln.
* steht für tiefe Muskulatur.

HANDGELENKE BEUGEN

Ausgangsposition: Setzen Sie sich quer auf eine Hantelbank, nehmen Sie eine Langhantelstange mit den Handinnenflächen nach oben symmetrisch in beide Hände, neigen Sie den gestreckten Oberkörper nach vorne und legen Sie die Unterarme auf den Oberschenkeln ab.

1

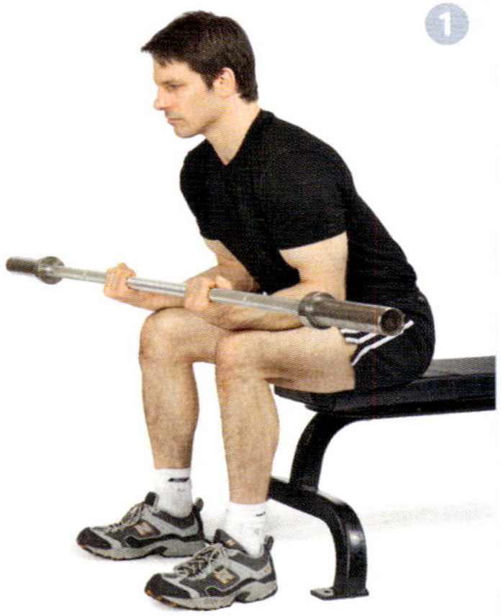

STABILISATION
- Halten Sie den Rücken gestreckt.
- Pressen Sie Ihre Unterarme fest auf die Oberschenkel.
- Halten Sie die Unterarme parallel.

2

Aktion: Die Handgelenke schließen mit den Knien ab. Überstrecken Sie die Handgelenke und öffnen Sie die Hände so, dass Sie die Hantelstange am Ende der Bewegung nur noch mit den Fingern halten.

Bewegungsverlauf: Die Hantelstange bewegt sich auf einer Kreisbahn um die Handgelenke und vertikal parallel zu den Schienbeinen.

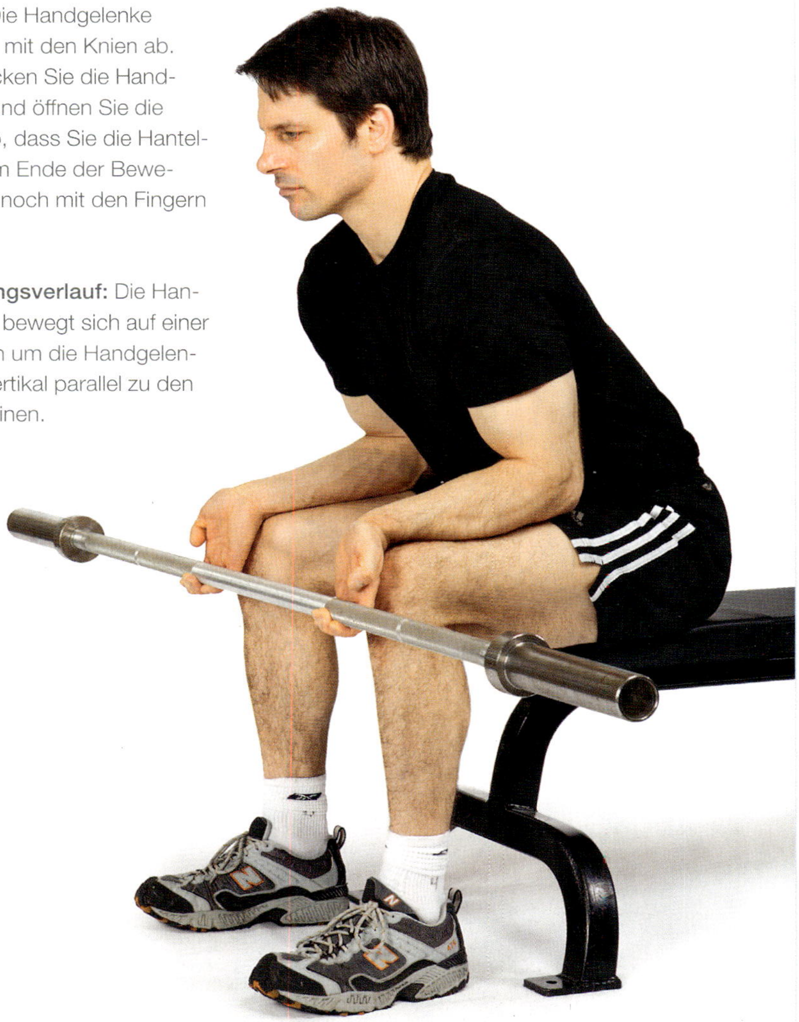

WICHTIG!
- Nutzen Sie den Bewegungsspielraum Ihrer Handgelenke vollständig aus.
- Ellenbogen, Unterarme und Handgelenke sind ständig in Kontakt mit den Oberschenkeln, respektive den Knien.

VERMEIDEN SIE,
- den Rumpf zu bewegen,
- die Unterarme von den Oberschenkeln abzuheben,
- die Hantelstange zu schnell zu bewegen.

TRAINING

- flexor carpi pollicis longus
- flexor carpi radialis
- flexor carpi ulnaris
- flexor digitorum
- palmaris longus

LEGENDE

Schwarzer Text steht für arbeitende Muskeln.

Grauer Text steht für stabilisierende Muskeln.

* steht für tiefe Muskulatur.

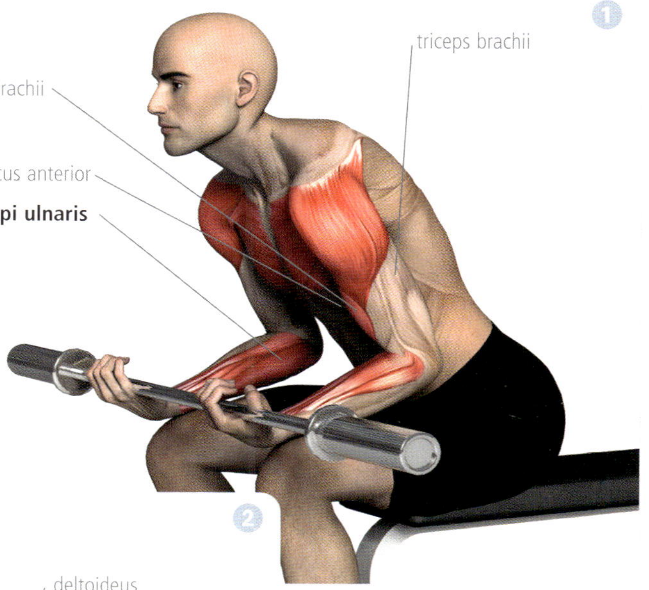

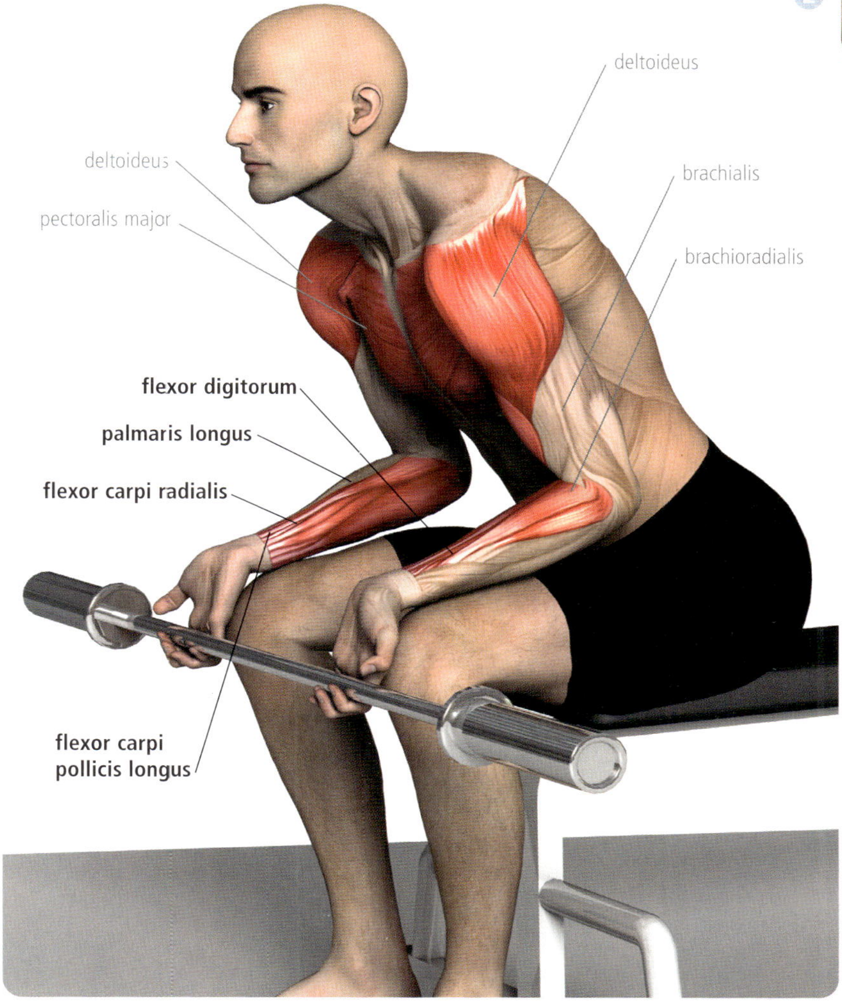

VARIANTE

Schwieriger: Halten Sie die Stange mit den Handinnenflächen nach unten und rollen Sie die Hantelstange nach oben.

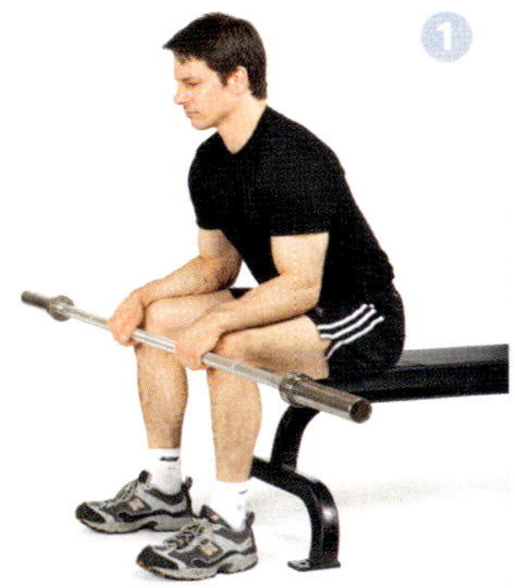

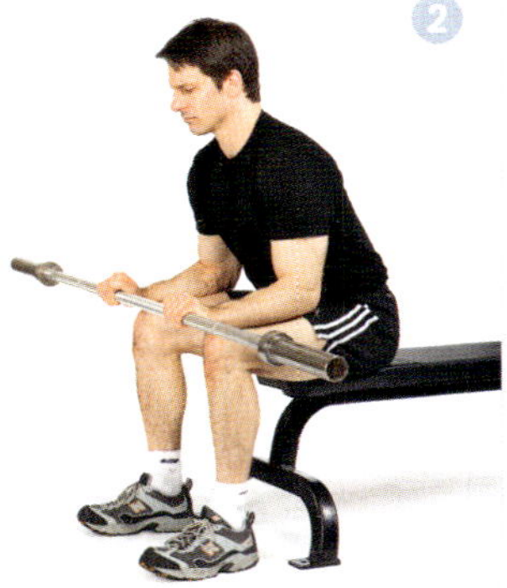

ARMSTRECKER

Ausgangsposition: Treten Sie seitlich von hinten an eine Hantelbank heran und stützen Sie mit dem Unterschenkel und der Hand des der Bank zugewandten Beines und Armes darauf. Der Arm ist gestreckt, der Rücken leicht überstreckt und die Hüfte etwa im 90-Grad-Winkel gebeugt. Die Hand stützt genau unter der Schulter und das Knie genau unterhalb des Hüftgelenks. Ihr Standbein ist leicht gebeugt. Mit der freien Hand fassen Sie eine Kurzhantel und ziehen sie mit gebeugtem Arm bis in Höhe der Brust nach oben.

1

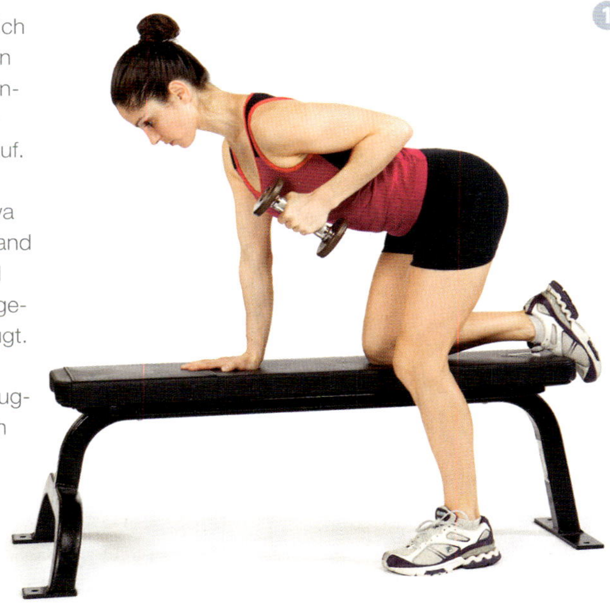

Aktion: Halten Sie den Oberarm parallel zum Boden und nahe am Rumpf und strecken Sie durch Kontraktion des Trizeps-Muskels den Arm, bis er sich vollständig in der Waagerechten befindet.

Bewegungsverlauf: Die Kurzhantel bewegt sich auf einer Kreisbahn um das Ellenbogengelenk.

2

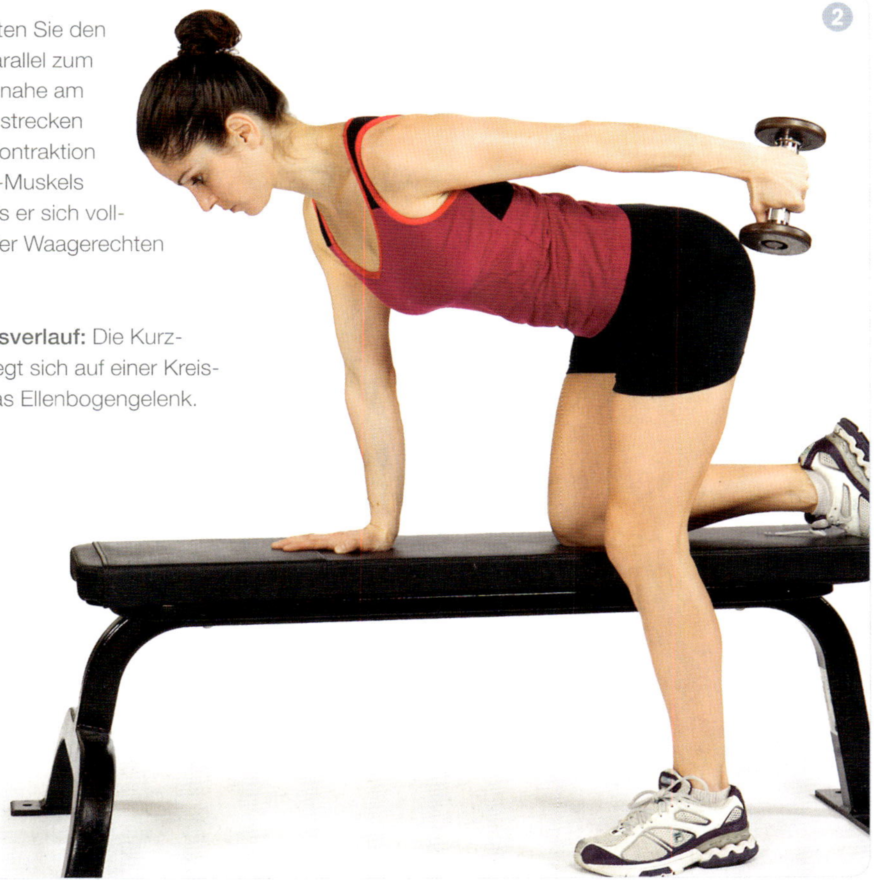

WICHTIG!
- Halten Sie die Spannung im übrigen Körper aufrecht, damit Sie der Wirkung der Hantel nicht ausweichen können.
- Der Ellenbogen bleibt nahe am Körper.

VERMEIDEN SIE,
- dass sich die Schulter nach vorne unten bewegt,
- dass Ihr Rumpf rotiert,
- Ihre Schultern zu den Ohren zu ziehen.

STABILISATION
- Halten Sie Ihre Wirbelsäule in neutraler Stellung.
- Verteilen Sie Ihr Körpergewicht gleichmäßig auf die drei Kontaktpunkte.
- Ziehen Sie die Schulterblätter zusammen und nach unten.

TRAINING

- **anconeus**
- **triceps brachii**

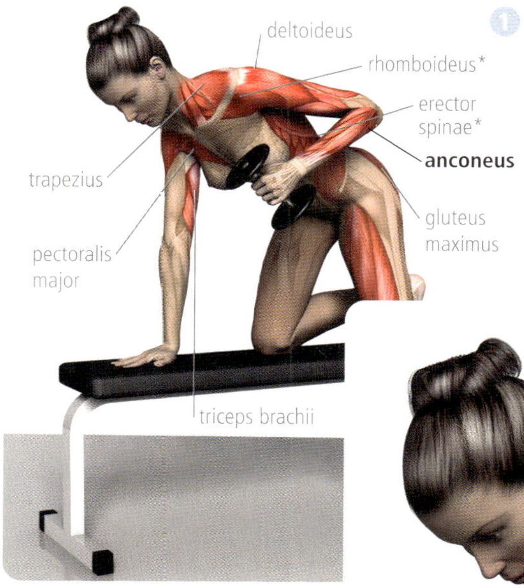

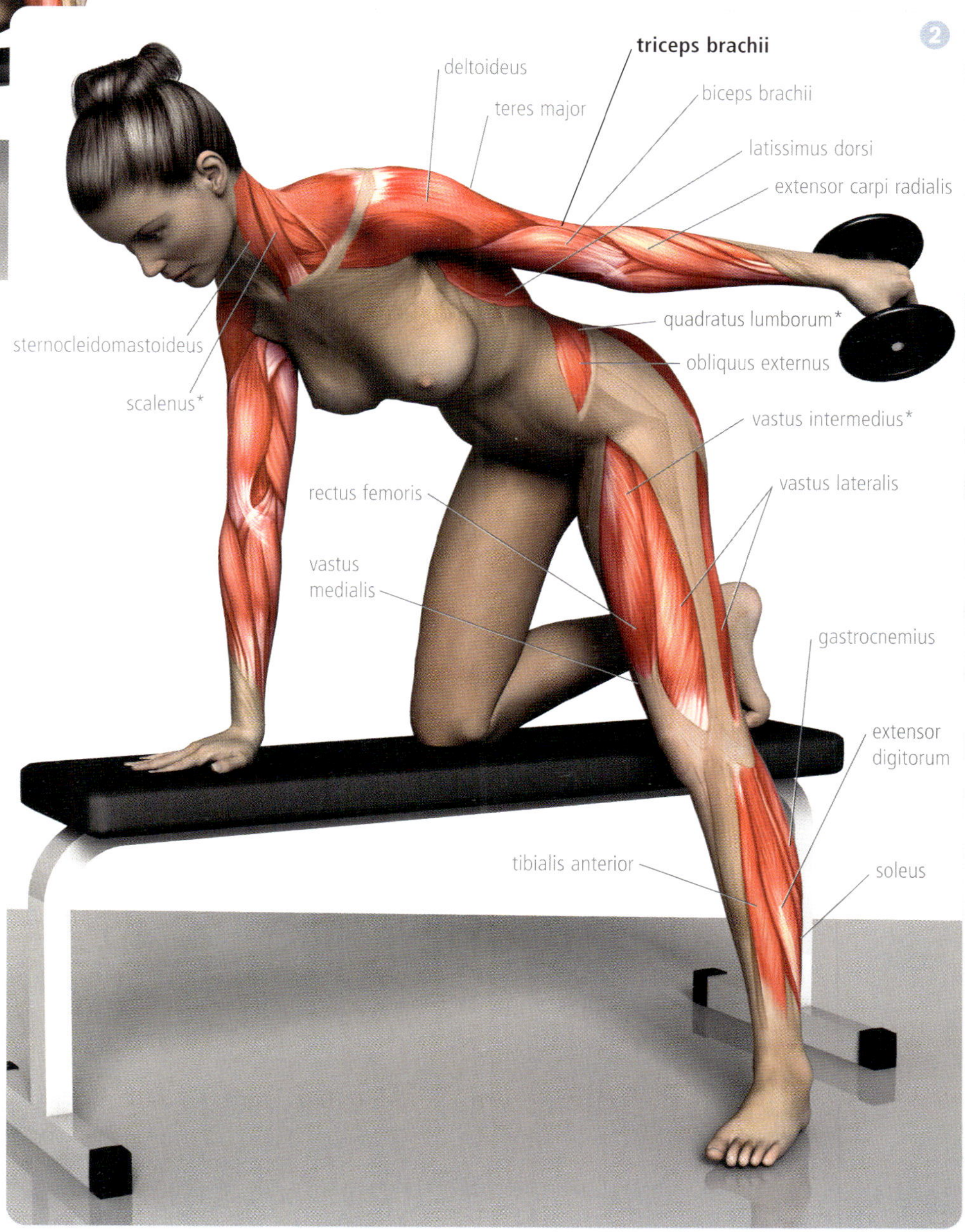

VARIANTE

Schwieriger: Heben Sie im Stand die beiden Kurzhanteln an die Brust und ziehen Sie die Oberarme nach hinten oben. Neigen Sie nun den gestreckten Oberkörper so nach vorne, dass in der Hüfte bei leicht gebeugten Beinen etwa ein 80-Grad-Winkel entsteht. Heben Sie nun die Hanteln gleichzeitig bis zur Streckung der Arme nach hinten oben.

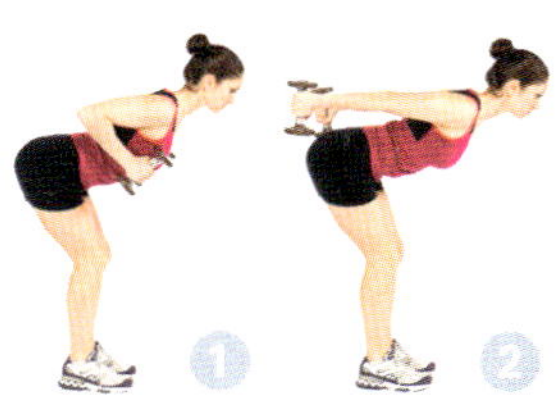

LEGENDE

Schwarzer Text steht für arbeitende Muskeln.

Grauer Text steht für stabilisierende Muskeln.

* steht für tiefe Muskulatur.

TRIZEPS-ZIEHEN

Ausgangsposition: Stellen Sie sich mit der Körperfront zum Gerät, beugen Sie die Beine etwas und neigen Sie den gestreckten Oberkörper leicht nach vorne. Fassen Sie nun die Seilzuggriffe und halten Sie sie mit gebeugten Ellenbogen dicht vor der Brust.

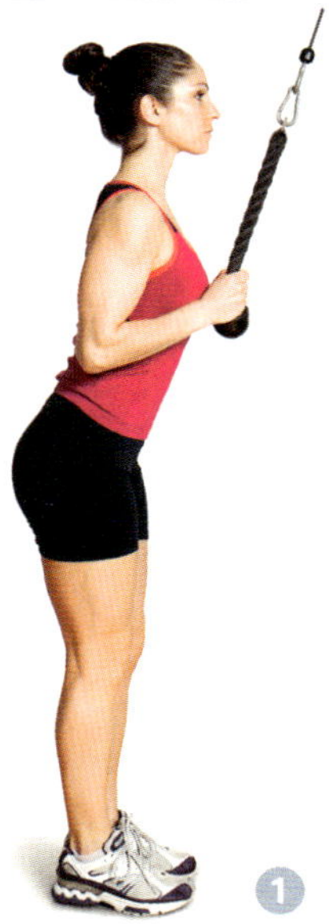

1

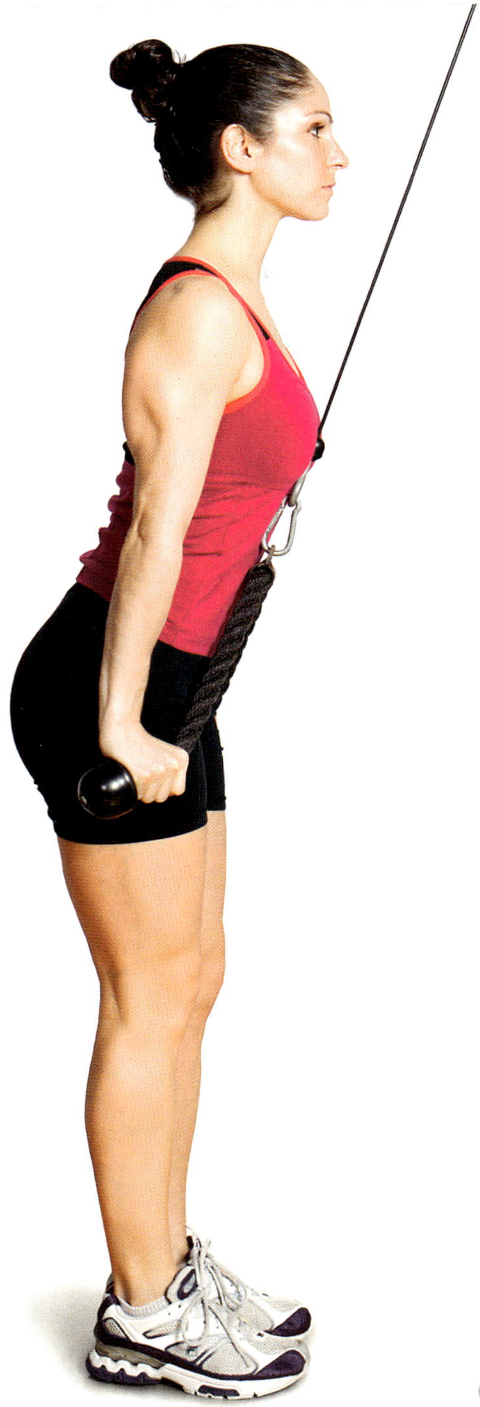

2

WICHTIG!

- Ihr Oberkörper befindet sich während der Übung im selben Neigungswinkel zum Untergrund wie das Zugseil.

VERMEIDEN SIE,

- die Schultern nach oben zu ziehen,
- die Schultern zu runden,
- sich zurückzulehnen.

Aktion: Ziehen Sie das Gewicht durch Strecken der Arme dicht am Körper nach unten bis zur Hüfte, bis die Ellenbogen vollständig gerade sind. Atmen Sie dabei aus.

Bewegungsverlauf: Die Hände bewegen sich auf einer Kreisbahn um die Ellenbogen. Der Rest des Körpers verharrt auf der Stelle.

STABILISATION

- Halten Sie die Ellenbogen dicht am Körper und ziehen Sie sie auf eine Ebene mit der Wirbelsäule.
- Ziehen Sie den Bauchnabel zur Wirbelsäule.
- Halten Sie die Wirbelsäule neutral und die Schultern unten und hinten.

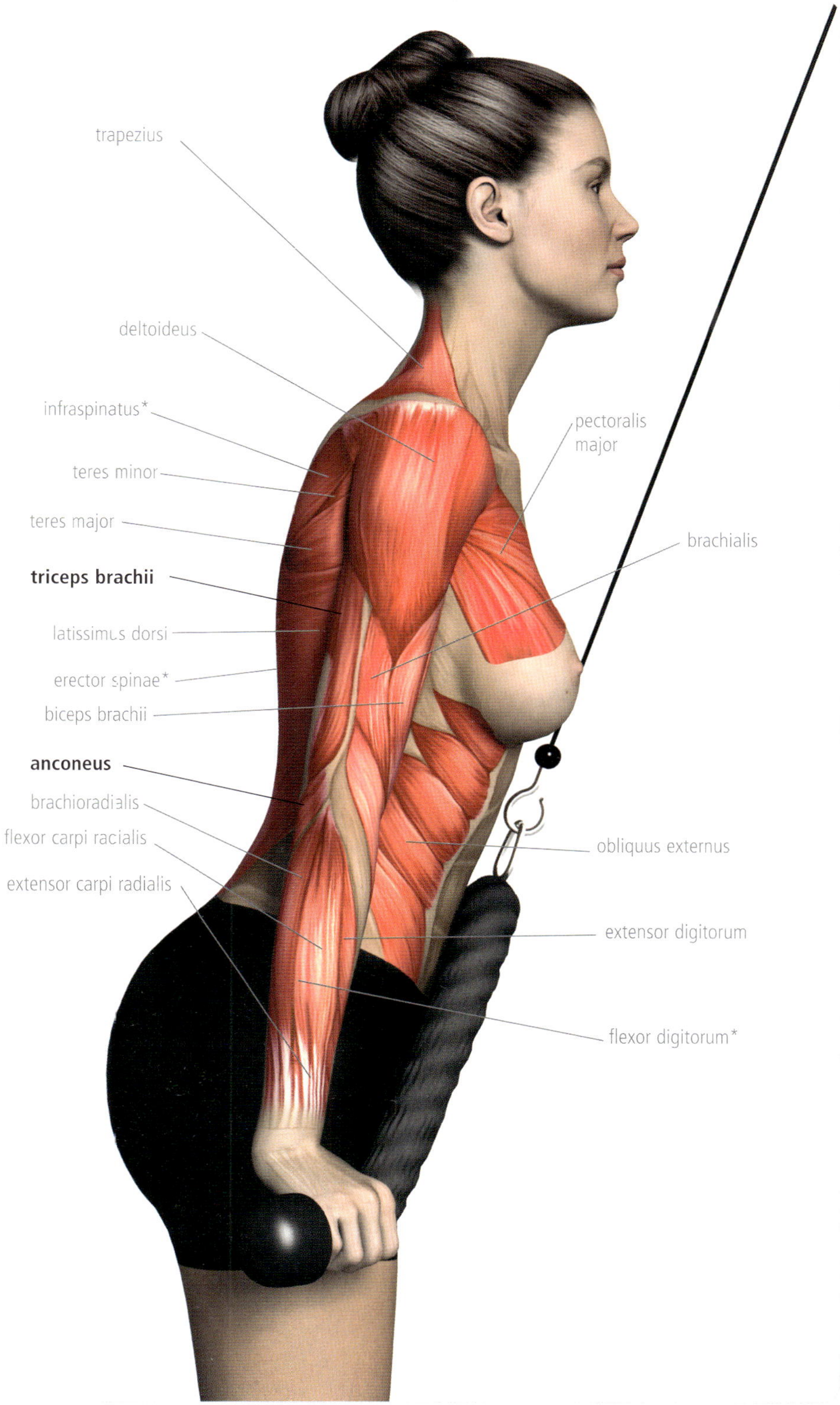

TRAINING

- anconeus
- triceps brachii

VARIANTE
Ähnliche Schwierigkeit:
Verwenden Sie einen Parallelgriff.

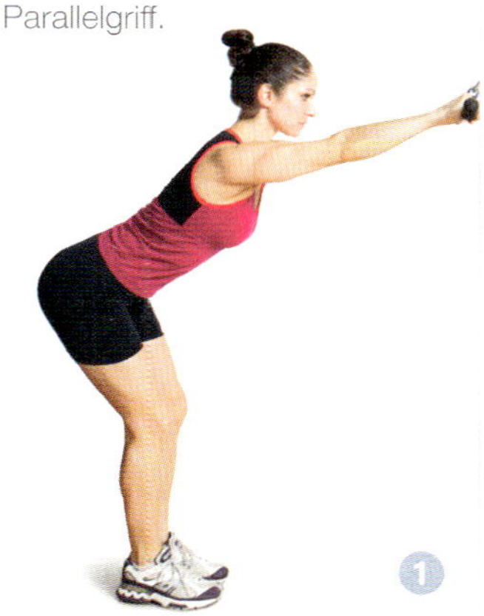

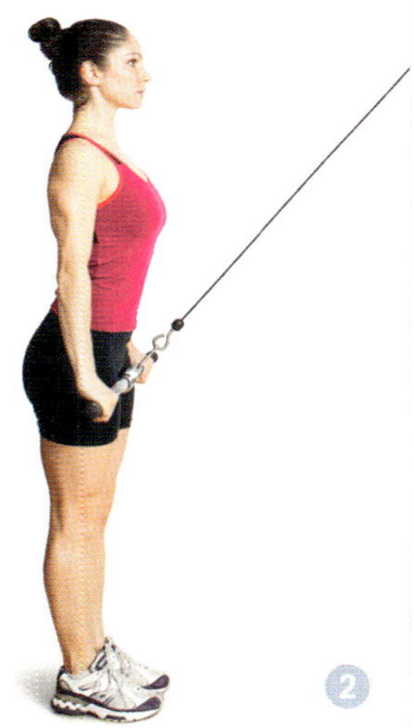

LEGENDE

Schwarzer Text steht für arbeitende Muskeln.

Grauer Text steht für stabilisierende Muskeln.

* steht für tiefe Muskulatur.

LANGHANTEL-CURL

1

Ausgangsposition: Fassen Sie im Stand mit etwa hüftbreit voneinander entfernten Füßen eine Langhantel so, dass die Handinnenflächen von Ihnen weg zeigen. Halten Sie den Oberkörper aufrecht und die Knie und die Hüfte leicht gebeugt. Spannen Sie die Bauchmuskulatur an.

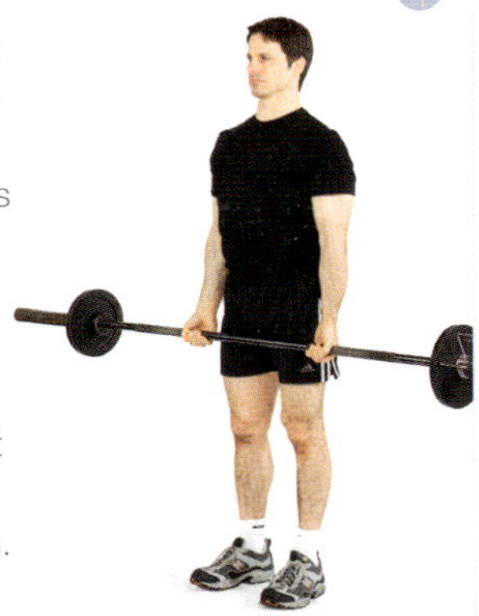

2

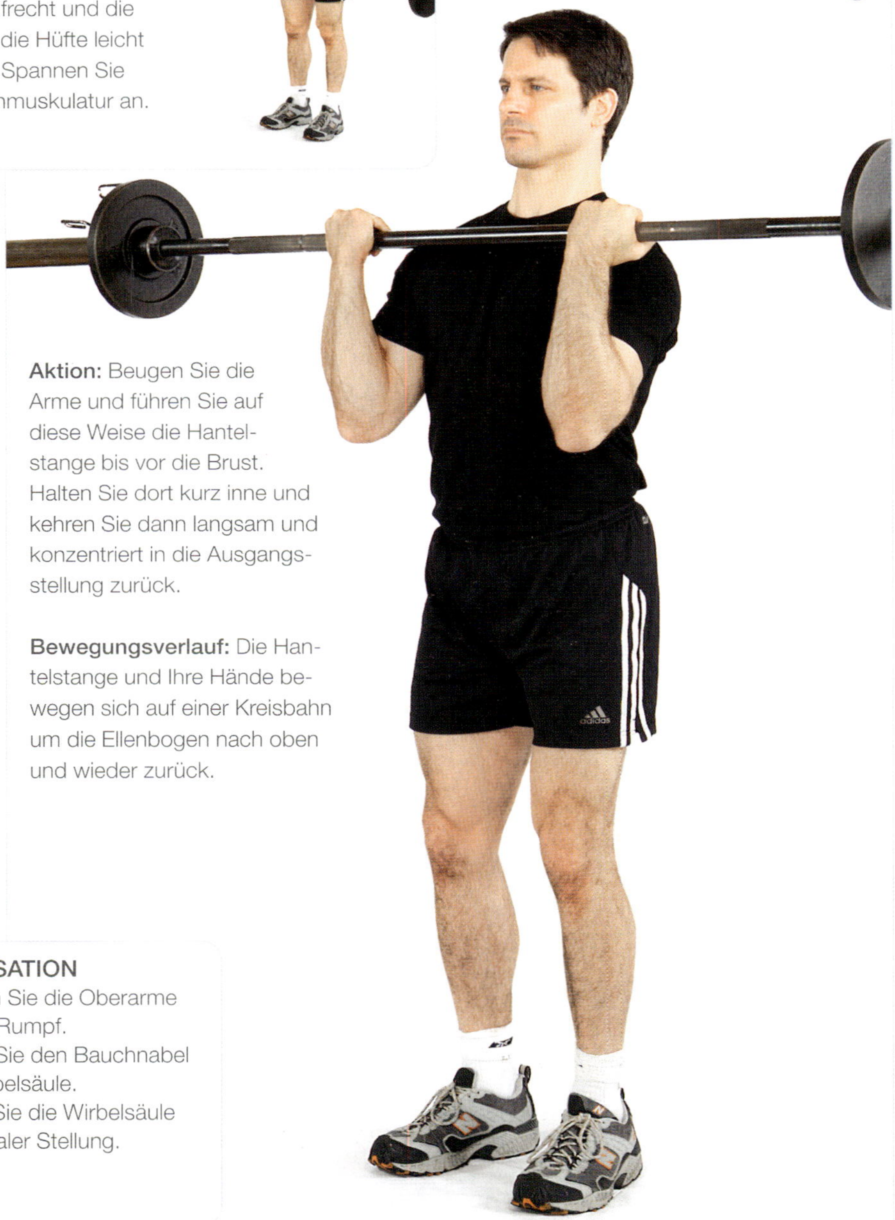

Aktion: Beugen Sie die Arme und führen Sie auf diese Weise die Hantelstange bis vor die Brust. Halten Sie dort kurz inne und kehren Sie dann langsam und konzentriert in die Ausgangsstellung zurück.

Bewegungsverlauf: Die Hantelstange und Ihre Hände bewegen sich auf einer Kreisbahn um die Ellenbogen nach oben und wieder zurück.

WICHTIG!

- Bewegen Sie die Hantelstange während der gesamten Übung mit gleicher Geschwindigkeit.
- Ziehen Sie die Schultern nach unten und zugleich die Schulterblätter zusammen.

VERMEIDEN SIE,

- die Hantel mit Schwung nach oben zu reißen,
- sich nach hinten zu lehnen,
- dass die Ellenbogen während der Aufwärtsbewegung nach hinten ausweichen,
- den Kopf nach vorne zu nehmen.

STABILISATION

- Pressen Sie die Oberarme an den Rumpf.
- Ziehen Sie den Bauchnabel zur Wirbelsäule.
- Halten Sie die Wirbelsäule in neutraler Stellung.

TRAINING

- brachioradialis
- biceps brachii

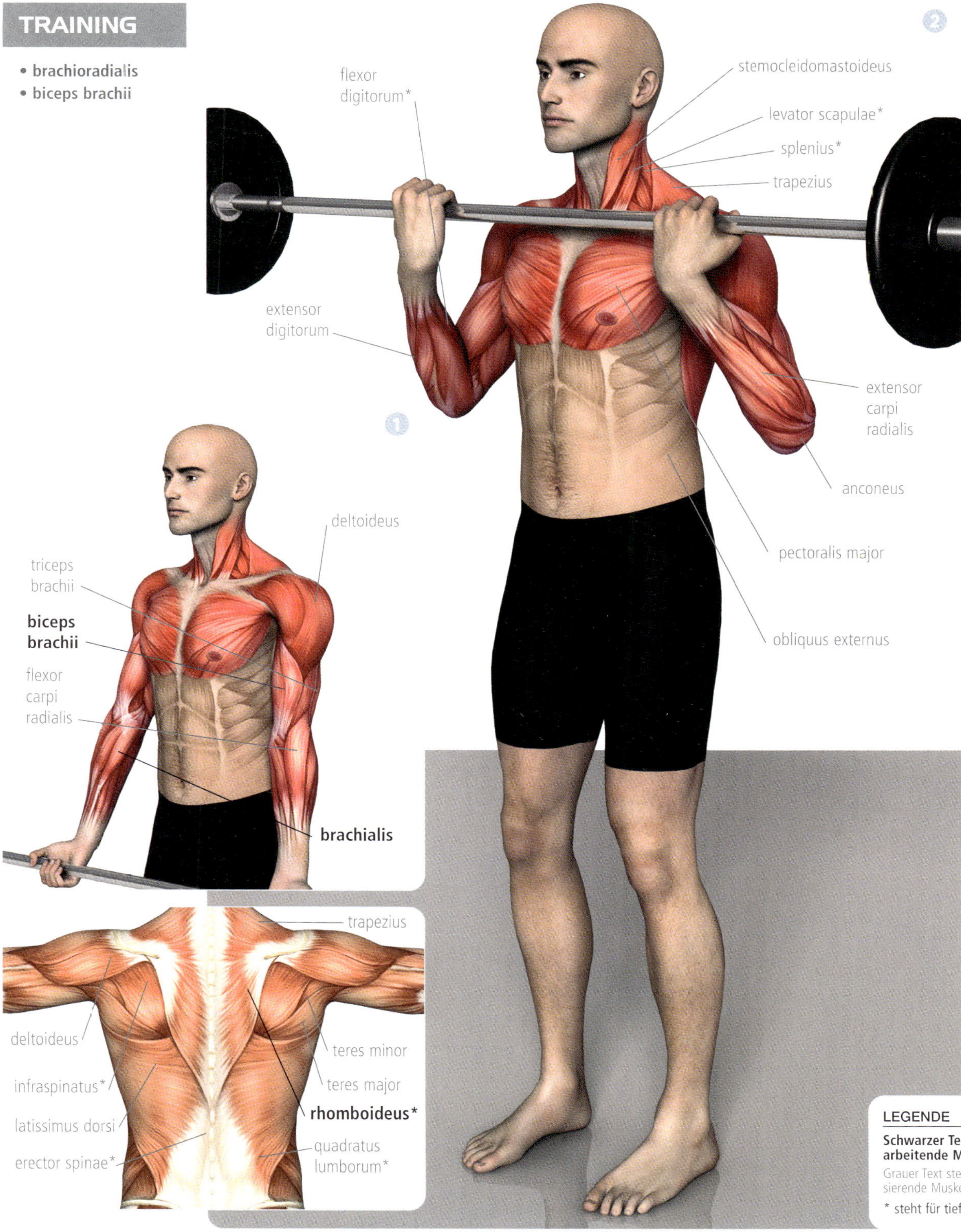

LEGENDE

Schwarzer Text steht für arbeitende Muskeln.

Grauer Text steht für stabilisierende Muskeln.

* steht für tiefe Muskulatur.

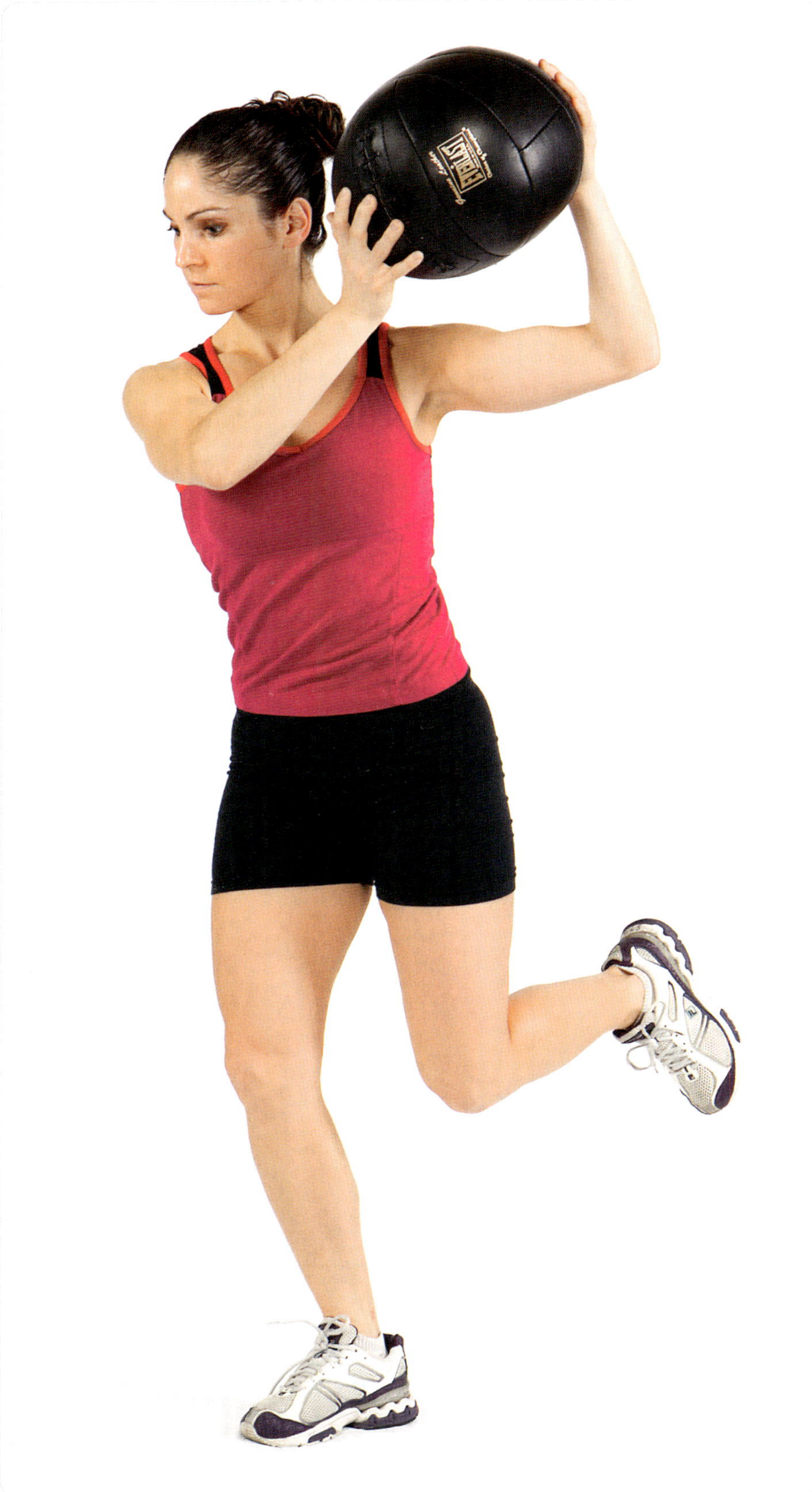

KÖRPERZENTRUM

Die Muskulatur, die unser Körperzentrum stützt und bewegt, also die Bauchmuskulatur und die des tiefen Rückens, hat ihren Ursprung entweder am Becken oder an der Wirbelsäule und ist verantwortlich für Beugen, Strecken, Seitneigen und die Rotation der Wirbelsäule, und zwar vor allem deren unteren Partie. Die Muskulatur des Körperzentrums arbeitet eng mit denen der Hüfte und des Rückens zusammen und ist als Bindeglied für beider Funktionen von elementarer Bedeutung. Sie wirkt einerseits in Schichten an der Oberfläche, aber auch tiefer darunter liegend, mit Muskeln, die in erster Linie für Stabilisation verantwortlich sind. Seit geraumer Zeit hat sich die Erkenntnis durchgesetzt, wie wichtig das Training der Muskulatur des Körperzentrums ist – Stichwort „Rumpfstabilität". Sie sollte in Ihrem Training einen breiten Raum einnehmen.

ANATOMIE RUMPFMUSKULATUR

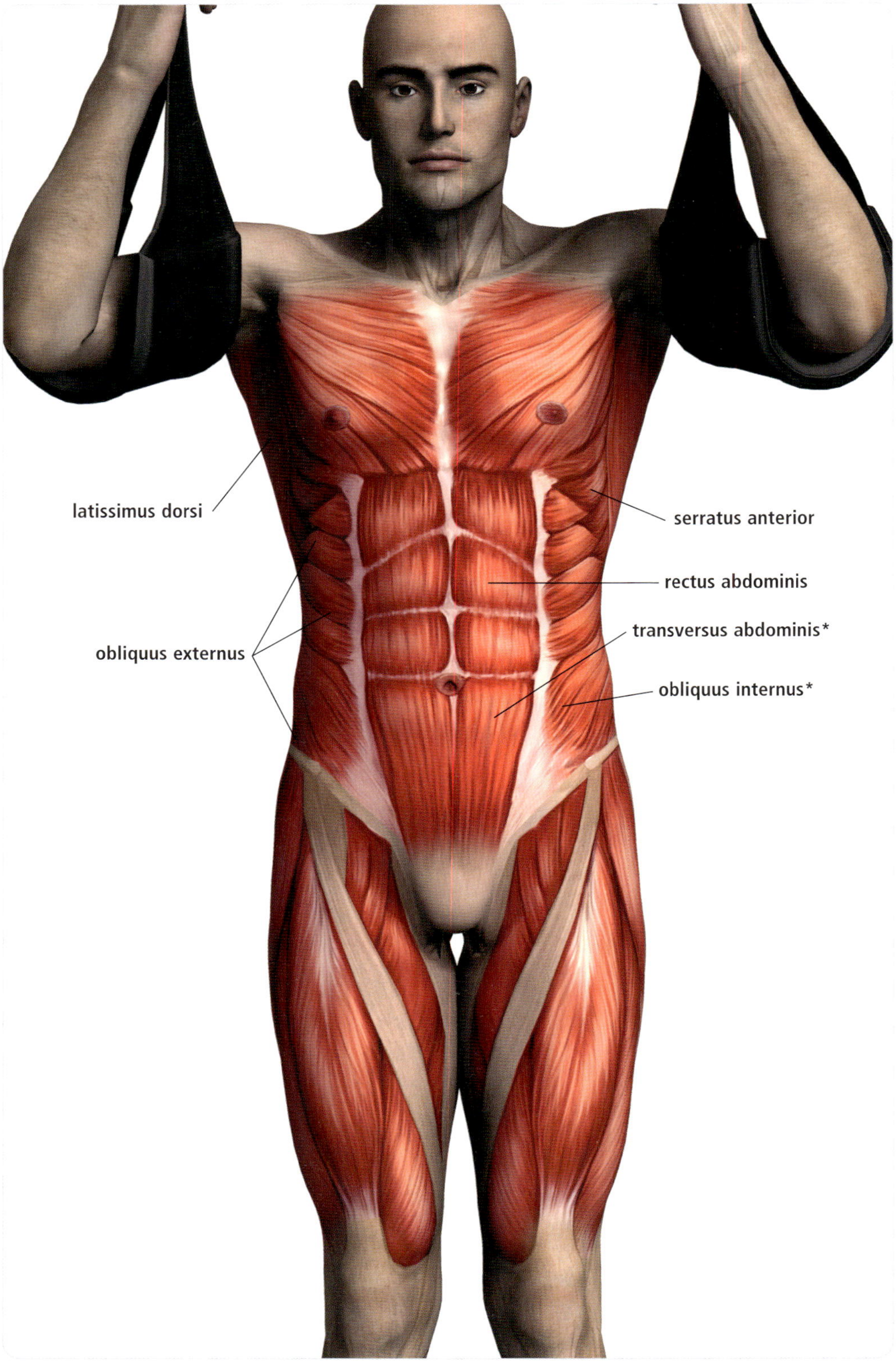

LEGENDE

* steht für tiefe Muskulatur.

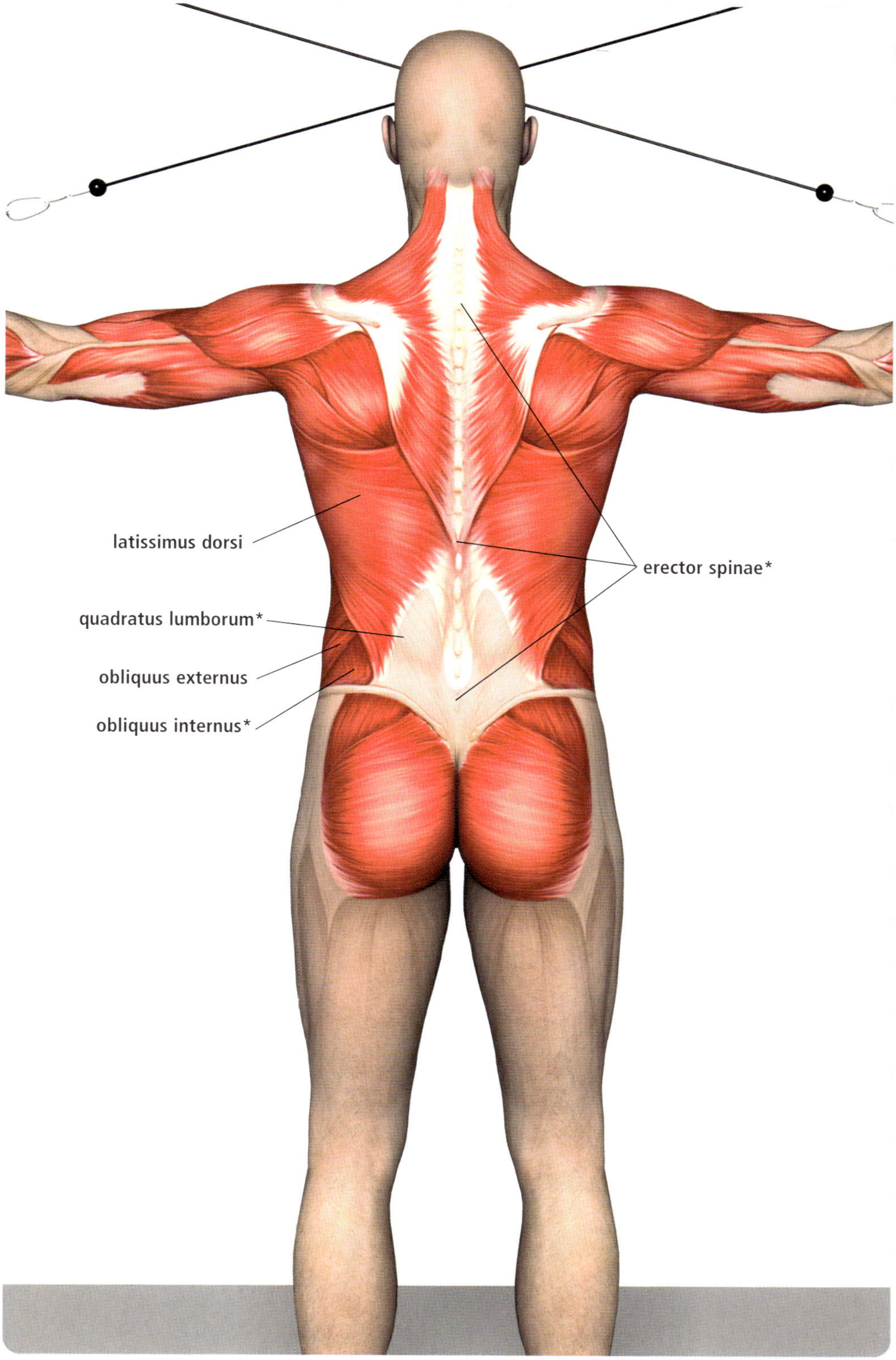

LEGENDE

* steht für tiefe Muskulatur.

BECKEN AUFRICHTEN

1

Ausgangsposition: Setzen Sie sich auf einen Gymnastikball mit den Händen an den Hüften. Lassen Sie den Bauch locker und kippen Sie das Becken nach vorne. Die Füße stabilisieren den Körper.

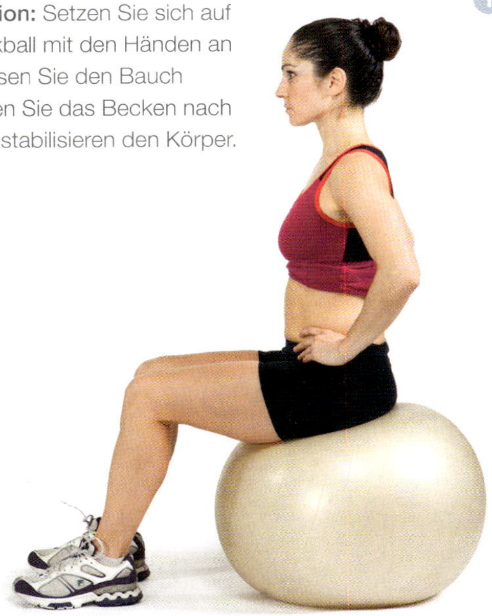

2

Aktion: Richten Sie durch Anspannen der Bauch- und der Gesäßmuskulatur das Becken auf und ziehen Sie den Bauchnabel zur Wirbelsäule. Heben Sie dabei den Brustkorb an.

Bewegungsverlauf: Ihr Becken dreht sich um die Hüftachse.

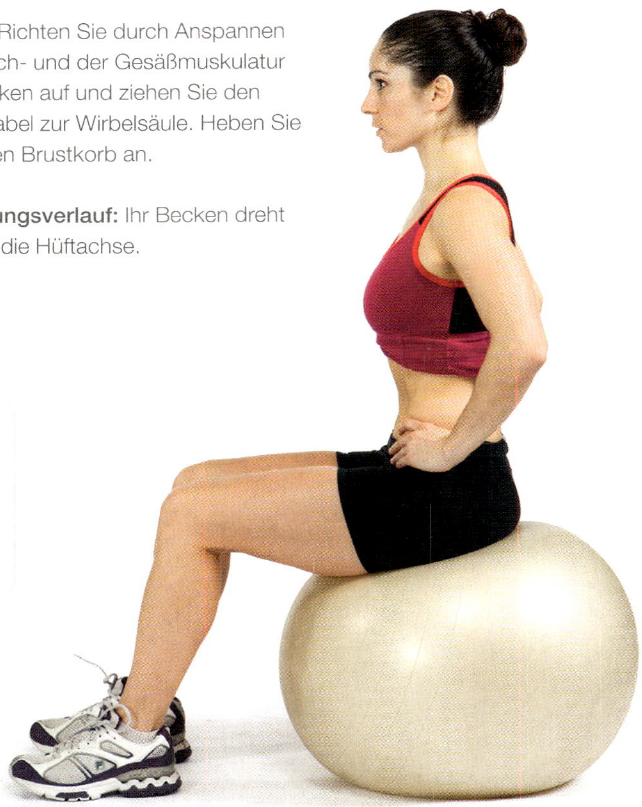

WICHTIG!

- Konzentrieren Sie sich auf den Bewegungsablauf und erfühlen Sie die Spannungsunterschiede in den einzelnen Phasen.

VERMEIDEN SIE,

- den Oberkörper nach vorne zu lehnen.

STABILISATION

- Heben Sie den Brustkorb, die Schultern sind entspannt.
- Der Hals steht in Verlängerung der Wirbelsäule.

TRAINING

- **transversus abdominis**

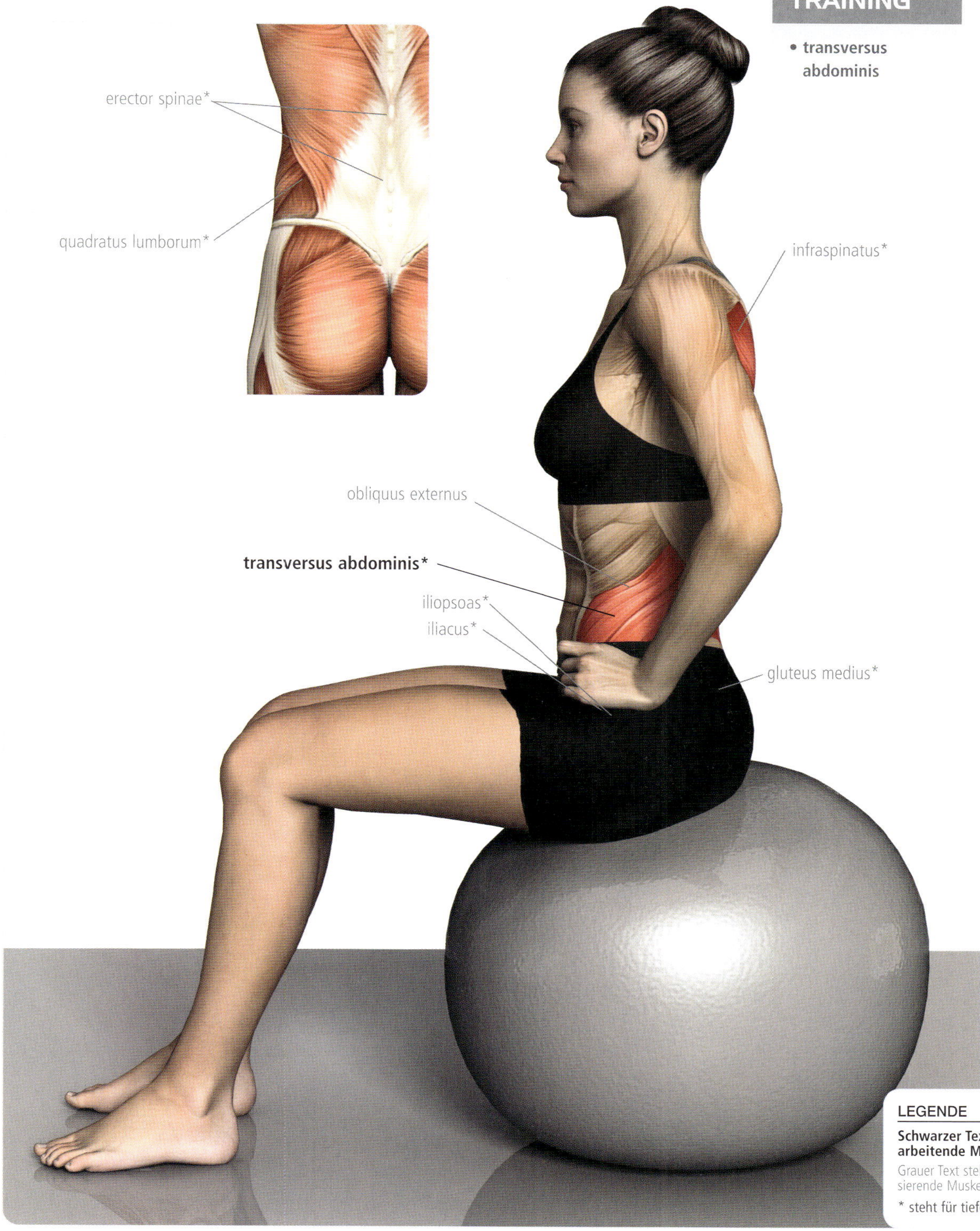

LEGENDE

Schwarzer Text steht für arbeitende Muskeln.

Grauer Text steht für stabilisierende Muskeln.

* steht für tiefe Muskulatur.

CRUNCH

Ausgangsposition: Legen Sie sich auf den Rücken und stellen Sie die Füße etwa hüftbreit voneinander entfernt in der Nähe des Gesäßes auf den Boden. Ihr Kopf ruht auf den Fingerspitzen.

1

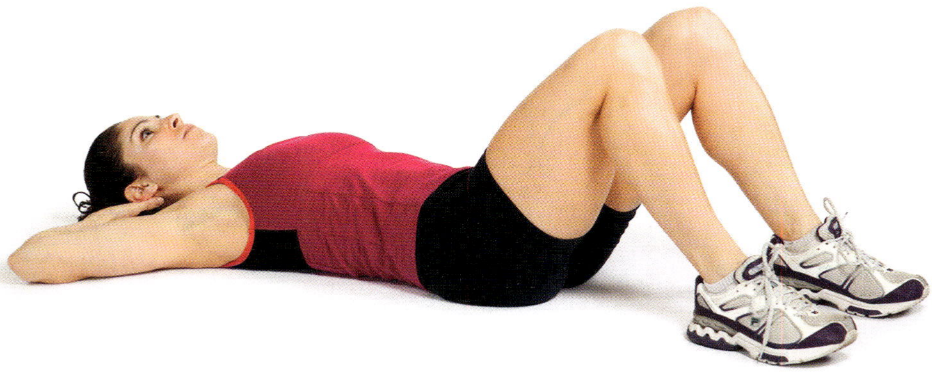

Aktion: Heben Sie durch Kontraktion der Bauchmuskulatur die Schulterblätter vom Boden ab, rollen Sie den Oberkörper ein und drücken Sie die Lendenwirbelsäule flach auf den Untergrund.

Bewegungsverlauf: Ihr Kopf bewegt sich auf einer Kreisbahn um das Zentrum der Lendenwirbelsäule nach oben und wieder zurück.

2

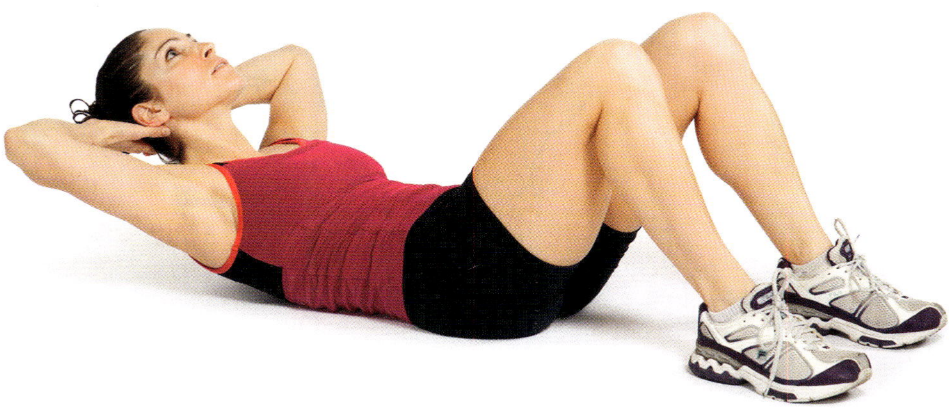

WICHTIG!
- Bewegen Sie sich langsam und gleichmäßig.
- Der untere Rücken bleibt komplett am Boden.
- Halten Sie in der Endstellung kurz inne.

VERMEIDEN SIE,
- den Kopf mit den Händen nach oben zu ziehen,
- das Kinn auf die Brust zu nehmen,
- den Rücken zu überstrecken,
- die Füße zu heben.

STABILISATION
- Ziehen Sie die Schultern nach unten.
- Die Hüftgelenke bleiben parallel zueinander.
- Die Füße stehen auf der ganzen Sohle.

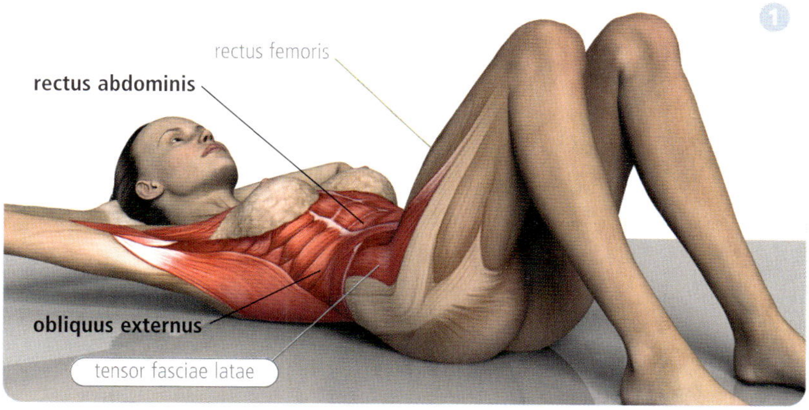

TRAINING

- obliquus externus
- rectus abdominis

LEGENDE

Schwarzer Text steht für arbeitende Muskeln.

Grauer Text steht für stabilisierende Muskeln.

* steht für tiefe Muskulatur.

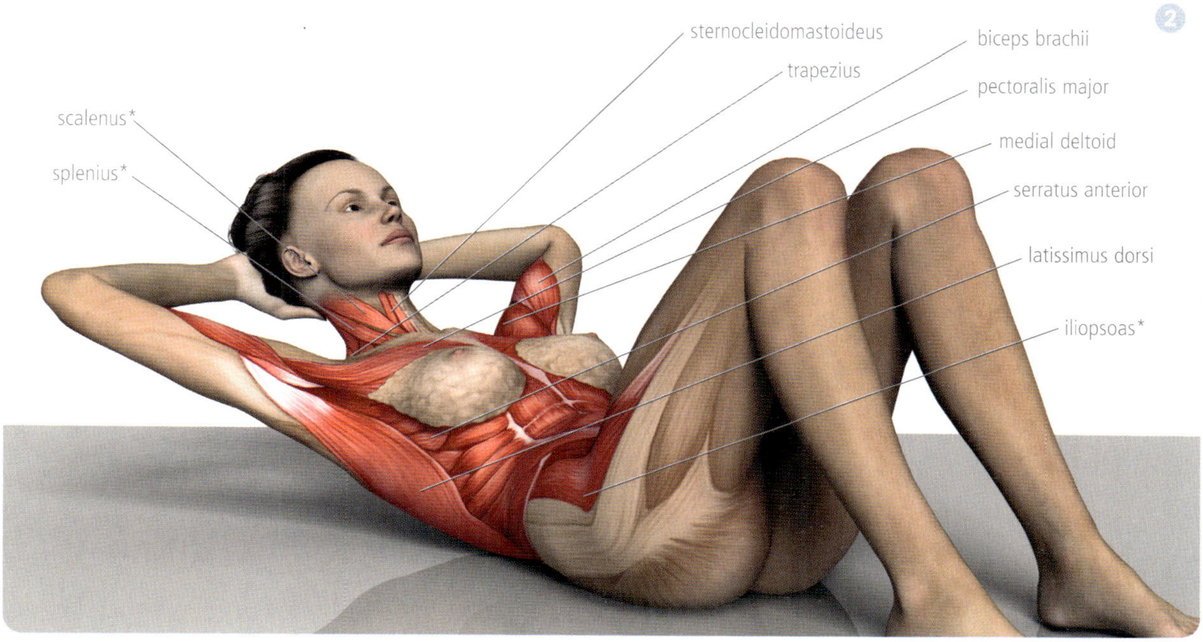

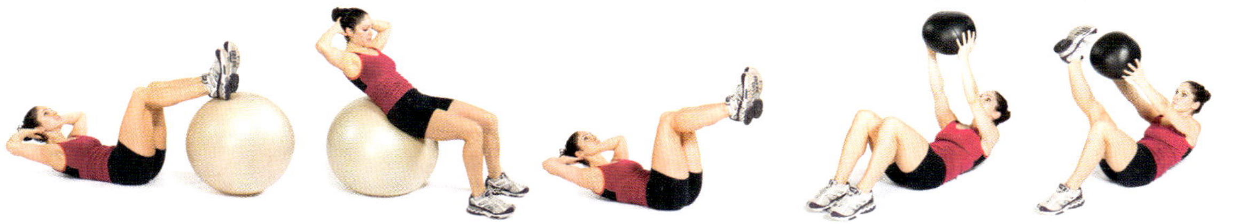

Ähnliche Schwierigkeit: Platzieren Sie Ihre Füße auf einem Gymnastikball, wenn Sie die Übung ausführen. Er darf dabei nicht rollen.

Ähnliche Schwierigkeit: Führen Sie die Übung auf einem Gymnastikball sitzend aus. Der Ball darf dabei nicht rollen.

Schwieriger: Heben Sie die Füße vom Boden ab, die Unterschenkel zeigen im 45-Grad-Winkel nach oben.

Schwieriger: Halten Sie mit gestreckten Armen einen Medizinball über Ihrer Brust. Die Arme bleiben gerade.

Schwieriger: Wie vorher, aber heben Sie ein Bein gestreckt an und führen Sie den Ball zum ausgestreckten Bein.

CRUNCH DIAGONAL

1

Ausgangsposition: Legen Sie sich auf den Rücken und stellen Sie die Füße etwa hüftbreit voneinander entfernt in der Nähe des Gesäßes auf den Boden. Ihr Kopf ruht auf den Fingerspitzen. Beugen Sie ein Bein in Hüfte und Knie und legen Sie es mit der Außenseite der Fessel auf der Außenseite des anderen Knies ab.

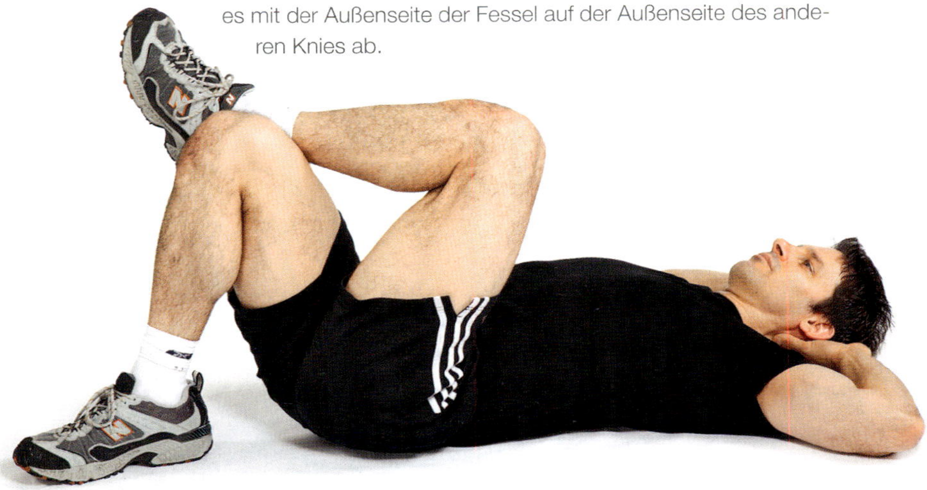

2

Aktion: Heben Sie durch Kontraktion der schrägen Bauchmuskulatur die Schulter vom Boden ab, die sich dem gebeugten und oben abgelegten Bein diagonal gegenüber befindet. Führen Sie im weiteren Verlauf den Ellenbogen des Armes der aktiven Schulter zum Knie des gebeugten Beines. Der Oberarm auf der Seite der am Boden liegenden Schulter hält während der ganzen Zeit Kontakt mit dem Untergrund. Kehren Sie danach langsam in die Ausgangsstellung zurück.

Bewegungsverlauf: Ihre Schulter bewegt sich auf einer Kreisbahn um die Körperlängsachse.

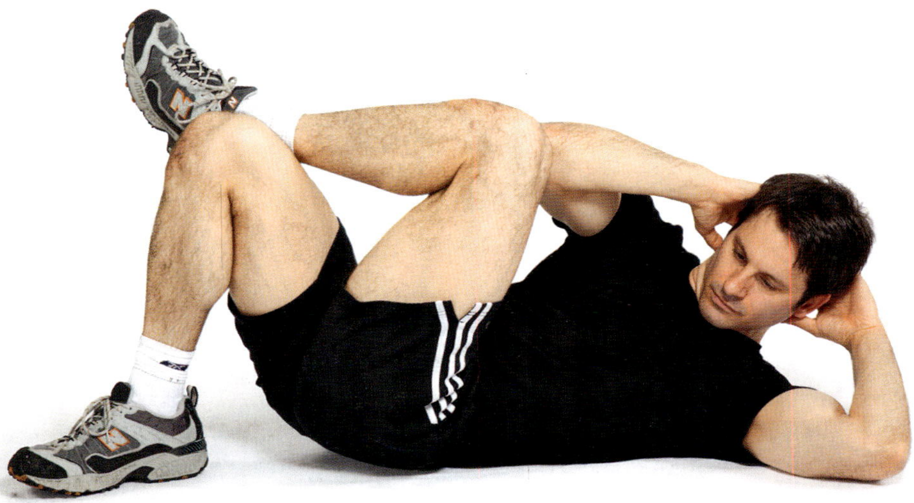

WICHTIG!
- Bewegen Sie sich langsam und gleichmäßig.
- Der untere Rücken bleibt komplett am Boden.
- Halten Sie in der Endstellung kurz inne.

VERMEIDEN SIE,
- den Kopf mit den Händen nach oben zu ziehen,
- das Kinn zu sehr auf die Brust zu nehmen,
- den am Boden ruhenden Oberarm zu heben,
- den Rücken zu überstrecken,
- die Füße zu heben.

STABILISATION
- Ziehen Sie die Schultern nach unten mit weit ausgebreiteten Oberarmen.
- Die Hüftgelenke bleiben parallel zueinander.

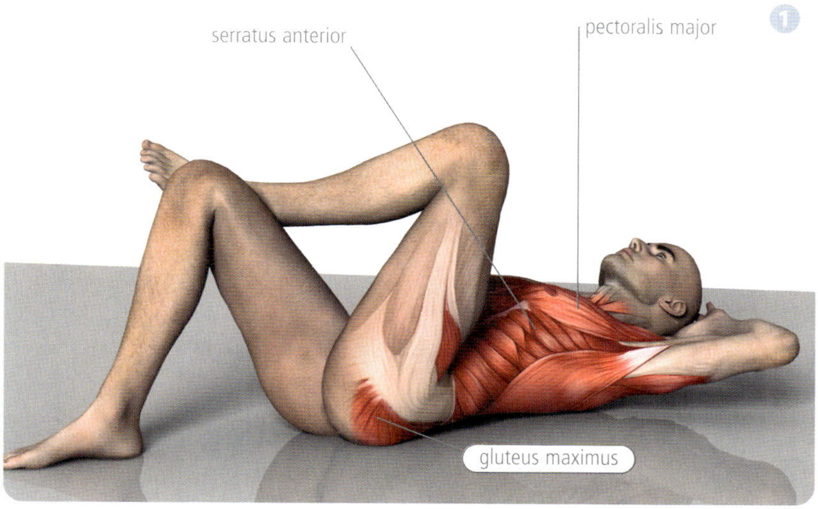

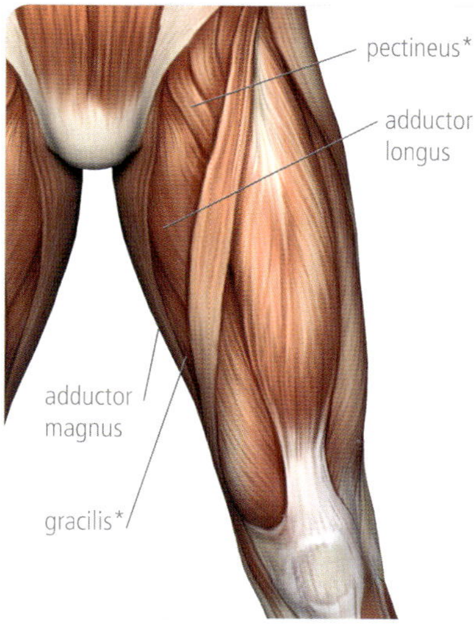

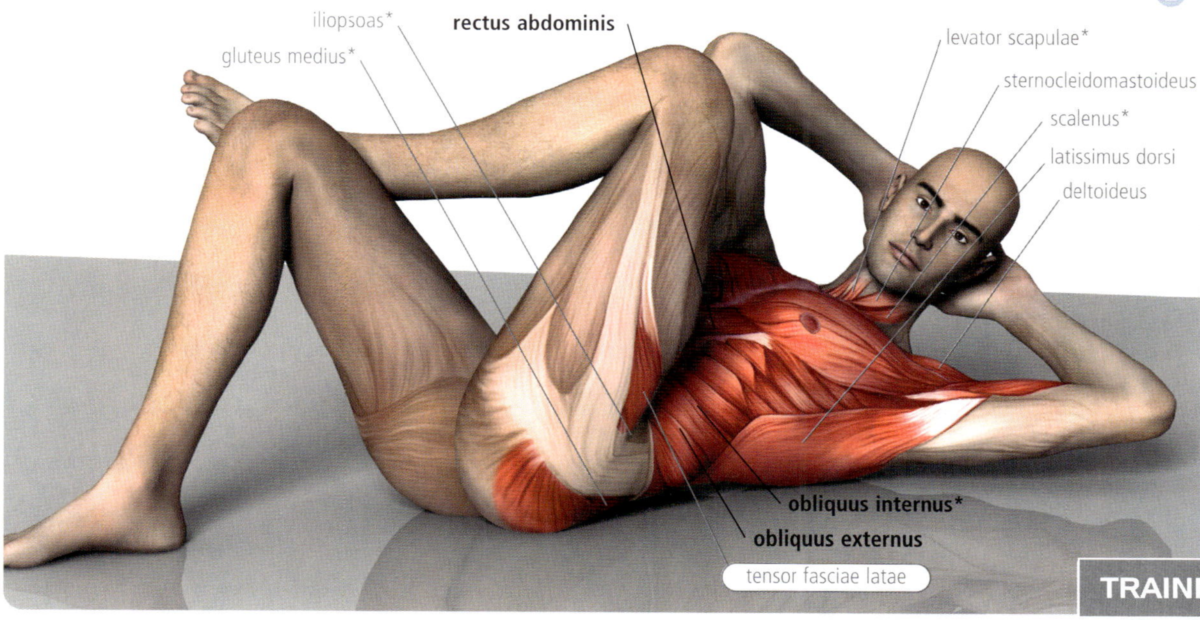

TRAINING

- **obliquus externus**
- **obliquus internus**
- **rectus abdominis**

VARIANTE

Ähnliche Schwierigkeit: Führen Sie die Übung auf einem Gymnastikball liegend aus. Drehen Sie den Rumpf simultan mit dem Aufrollen des Oberkörpers.

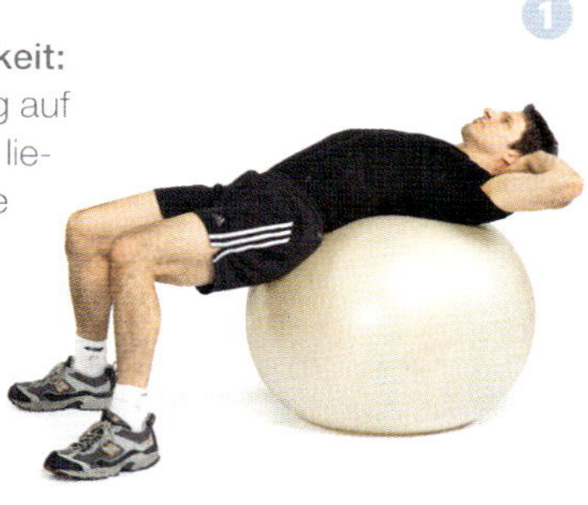

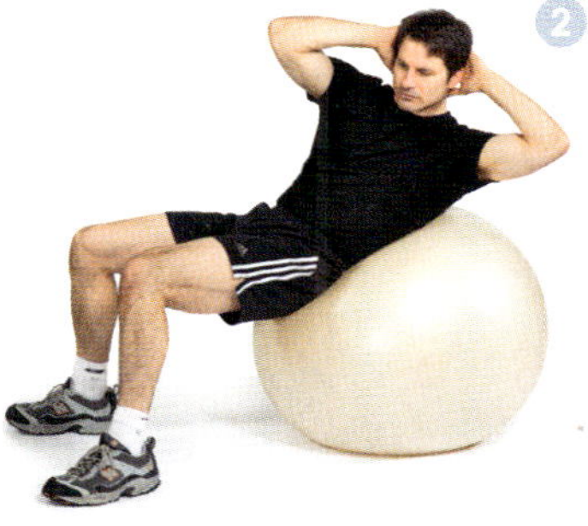

LEGENDE

Schwarzer Text steht für arbeitende Muskeln.
Grauer Text steht für stabilisierende Muskeln.
* steht für tiefe Muskulatur.

RUMPFBEUGER

1

Ausgangsposition: Legen Sie sich so mit der Körperseite auf einen Gymnastikball, dass Ihre Beine und Füße in Schrittstellung das Gleichgewicht herstellen und Ihr Kopf auf den Fingerspitzen ruht.

Aktion: Beugen Sie durch Kontraktion der schrägen Bauchmuskulatur den Rumpf und heben Sie den Oberkörper bis zu Ihrer individuellen Endstellung an. Halten Sie dabei die Ellenbogen etwas hinter dem Rumpf.

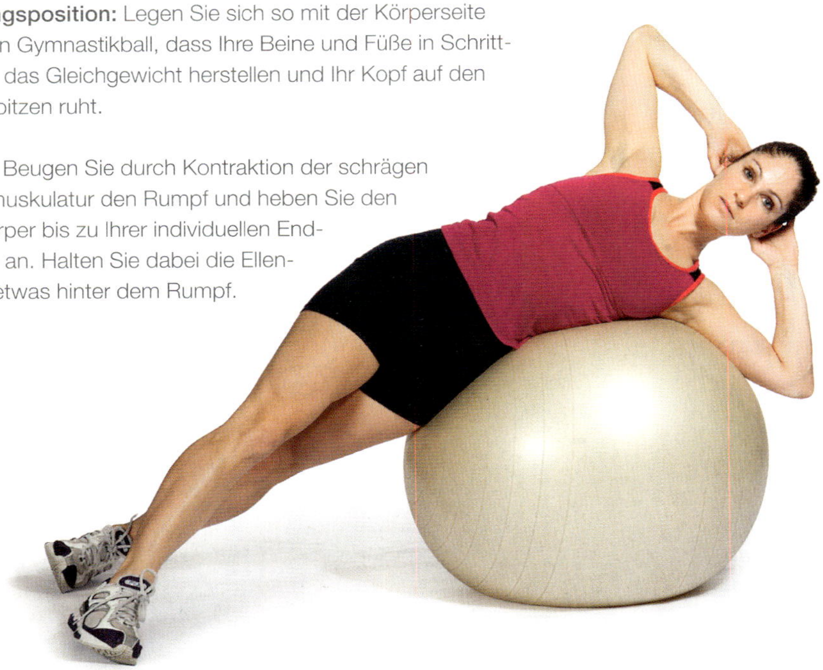

2

Bewegungsverlauf: Ihr Kopf bewegt sich auf einer Kreisbahn entlang der Tiefenachse des Körpers.

STABILISATION
- Stützen Sie sich auf Ihre Fußseiten, die mit dem Boden ständigen Kontakt halten.
- Verteilen Sie das Gewicht gleichmäßig auf beide Füße.
- Die Beine sind lang und die Hüfte steht unter Spannung.

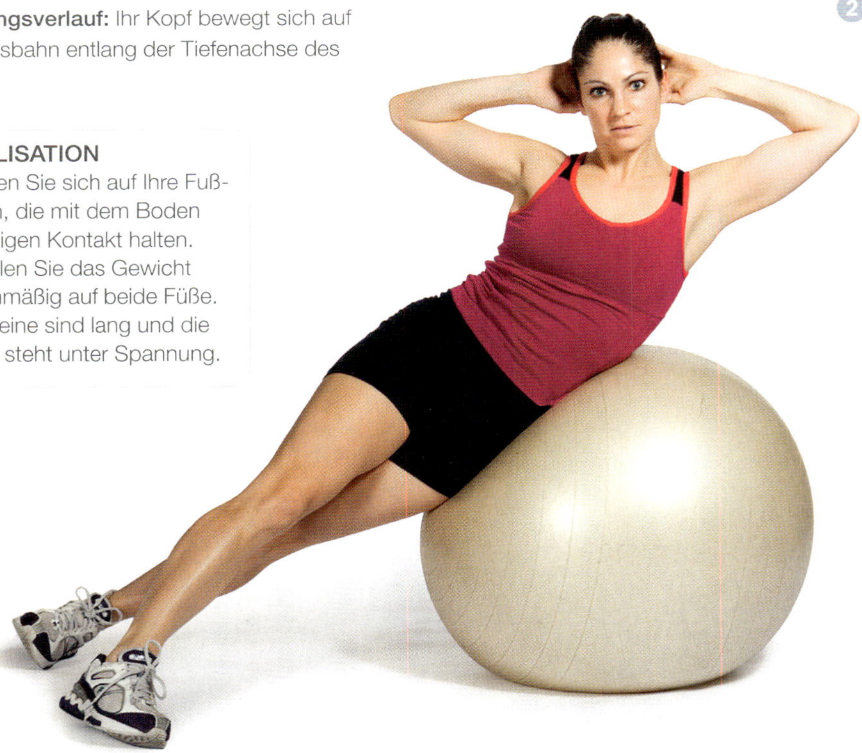

WICHTIG!
- Achten Sie auf einen langsamen und konzentrierten Verlauf der Bewegung.
- Schultern, Wirbelsäule und Hüfte befinden sich auf einer Linie.

VERMEIDEN SIE,
- Vorwärts- oder Rückwärtsrotationen um die Körperlängsachse,
- Bewegungen der Hüfte,
- die Knie zu beugen.

TRAINING

- obliquus externus
- obliquus internus
- quadratus lumborum

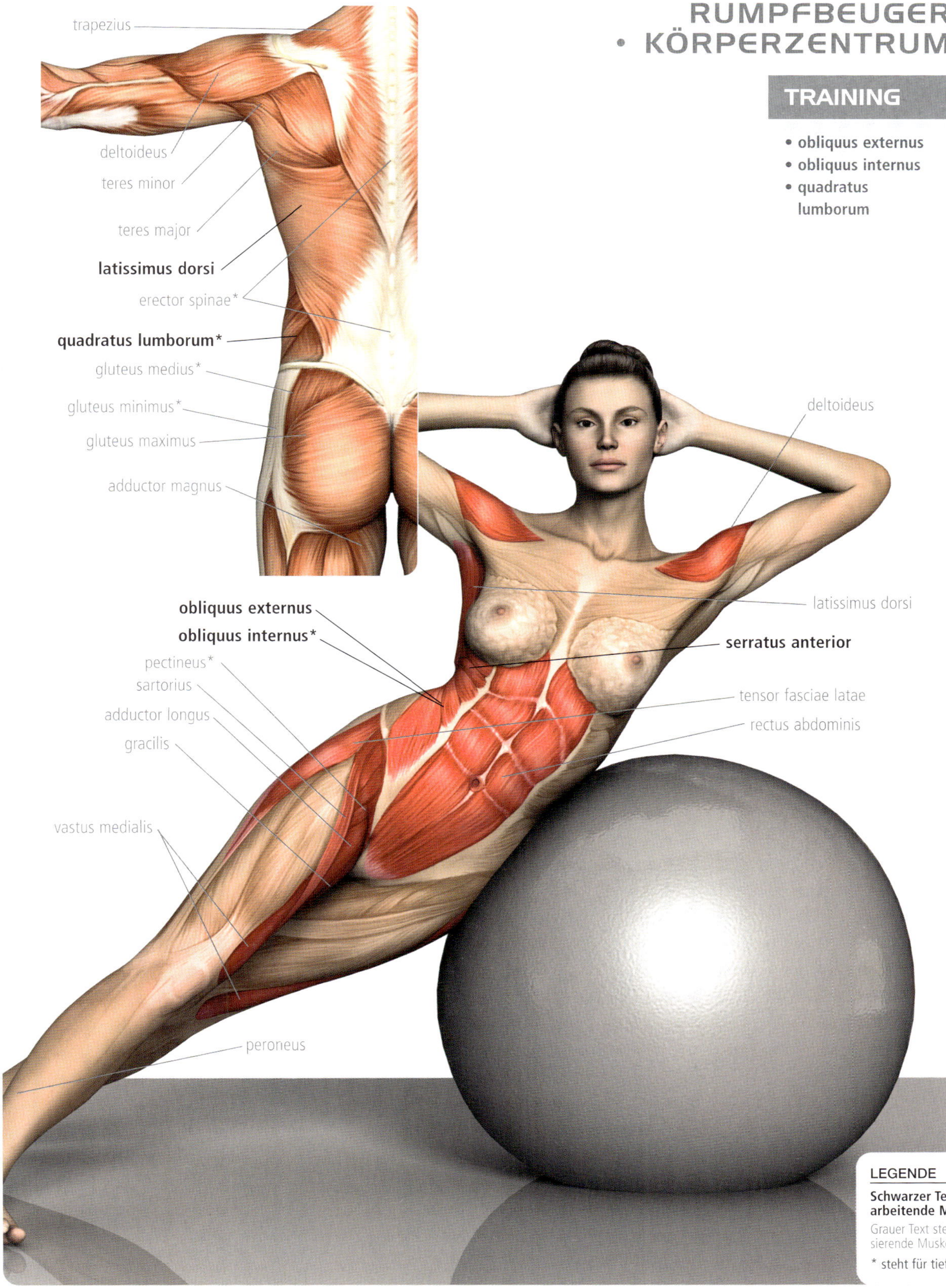

LEGENDE

Schwarzer Text steht für arbeitende Muskeln.

Grauer Text steht für stabilisierende Muskeln.

* steht für tiefe Muskulatur.

BAUCHRAD

1

Ausgangsposition: Nehmen Sie ein sporthandelsübliches Rollrad, gehen Sie auf die Knie und setzen Sie mit gestrecktem Rücken das Rad so auf den Boden auf, dass es sich genau unter den Schultern befindet. Die Hüfte ist leicht gebeugt, die Knie sind annähernd im 90-Grad-Winkel.

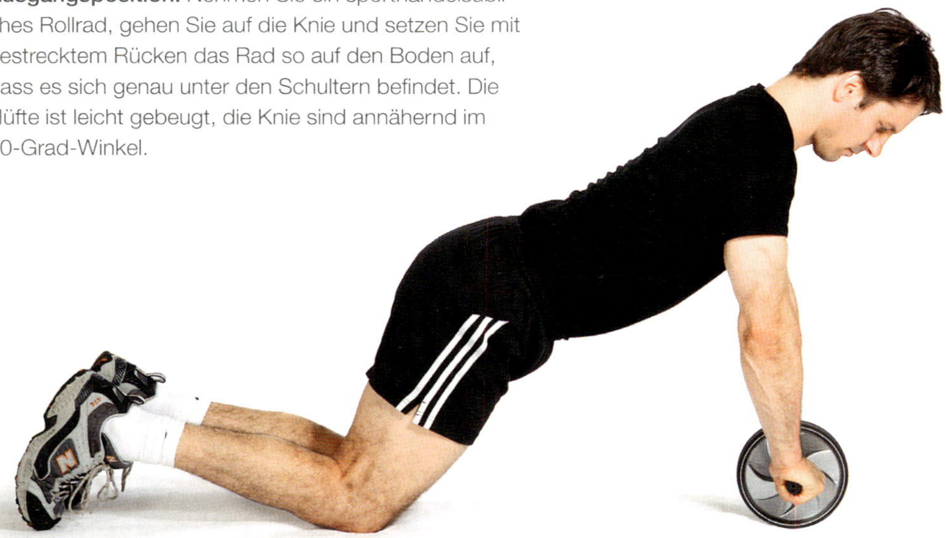

2

Aktion: Strecken Sie Knie-, Hüft- und Schultergelenke und fahren Sie mit dem Rad so weit wie möglich nach vorne, ohne dass weitere Kontaktpunkte zwischen Körper und Untergrund entstehen. Rumpf und Hüfte bilden annähernd eine Linie parallel zum Untergrund. Halten Sie kurz inne und kehren Sie anschließend langsam, aber konzentriert in die Ausgangsstellung zurück.

Bewegungsverlauf: Ihre Hände werden auf horizontaler Ebene nach vorne und wieder zurück bewegt. Ihr Kopf befindet sich auf einer Kreisbahn um die Knie.

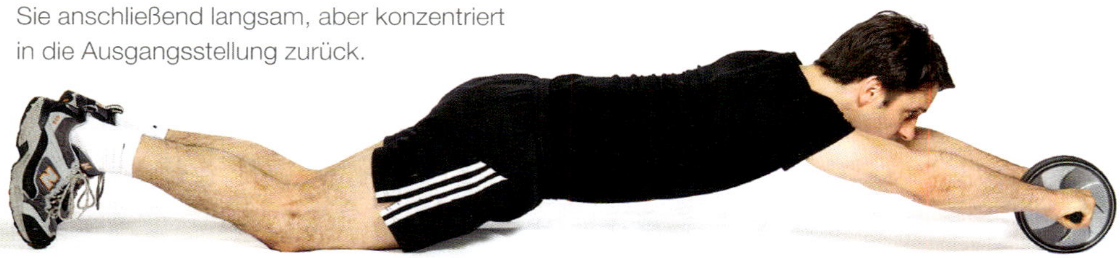

WICHTIG!

- Alle Gelenke bewegen sich gleichzeitig im richtigen Verhältnis zueinander.
- Kopf und Nacken befinden sich in Verlängerung der Wirbelsäule.

VERMEIDEN SIE,

- zu schnelle und hastige Bewegungen in jeglicher Richtung,
- die Wirbelsäule zu beugen oder zu überstrecken.

STABILISATION

- Ziehen Sie den Bauchnabel zur Wirbelsäule.
- Führen Sie die Schulterblätter zusammen und nach unten.
- Die Arme sind gestreckt mit festen Handgelenken.
- Halten Sie die Wirbelsäule in neutraler Stellung.

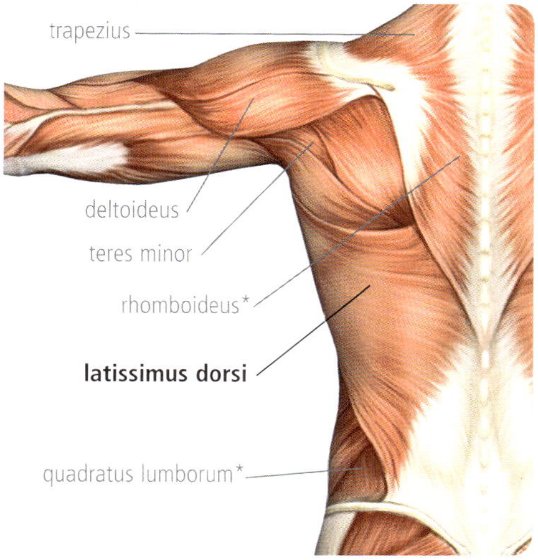

TRAINING

- iliacus
- iliopsoas
- latissimus dorsi
- obliquus externus
- obliquus internus
- pectoralis major
- rectus abdominis
- rectus femoris
- serratus anterior
- teres major
- triceps brachii

LEGENDE

Schwarzer Text steht für arbeitende Muskeln.

Grauer Text steht für stabilisierende Muskeln.

* steht für tiefe Muskulatur.

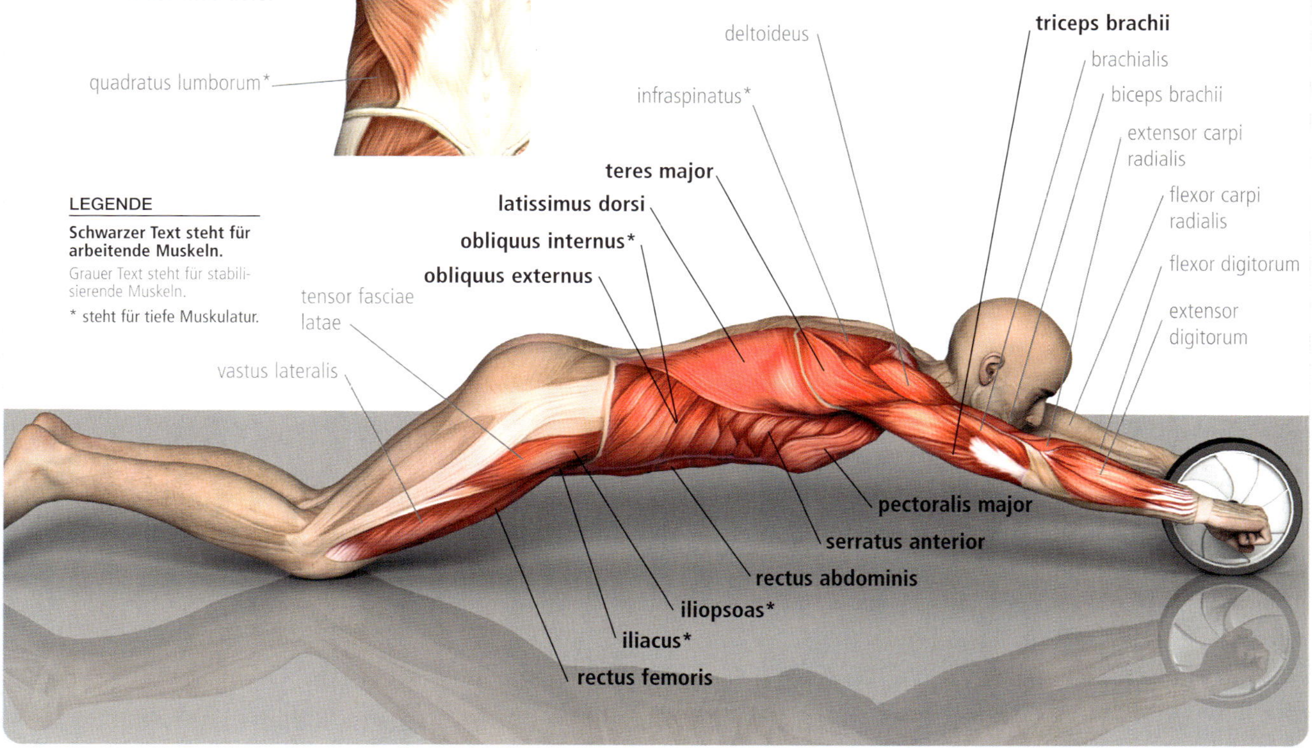

VARIANTE

Ähnliche Schwierigkeit: Ersetzen Sie das Rad durch einen Gymnastikball; die Hände beginnen höher.

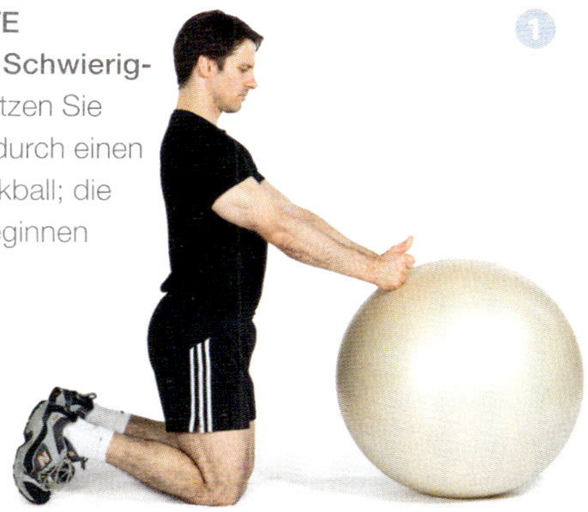

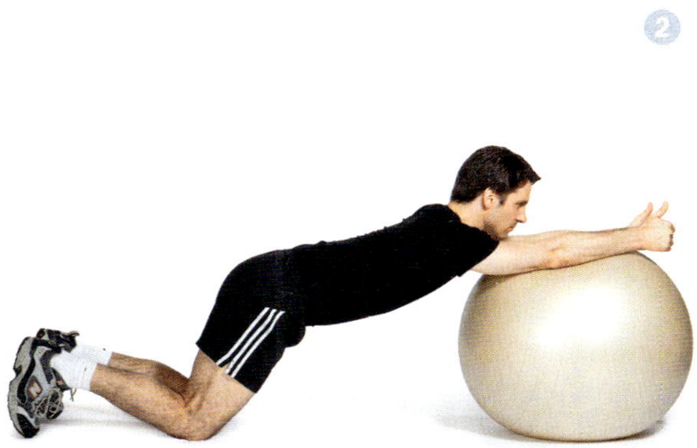

HÜFTE BEUGEN HÄNGEND

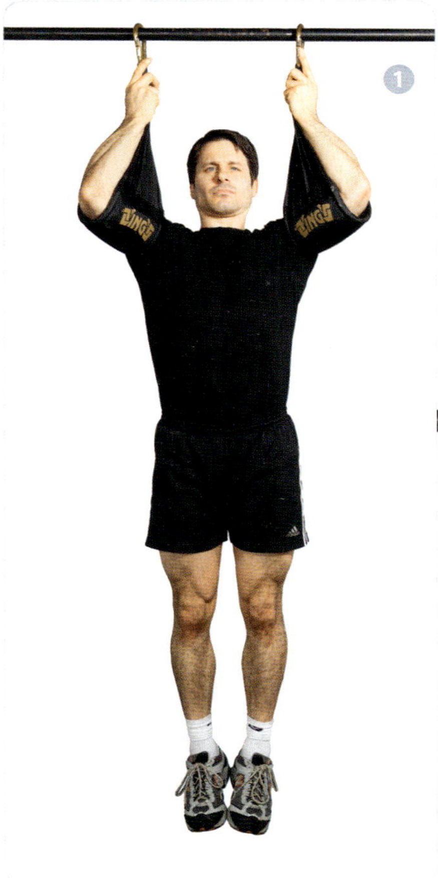

STABILISATION

- Halten Sie die Oberarme parallel und die Schultern unten.
- Die Beine sind parallel.
- Halten Sie sich gut fest.

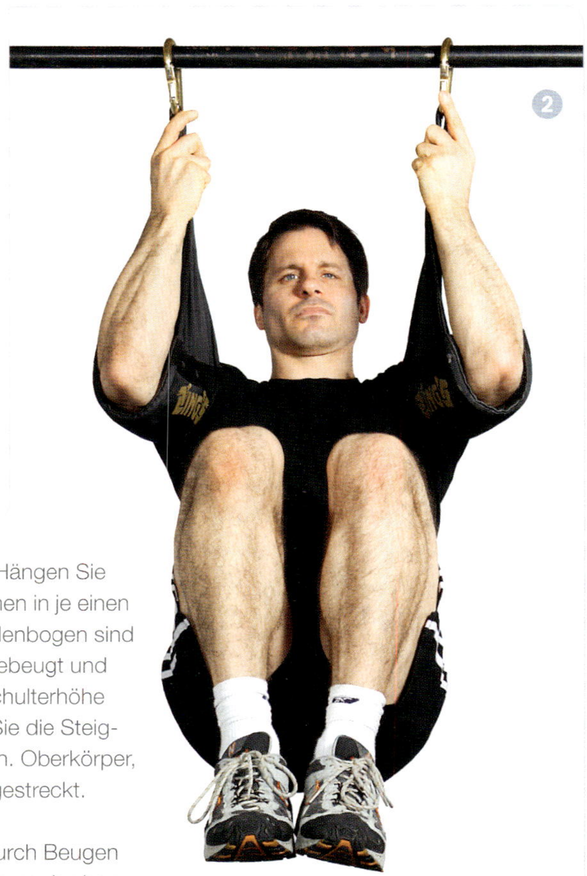

WICHTIG!

- Beugen Sie die Knie im gleichen Maße, wie Sie die Oberschenkel heben.
- Bewegen Sie die Beine parallel.

VERMEIDEN SIE,

- die Arme zu strecken,
- zu schwingen,
- die Hüfte nach hinten zu bewegen.

Ausgangsposition: Hängen Sie sich mit den Oberarmen in je einen Steigbügel ein. Die Ellenbogen sind im 90-Grad-Winkel gebeugt und zeigen etwas über Schulterhöhe nach vorne. Fassen Sie die Steigbügel mit den Händen. Oberkörper, Hüfte und Knie sind gestreckt.

Aktion: Führen Sie durch Beugen im Hüftgelenk die Knie nach oben bis fast an den Oberkörper heran. Zum Ausgleich verstärken Sie die Muskelspannung im Rücken, die den Oberarm in Position hält. Kehren Sie langsam und konzentriert in die Ausgangsstellung zurück.

Bewegungsverlauf: Ihre Knie bewegen sich auf einer Kreisbahn um die Hüftgelenke. Der Körperschwerpunkt bewegt sich durch Massenverlagerung nach oben.

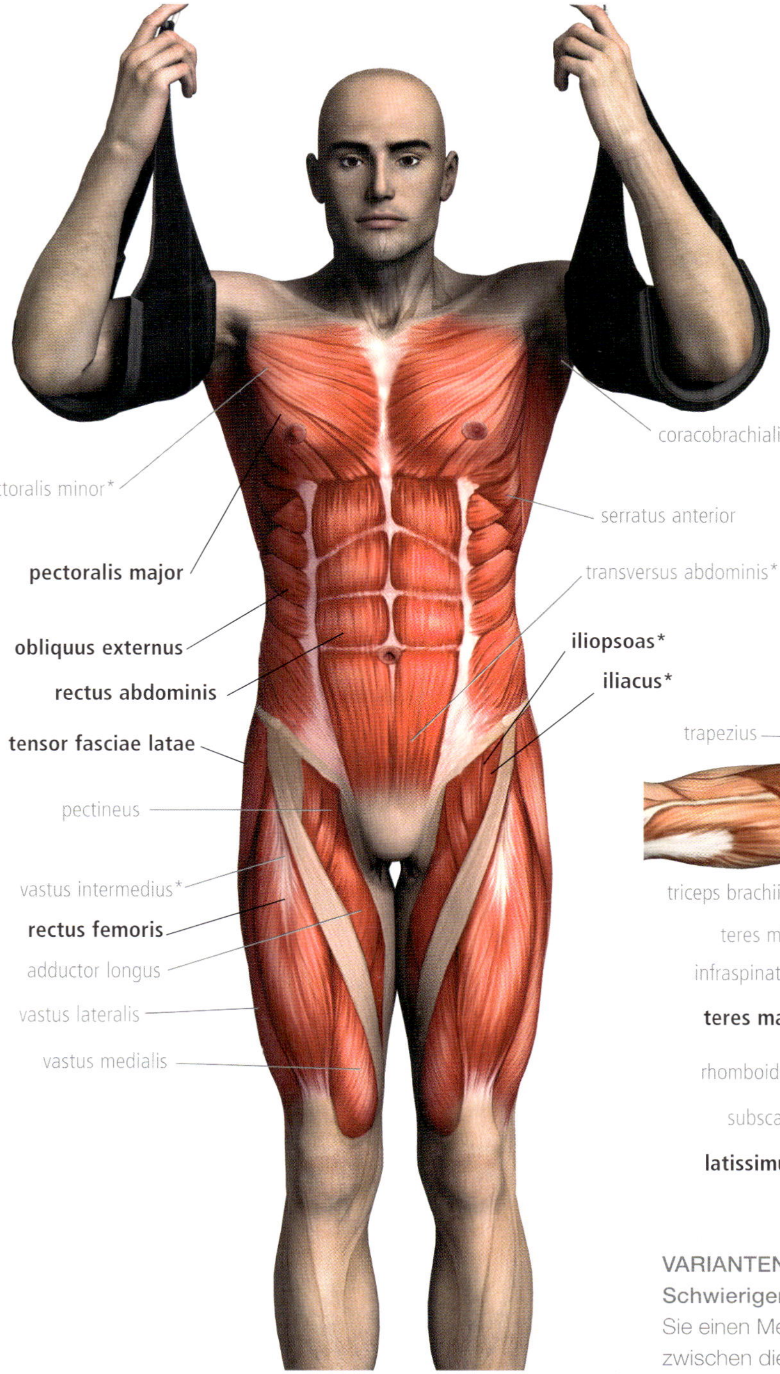

TRAINING

- iliacus
- iliopsoas
- rectus abdominis
- rectus femoris
- tensor fasciae latae

LEGENDE

Schwarzer Text steht für arbeitende Muskeln.

Grauer Text steht für stabilisierende Muskeln.

* steht für tiefe Muskulatur.

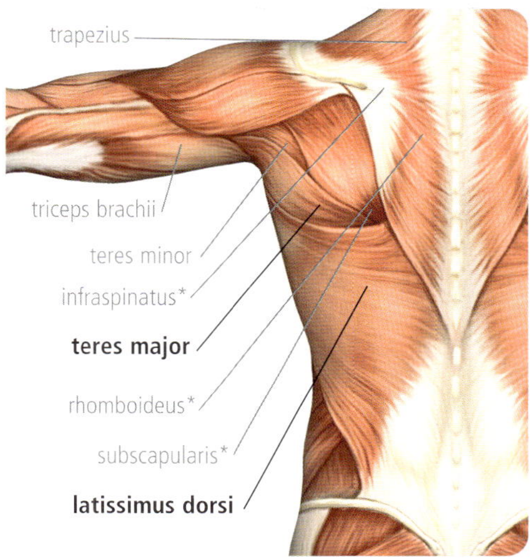

VARIANTEN

Schwieriger: Pressen Sie einen Medizinball zwischen die Knie und führen Sie damit die Übung aus.

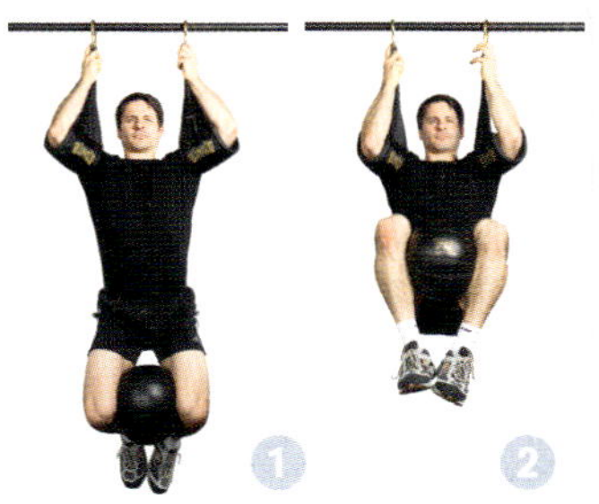

DIE BRÜCKE

1

Ausgangsposition: Legen Sie sich auf den Rücken und stellen Sie die Füße etwa hüftbreit voneinander entfernt in der Nähe des Gesäßes auf den Boden. Legen Sie die Oberarme neben dem Rumpf ab und beugen Sie die Arme im 90-Grad-Winkel.

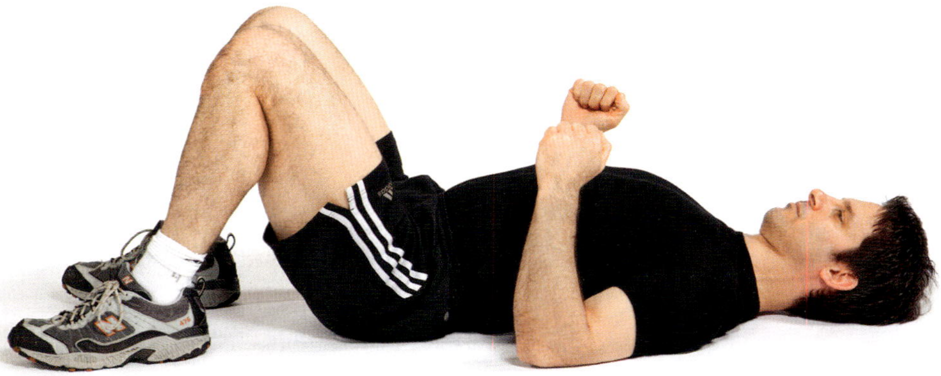

2

Aktion: Strecken Sie durch Kontraktion der Rücken- und der Gesäßmuskulatur die Hüfte, indem Sie sich auf den Füßen, den Schultern und den Oberarmen abstützen.

Bewegungsverlauf: Ihr Körperschwerpunkt hebt und senkt sich auf einer leichten Kreisbahn.

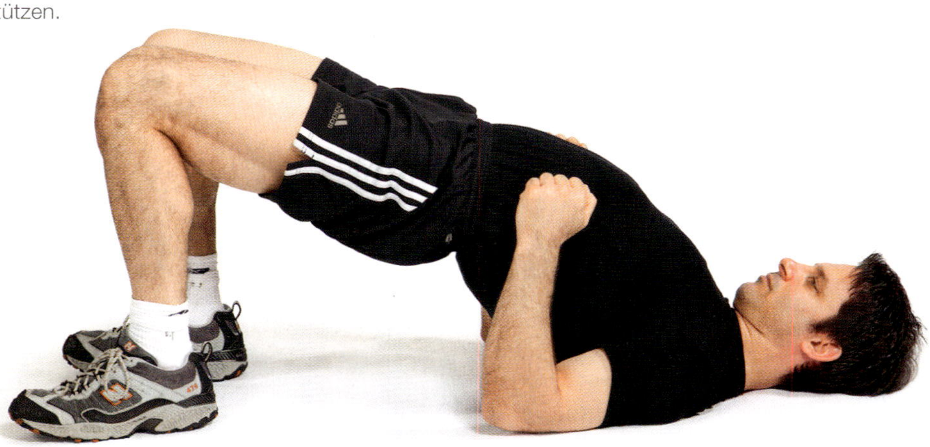

WICHTIG!
- Ihre Hüfte ist das Scharniergelenk.
- Die Wirbelsäule bleibt weitgehend in neutraler Stellung.

VERMEIDEN SIE,
- Teilbewegungen in der Aufwärts- oder der Abwärtsphase,
- dass die Hüfte auf irgendeine Art und Weise rotiert.

STABILISATION
- Pressen Sie die Oberarme und die Ellenbogen gegen den Boden.
- Verteilen Sie Ihr Körpergewicht gleichmäßig.
- Hüftgelenke, Knie und Füße sind je auf einer Linie.

TRAINING

- biceps femoris
- gluteus maximus
- rhomboideus
- quadratus lumborum
- semimembranosus
- semitendinosus

LEGENDE

Schwarzer Text steht für arbeitende Muskeln.

Grauer Text steht für stabilisierende Muskeln.

* steht für tiefe Muskulatur.

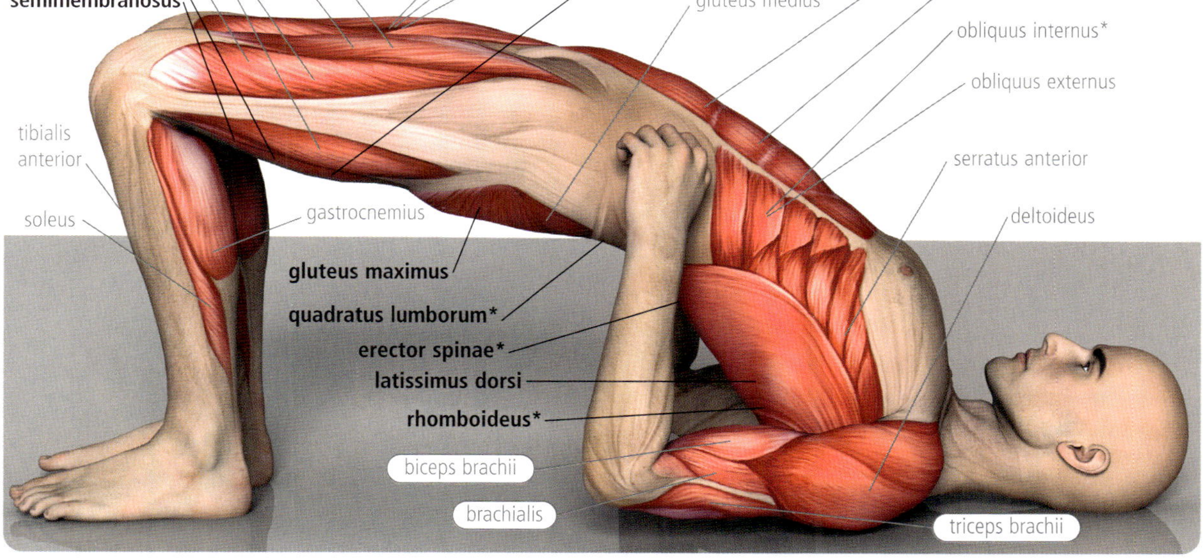

VARIANTEN

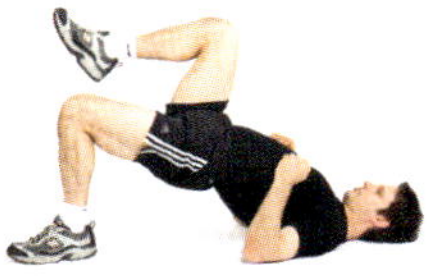

Schwieriger: Heben Sie ein Bein an und führen Sie so die Übung aus.

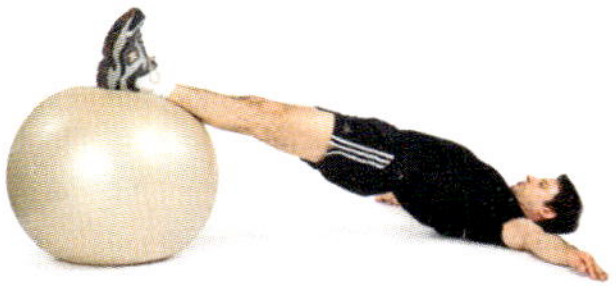

Schwieriger: Legen Sie die Arme zur Seite und platzieren Sie die Füße auf einem Gymnastikball.

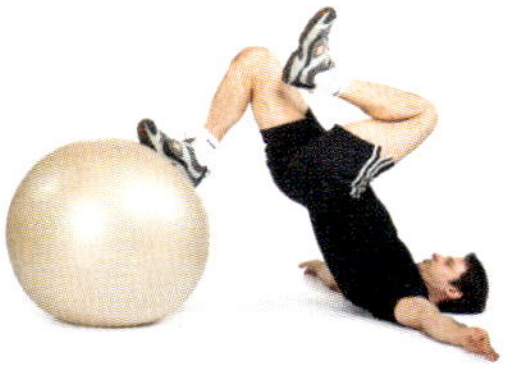

Schwieriger: Wie zuvor, aber beugen Sie ein Bein zum Körper.

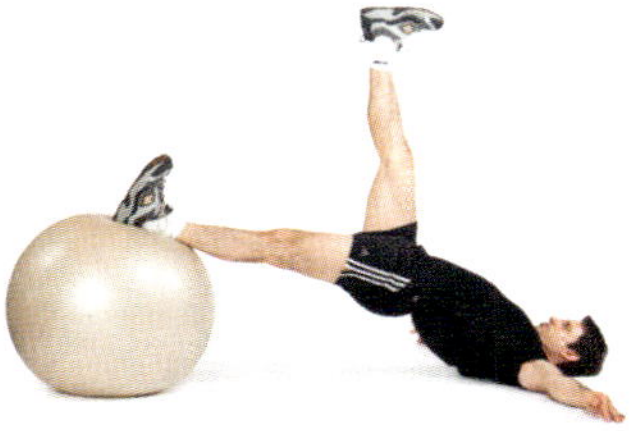

Schwieriger: Wie zuvor, aber strecken Sie in der Endstellung beide Beine, eines senkrecht nach oben.

ARM UND BEIN HEBEN

1

Ausgangsposition: Legen Sie sich bäuchlings auf den Boden. Beugen Sie einen Arm und legen Sie auf der Handoberfläche das Kinn ab. Den zweiten Arm strecken Sie nach oben und ballen die Faust.

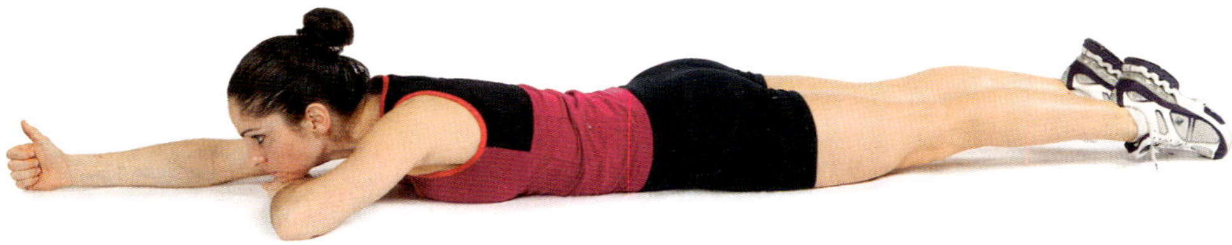

2

Aktion: Heben Sie gleichzeitig den ausgestreckten Arm und das diagonal gegenüberliegende Bein.

Bewegungsverlauf: Arm, Bein und Rumpf bewegen sich je auf einer Kreisbahn.

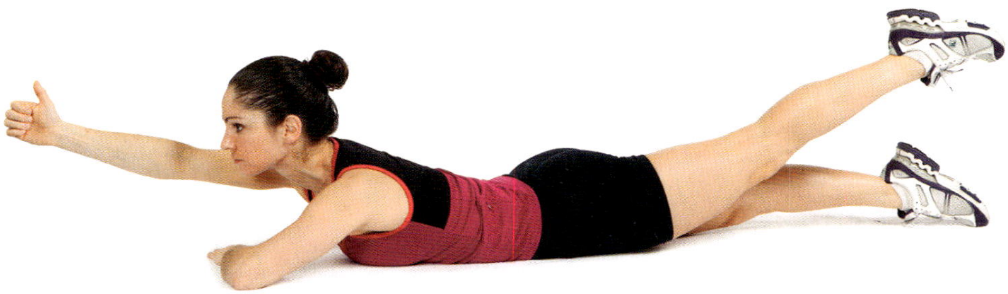

WICHTIG!
- Bewegen Sie Arm und Bein gleichzeitig mit proportional gleicher Geschwindigkeit.
- Heben Sie Arm und Bein proportional gleich hoch.
- Achten Sie darauf, dass beide Hüftknochen auf dem Boden bleiben.

VERMEIDEN SIE,
- jegliche Rotation des Rumpfes oder der Hüfte weg vom Boden,
- die Schulter zu heben und Knie und/oder Ellenbogen zu beugen.

STABILISATION
- Führen Sie die Schulterblätter zusammen und nach unten.
- Halten Sie die Hüftgelenke auf einer Ebene.
- Strecken Sie Arme und Beine.

VARIANTEN

1

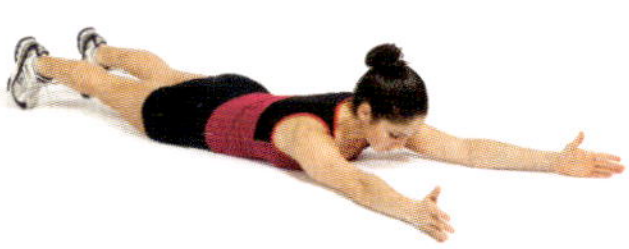

2

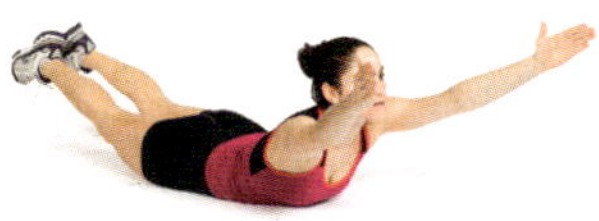

Schwieriger: Heben Sie beide Arme und Beine gleichzeitig.

1

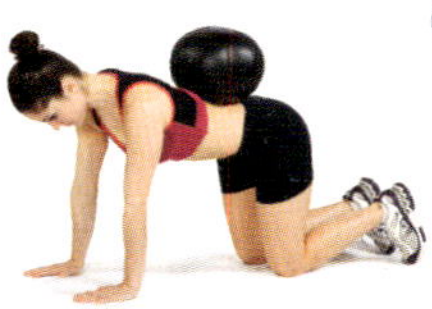

2

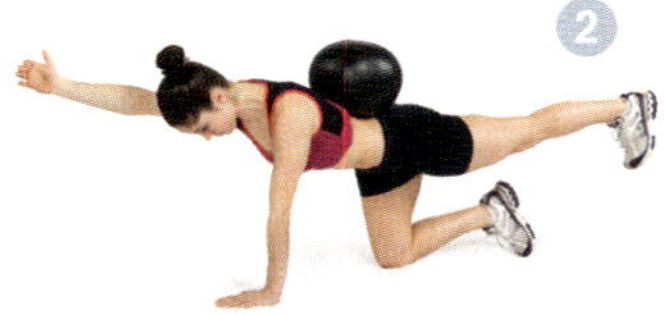

Schwieriger: Auf ein Bein und einen Arm gestützt, legen Sie einen Medizinball auf Ihren Rücken und strecken je das andere Bein/den anderen Arm.

1

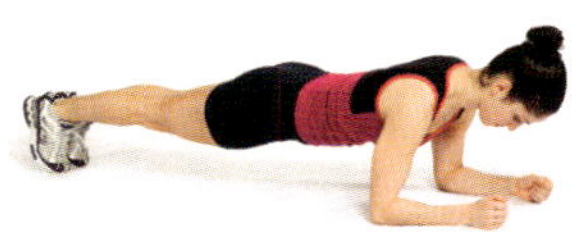

2

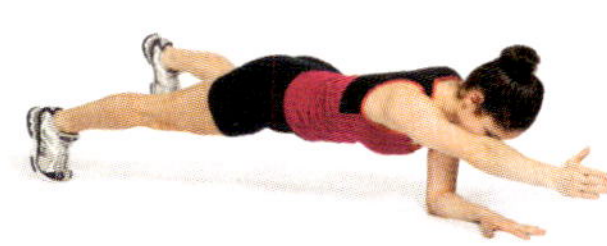

Schwieriger: Aus dem Unterarmliegestütz strecken Sie einen Arm nach vorne und heben ein Bein an.

TRAINING

- erector spinae
- gluteus maximus
- infraspinatus
- quadratus lumborum
- rhomboideus
- splenius
- teres minor
- trapezius

1

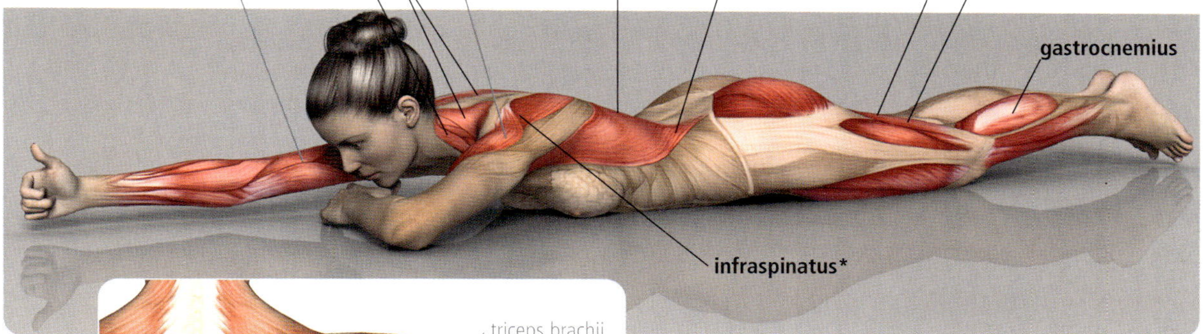

2

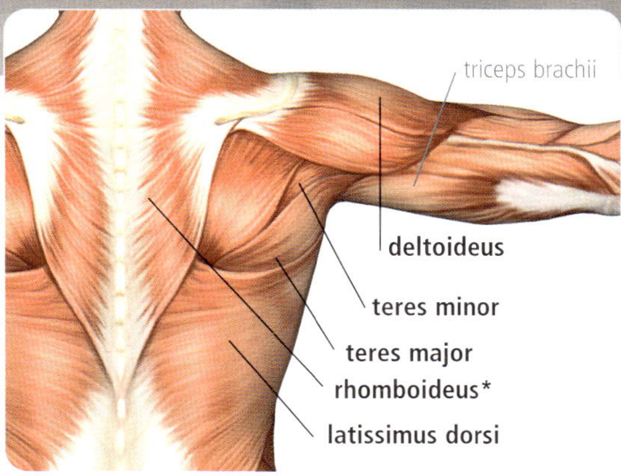

LEGENDE

Schwarzer Text steht für arbeitende Muskeln.

Grauer Text steht für stabilisierende Muskeln.

* steht für tiefe Muskulatur.

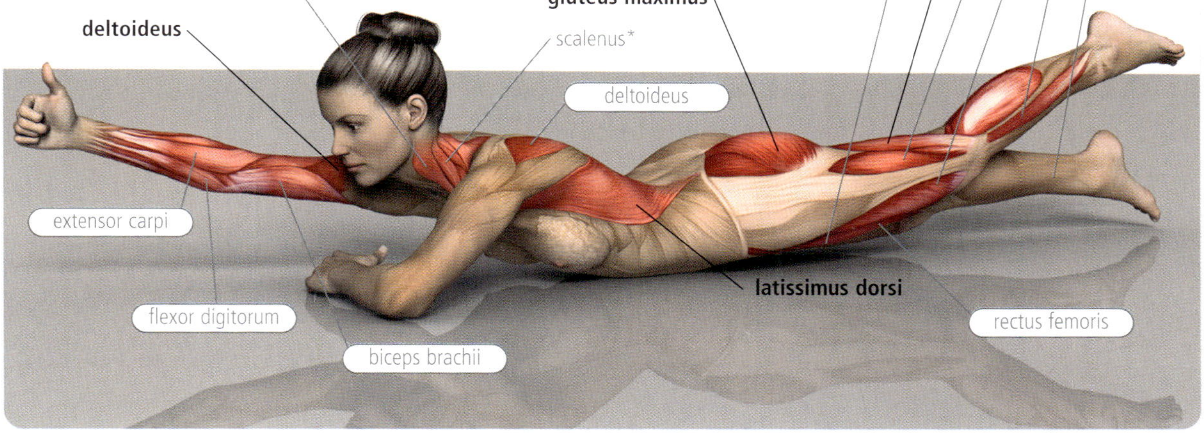

UNTERARMSTÜTZ

Ausgangsposition: Legen Sie sich bäuchlings auf den Boden, schieben Sie die Unterarme so unter den Oberkörper, dass Sie das Kinn zwischen den Fäusten ablegen.

Aktion: Heben Sie den Körper gestreckt nach oben, stützen Sie sich dabei auf den Ellenbogen und Fußspitzen ab.

Bewegungsverlauf: Keiner

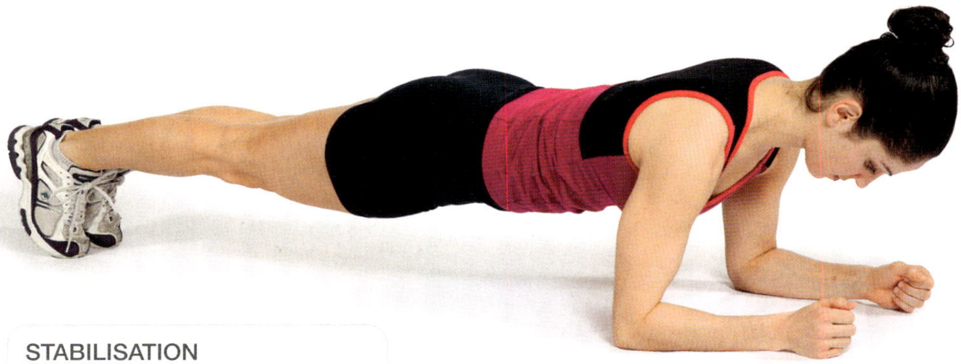

STABILISATION
- Halten Sie die Wirbelsäule in neutraler Position.
- Ziehen Sie die Schultern nach unten.
- Der Kopf befindet sich in Verlängerung der Wirbelsäule.
- Halten Sie die Spannung in Gesäß und Beinen.
- Füße und Unterschenkel bilden einen 90-Grad-Winkel.

VARIANTEN
Einfacher: Stützen Sie sich auf den Knien ab, um den Hebel zu verkürzen.

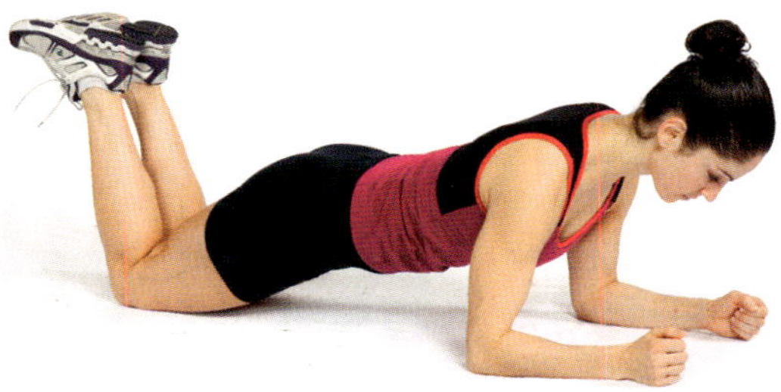

WICHTIG!
- Halten Sie eine außerordentliche Körperspannung in allen beteiligten Muskeln, um die Position der Gelenke beizubehalten.

VERMEIDEN SIE,
- dass die Hüfte nach oben oder nach unten ausweicht,
- dass der obere Rücken rund wird,
- die Schultern zu heben.

UNTERARMSTÜTZ • KÖRPERZENTRUM

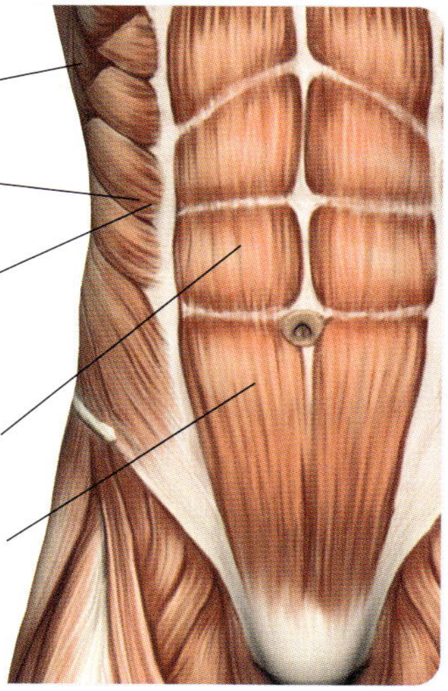

TRAINING

- erector spinae
- iliacus
- iliopsoas
- obliquus internus
- rectus abdominis
- rectus femoris
- serratus anterior
- splenius
- tibialis anterior
- transversus abdominis
- vastus intermedius

LEGENDE

Schwarzer Text steht für arbeitende Muskeln.

Grauer Text steht für stabilisierende Muskeln.

* steht für tiefe Muskulatur.

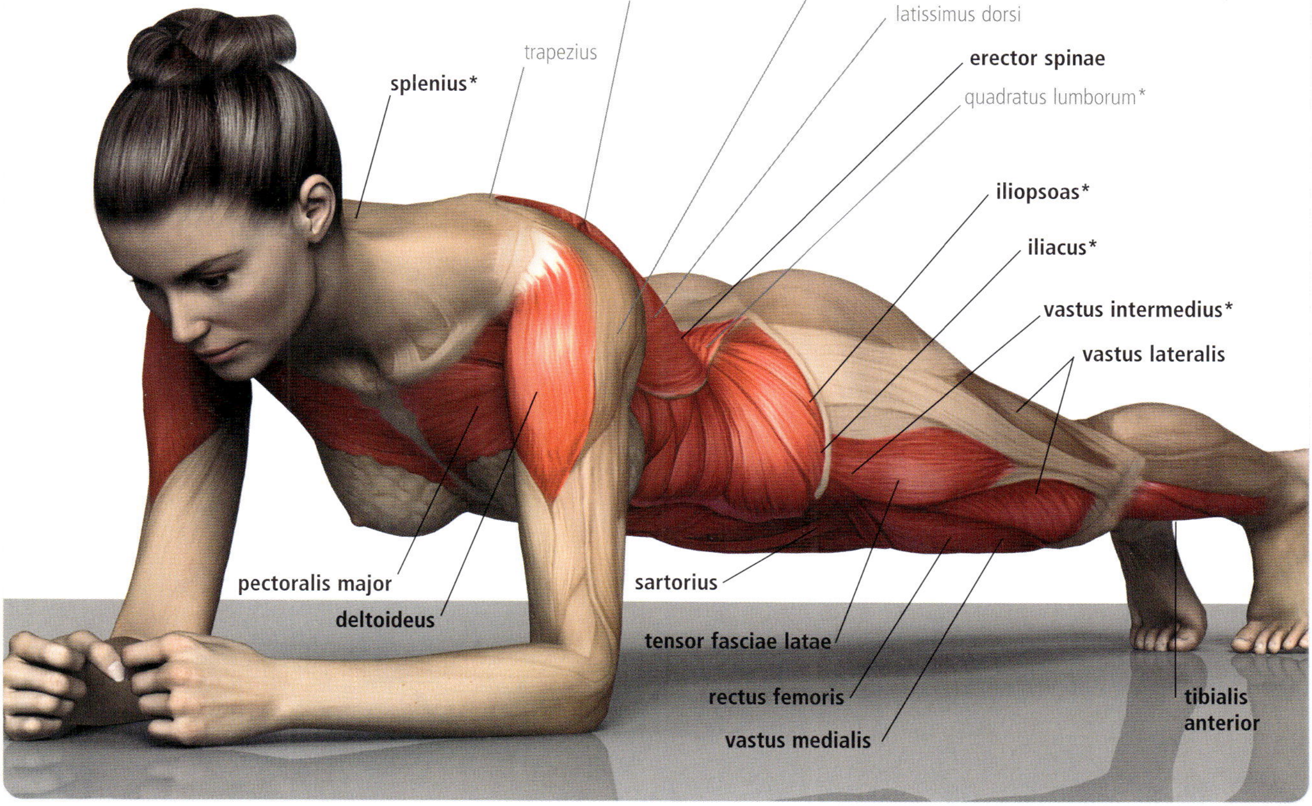

UNTERARMSTÜTZ SEITWÄRTS

1

Ausgangsposition: Legen Sie sich so auf die Körperseite, dass sich Ihre gestreckten Beine übereinander befinden und Ihr Oberkörper vom Unterarm genau unterhalb der Schulter gestützt wird. Alle Gelenke befinden sich auf einer Linie.

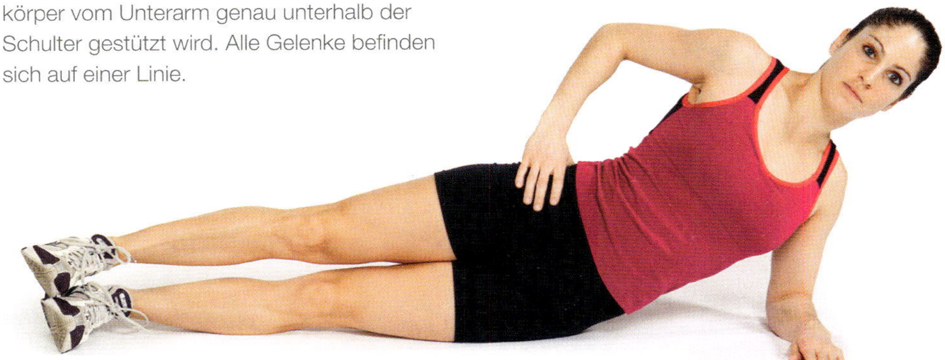

2

Aktion: Heben Sie durch Muskelspannung den Körper so an, dass er eine gerade Linie bildet und dabei vom Unterarm und den Füßen gestützt wird.

Bewegungsverlauf: Ihr Körperzentrum bewegt sich vertikal nach oben.

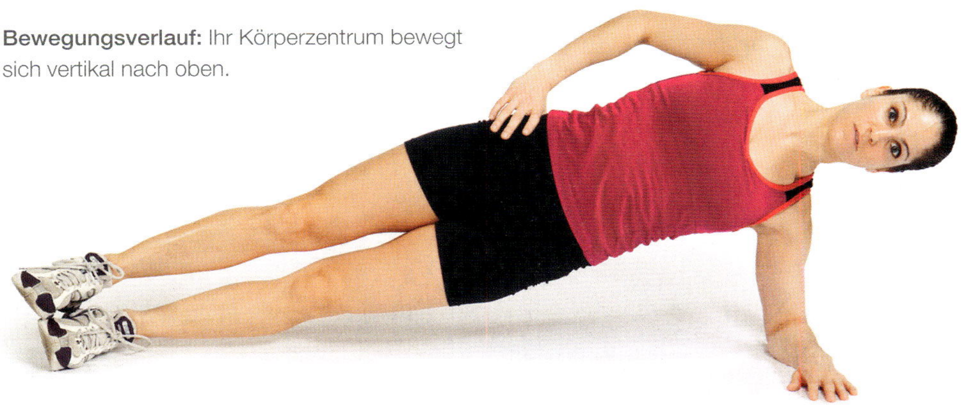

WICHTIG!
- Die Wirbelsäule befindet sich am Ende der Bewegung in derselben Stellung wie üblicherweise im Stand.
- Der Ellenbogen befindet sich exakt unter der Schulter.

VERMEIDEN SIE,
- Rotation in der Hüfte,
- den Kopf aus der Körperlinie herauszunehmen.

STABILISATION
- Ziehen Sie den Bauchnabel zur Wirbelsäule.
- Halten Sie die Wirbelsäule in neutraler Stellung.
- Führen Sie die Schulterblätter zusammen und nach hinten.
- Strecken Sie energisch die Beine.

UNTERARMSTÜTZ SEITWÄRTS • KÖRPERZENTRUM

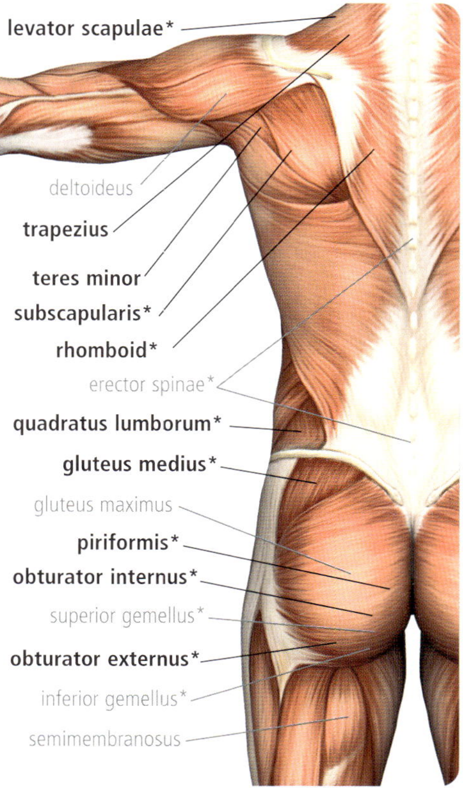

TRAINING

- gluteus medius
- obliquus externus
- obliquus internus
- peroneus
- quadratus lumborum
- rhomboideus
- subscapularis
- tensor fasciae latae
- teres minor
- trapezius
- vastus lateralis

LEGENDE

Schwarzer Text steht für arbeitende Muskeln.

Grauer Text steht für stabilisierende Muskeln.

* steht für tiefe Muskulatur.

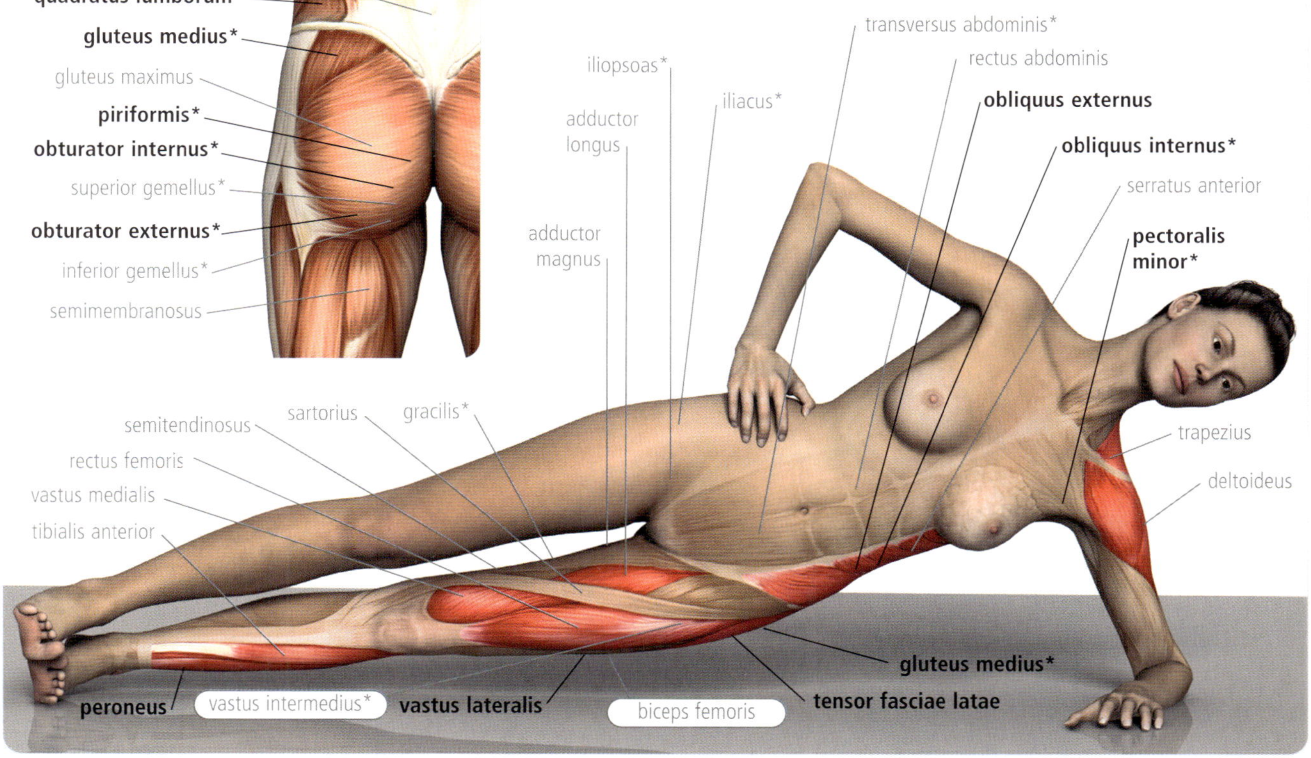

VARIANTEN

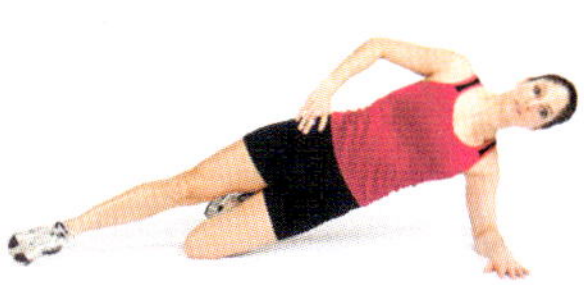

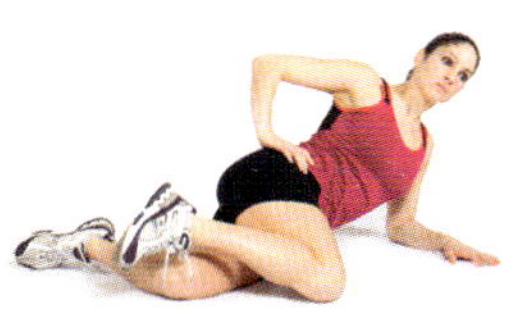

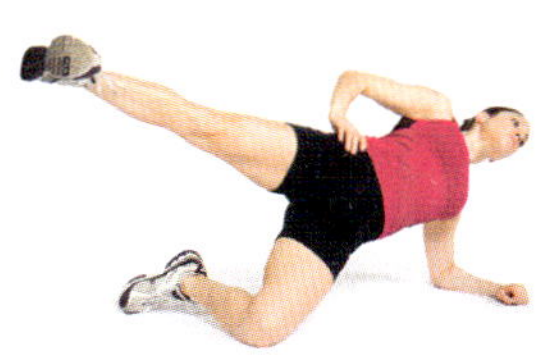

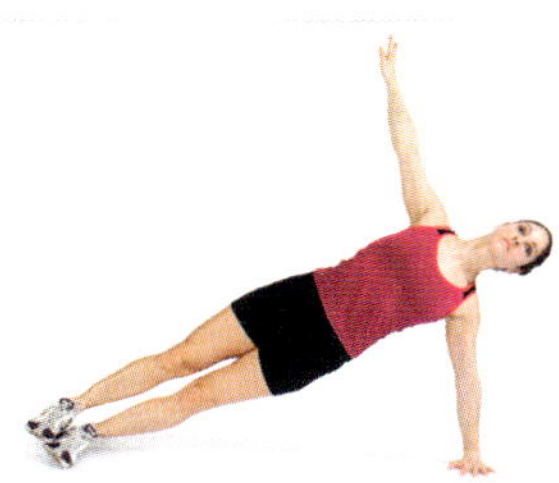

Einfacher: Beugen Sie das untere Bein, halten Sie die Oberschenkel parallel.

Einfacher: Beugen Sie beide Beine mit dem oberen vor dem unteren, sodass beide den Boden berühren. Strecken Sie dann die Hüfte und das obere Bein.

Schwieriger: Stützen Sie auf der Hand des gestreckten Armes und führen Sie den anderen senkrecht dazu nach oben.

SANTANA-LIEGESTÜTZ

1

Ausgangsposition: Legen Sie sich bäuchlings auf den Boden, in jeder Hand eine Kurzhantel. Führen Sie die Hände auf jeder Seite dicht an die Schultern heran, stützen Sie sich auf sie und heben Sie den gestreckten Körper etwas vom Boden ab.

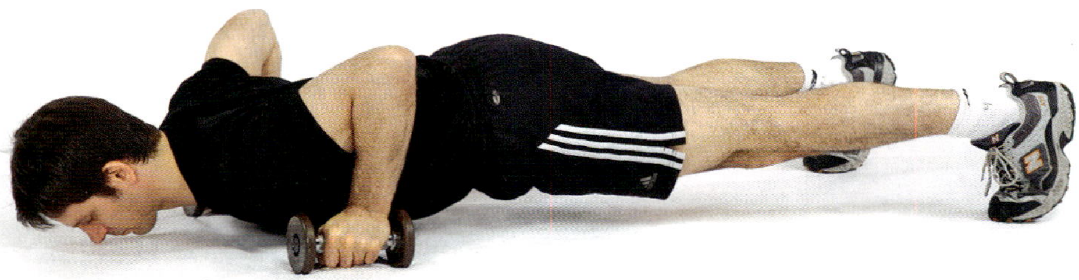

2

Aktion: Strecken Sie die Arme vollständig. Ihr Körper bildet von den Füßen bis zum Kopf eine Linie. Nun lösen Sie eine Hantel vom Boden, drehen den Oberkörper auf und führen die freie Hantel bis in die Senkrechte. Die Beine sind in Schrittstellung. Kehren Sie danach in die Ausgangsstellung zurück.

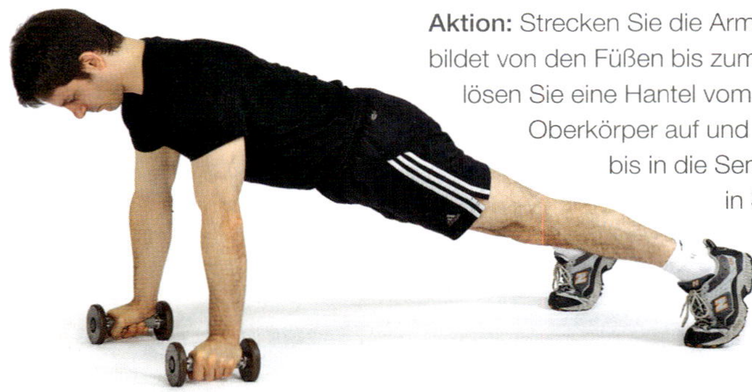

3

Bewegungsverlauf: Zunächst bewegt sich der Kopf auf einer Kreisbahn um die Füße, danach rotiert der ganze Körper um seine Längsachse.

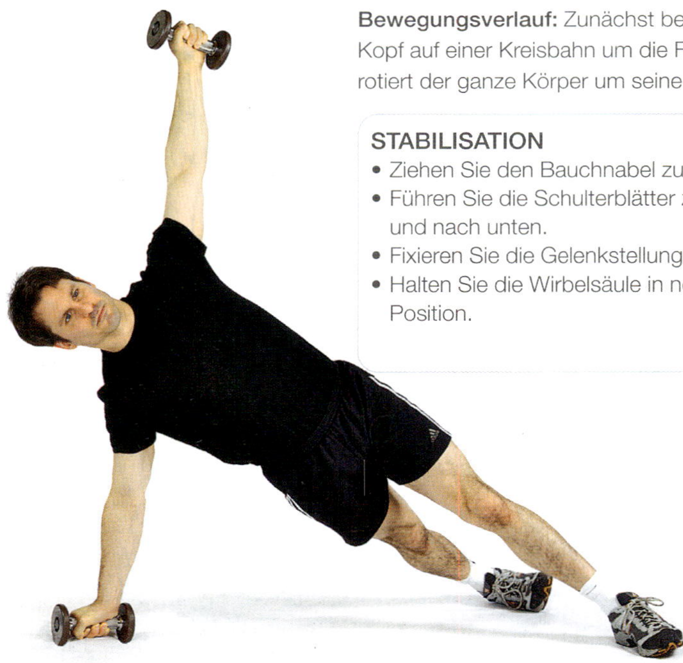

STABILISATION

- Ziehen Sie den Bauchnabel zur Wirbelsäule.
- Führen Sie die Schulterblätter zusammen und nach unten.
- Fixieren Sie die Gelenkstellungen der Beine.
- Halten Sie die Wirbelsäule in neutraler Position.

WICHTIG!

- Ziehen Sie die Schultern nach unten.
- Halten Sie den Hals in Verlängerung der Wirbelsäule.
- Schulter, Hüfte und Füße befinden sich auf einer Linie.

VERMEIDEN SIE,

- die Knie zu beugen,
- die Hüfte zu senken,
- zu sehr in Schulter und Hüfte zu rotieren.

SANTANA-LIEGESTÜTZ • KÖRPERZENTRUM

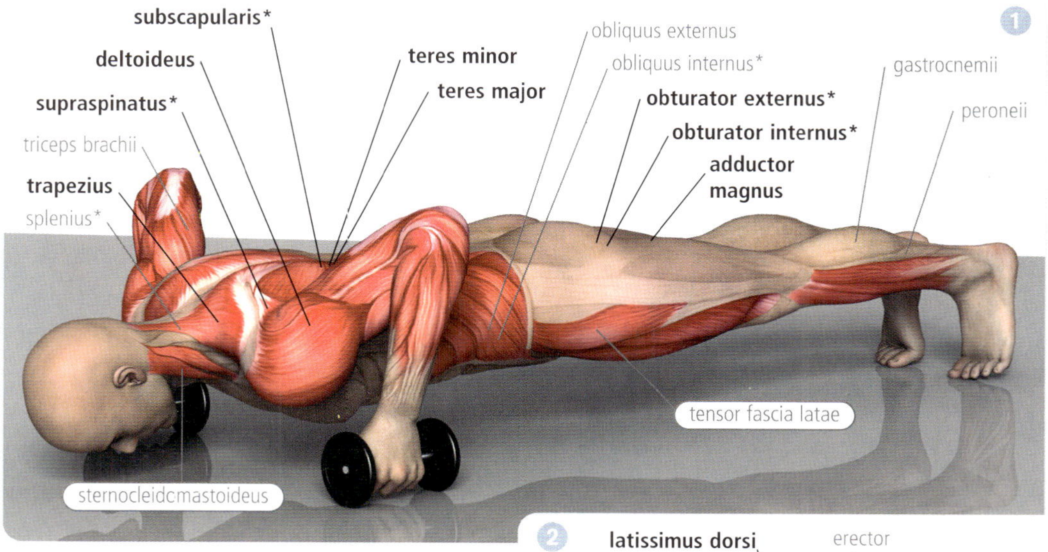

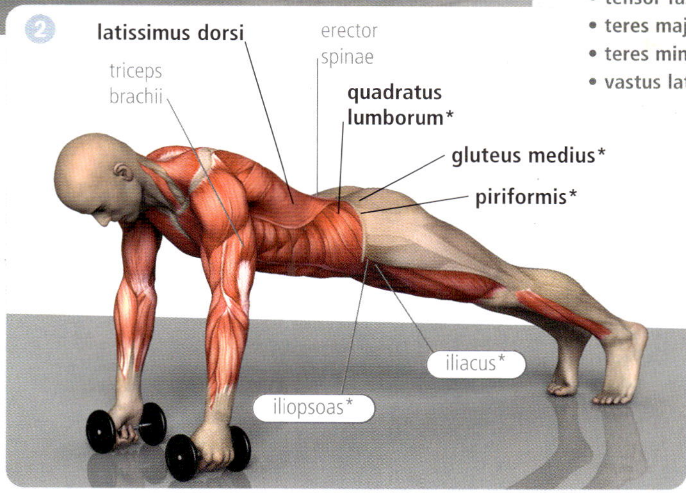

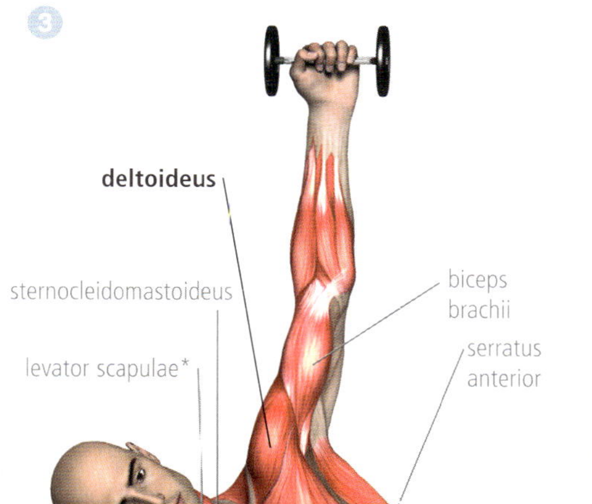
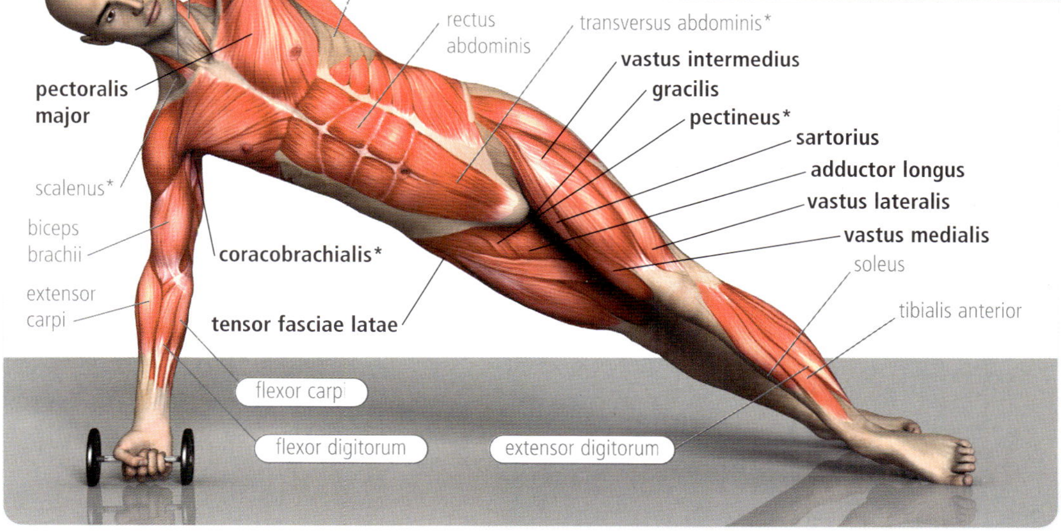

TRAINING

- adductor longus
- adductor magnus
- deltoideus
- coracobrachialis
- gluteus medius
- gracilis
- obturator externus
- obturator internus
- pectoralis major
- piriformis
- quadratus lumborum
- sartorius
- subscapularis
- supraspinatus
- tensor fasciae latae
- teres major
- teres minor
- vastus lateralis

LEGENDE

Schwarzer Text steht für arbeitende Muskeln.

Grauer Text steht für stabilisierende Muskeln.

* steht für tiefe Muskulatur.

PNF-HEBEN

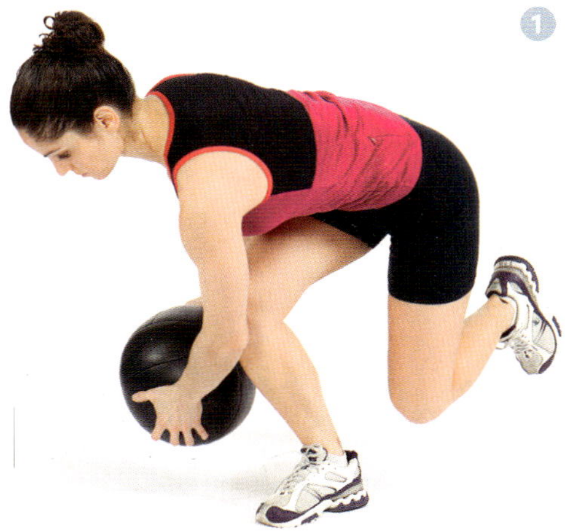

1

Ausgangsposition: Beugen Sie aus dem Stand heraus ein Bein und führen Sie einen Medizinball mit beiden Händen zur Außenseite des gebeugten Standbeines.

STABILISATION

- Ziehen Sie Ihren Bauchnabel zur Wirbelsäule.
- Verteilen Sie Ihr Körpergewicht gleichmäßig über den Fuß des Standbeines.
- Alle Muskeln und Gelenke arbeiten koordiniert und entspannt miteinander.

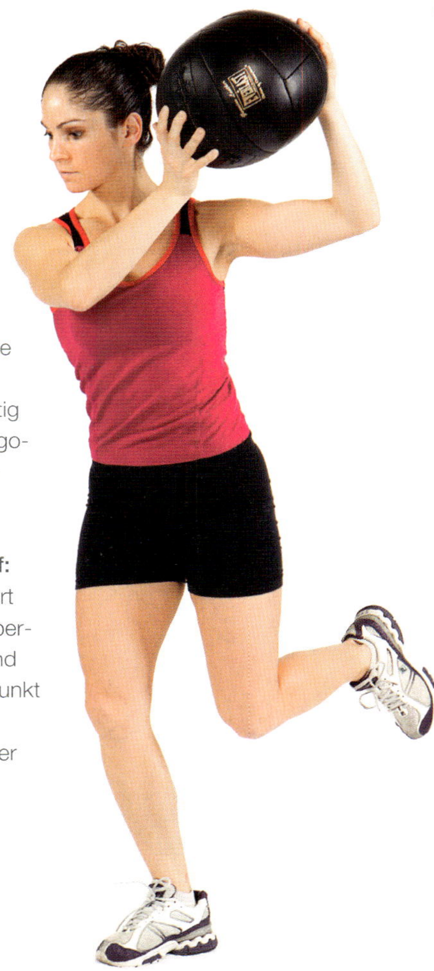

2

Aktion: Strecken Sie das Standbein und führen Sie gleichzeitig den Medizinball diagonal vor dem Körper neben Ihren Kopf.

Bewegungsverlauf: Ihr Oberkörper rotiert in etwa um die Körperlängsachse, während der Körperschwerpunkt sich hebt. Der Ball bewegt sich auf einer Kreisbahn um den Körper herum.

WICHTIG!

- Strecken Sie Knie und Hüfte gleichzeitig.
- Der Ball befindet sich während der Bewegung stets im gleichen Abstand zum Körper.
- Strecken Sie die Arme so weit es die Übung zulässt.

VERMEIDEN SIE,

- Rumpf und Wirbelsäule allzu sehr zu beugen,
- den Ball zu nahe an den Körper heranzuführen,
- auch nur einen Teil des Fußes vom Boden abzuheben.

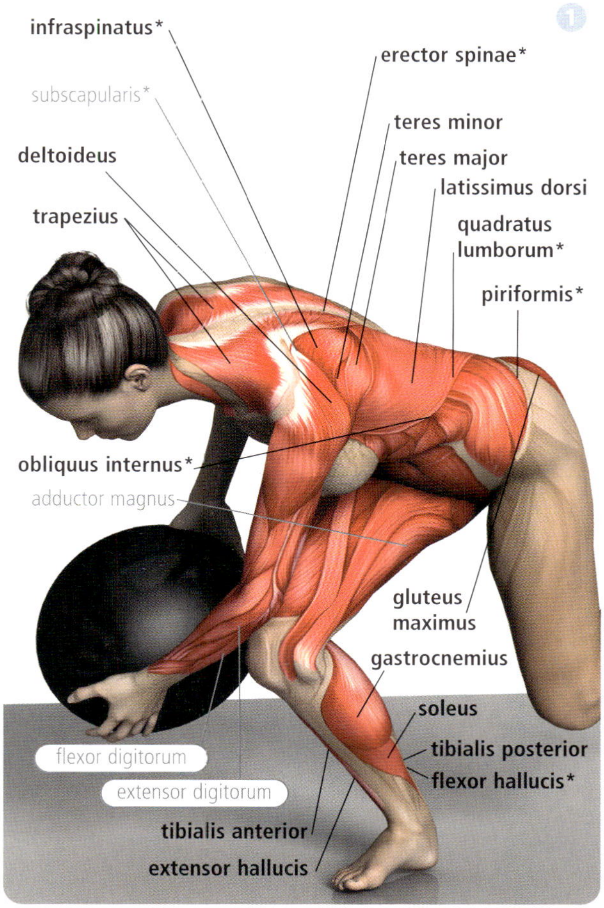

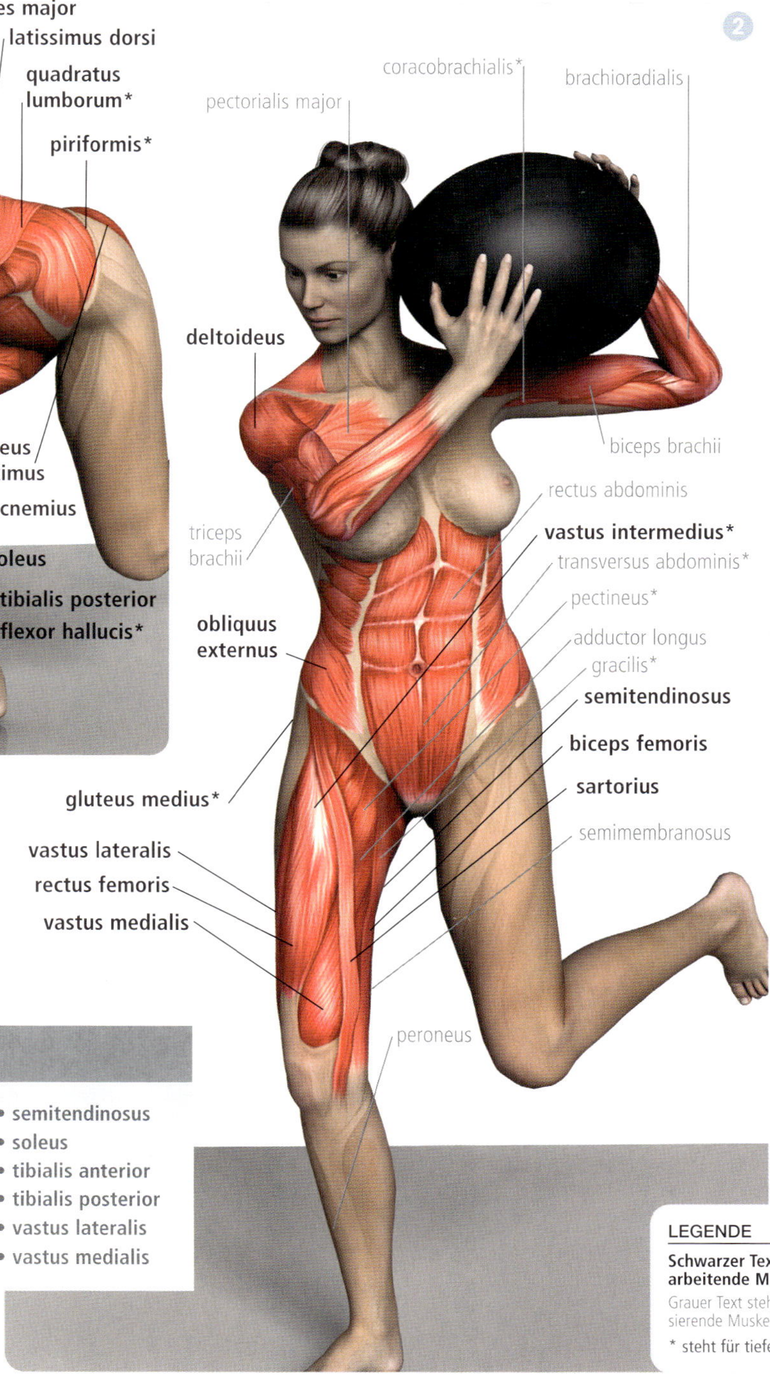

TRAINING

- biceps femoris
- erector spinae
- extensor hallucis
- flexor hallucis
- gluteus maximus
- gluteus medius
- infraspinatus
- piriformis
- quadratus lumborum
- rectus femoris
- semimembranosus
- semitendinosus
- soleus
- tibialis anterior
- tibialis posterior
- vastus lateralis
- vastus medialis

LEGENDE

Schwarzer Text steht für arbeitende Muskeln.

Grauer Text steht für stabilisierende Muskeln.

* steht für tiefe Muskulatur.

HOLZHACKER

1

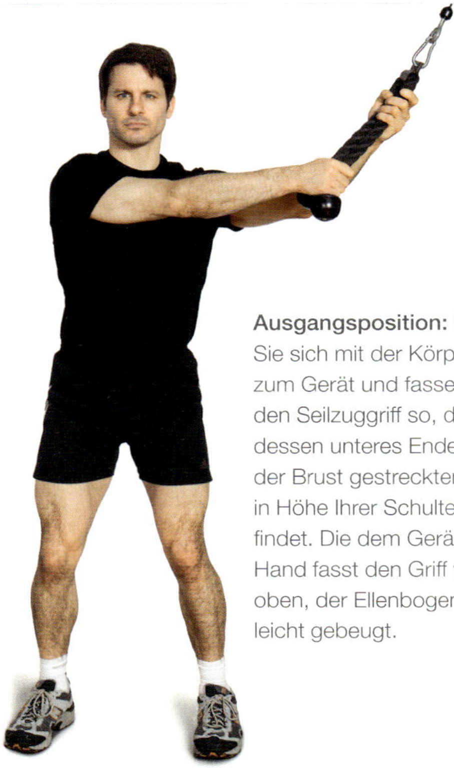

Ausgangsposition: Stellen Sie sich mit der Körperseite zum Gerät und fassen Sie den Seilzuggriff so, dass sich dessen unteres Ende bei vor der Brust gestrecktem Arm in Höhe Ihrer Schultern befindet. Die dem Gerät nähere Hand fasst den Griff weiter oben, der Ellenbogen ist leicht gebeugt.

2

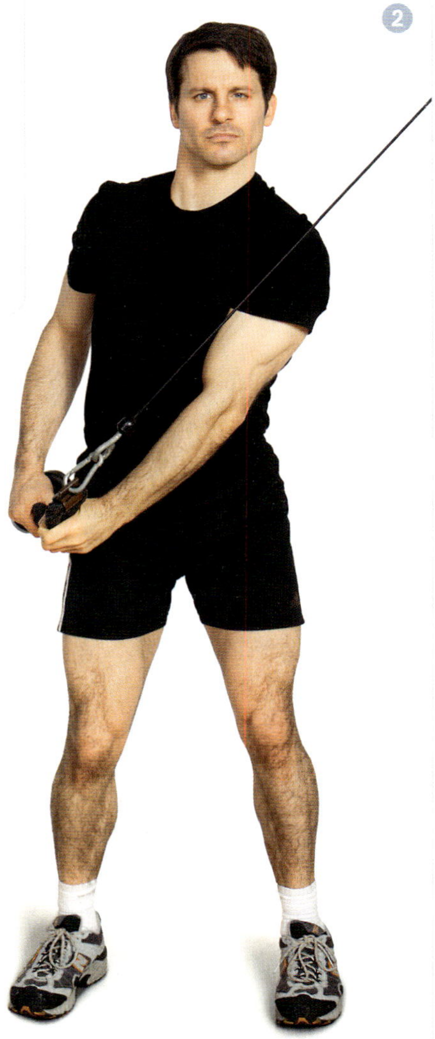

Aktion: Ziehen Sie den Griff mit weitgehend gestreckten Armen vor dem Körper diagonal nach unten, bis die gerätnähere Hand vor der Hüfte Halt machen muss. Achten Sie währenddessen darauf, dass Sie nicht mit zu viel Schwung agieren.

Bewegungsverlauf: Ihr Körperschwerpunkt bleibt an derselben Stelle, während Ihre Hände sich auf einer Kreisbahn um den Körper bewegen.

WICHTIG!
- Rumpf und Hüfte sind stabil und bleiben am Ort.
- Am Ende der Bewegung sind beide Arme gestreckt.
- Heben Sie am Ende der Bewegung den Brustkorb an.

VERMEIDEN SIE,
- mit der Hüfte zu rotieren,
- die Ellenbogen während des Bewegungsablaufs zu beugen,
- Ihr Körpergewicht während der Bewegung von einer Seite auf die andere zu verlagern.

STABILISATION
- Ziehen Sie die Schultern nach hinten unten.
- Halten Sie den Brustkorb aufrecht und ziehen Sie den Bauchnabel zur Wirbelsäule.
- Verteilen Sie Ihr Körpergewicht gleichmäßig auf beide Füße.
- Hüfte und Knie sind leicht gebeugt.

TRAINING

- obliquus externus
- pectoralis minor
- serratus anterior
- subscapularis
- supraspinatus
- teres major
- teres minor

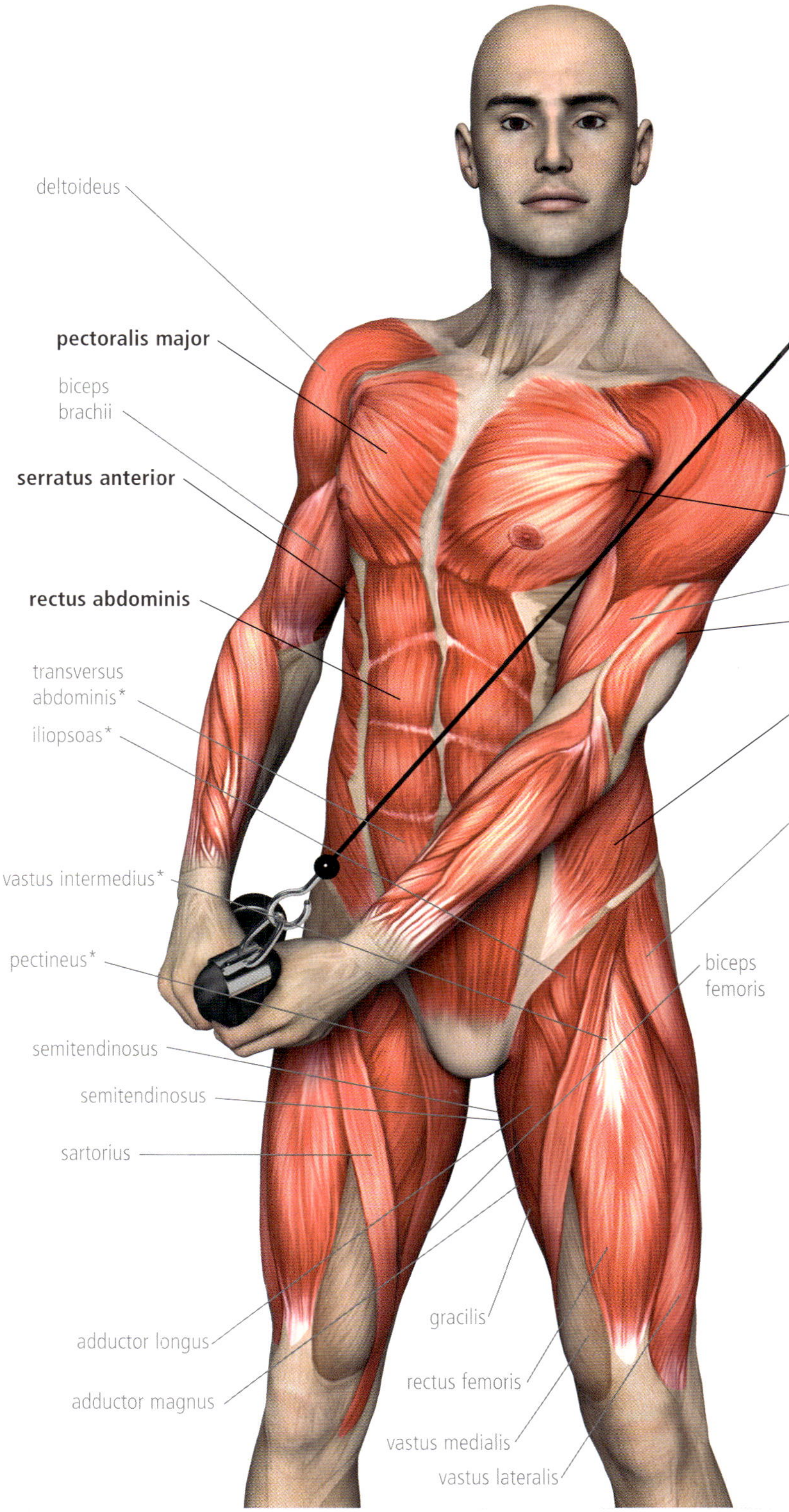

LEGENDE

Schwarzer Text steht für arbeitende Muskeln.

Grauer Text steht für stabilisierende Muskeln.

* steht für tiefe Muskulatur.

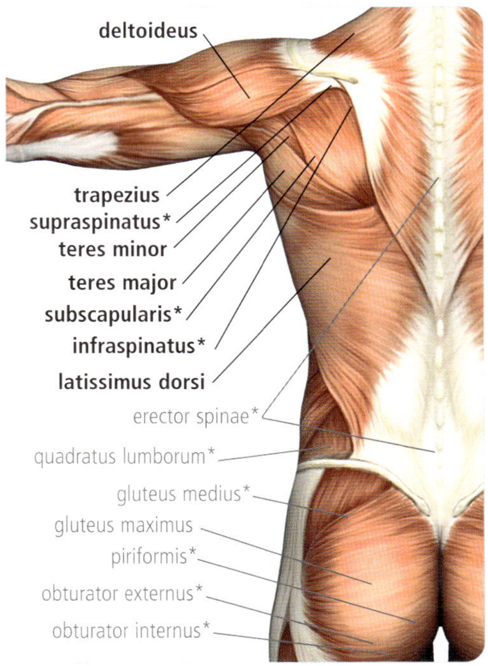

ÜBUNGSVERZEICHNIS

Die Liste auf den folgenden Seiten bietet Ihnen einen hervorragenden Überblick über das Übungsangebot dieses Buches. Hier können Sie sich rasch ein ausgewogenes und effektives Programm aus Aufwärm-, Dehn- und Kraftübungen für Ihre nächste Trainingseinheit zusammenstellen.

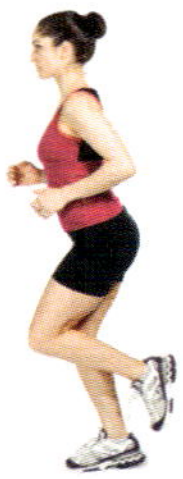

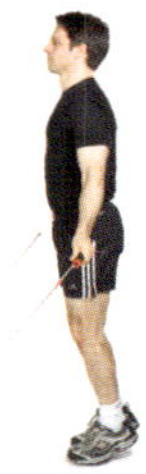

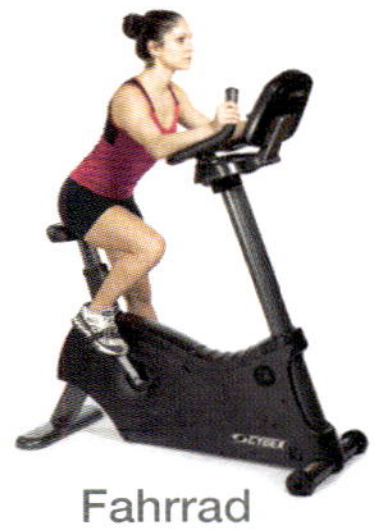

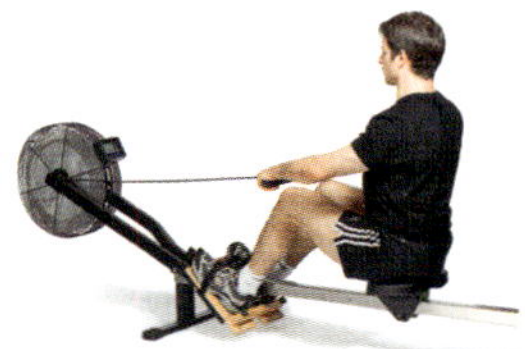

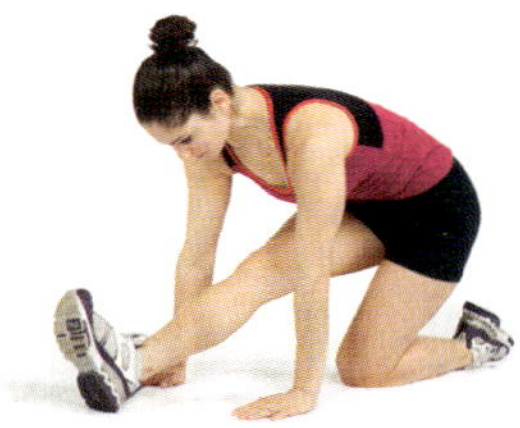

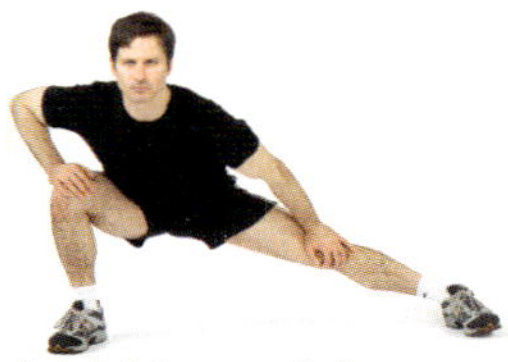

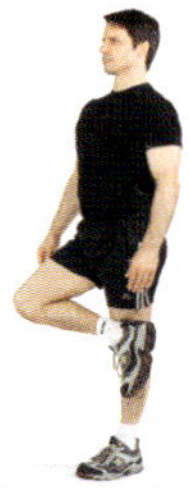

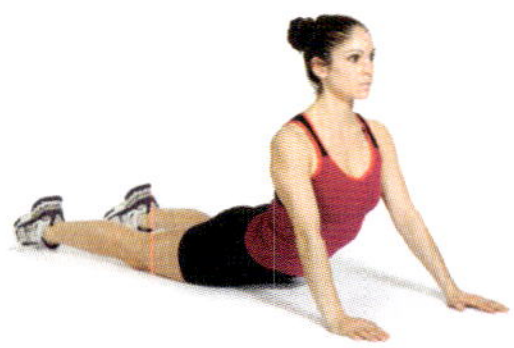

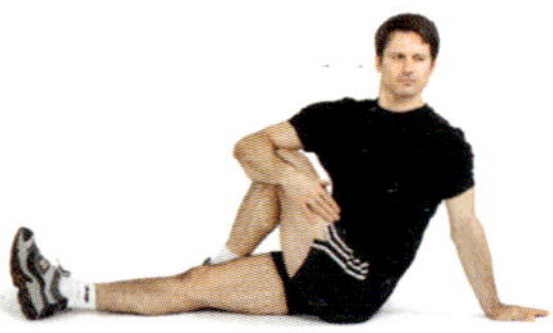

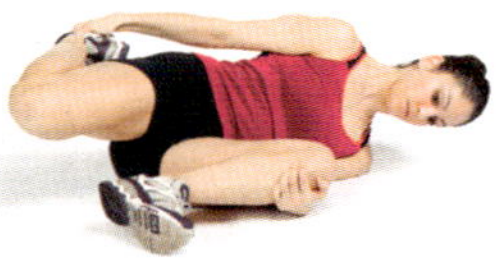

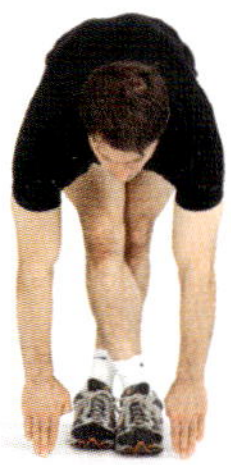

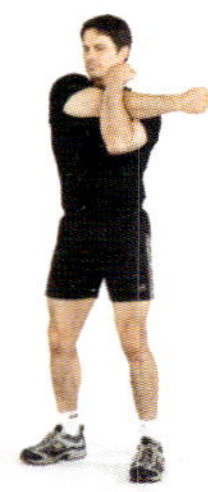

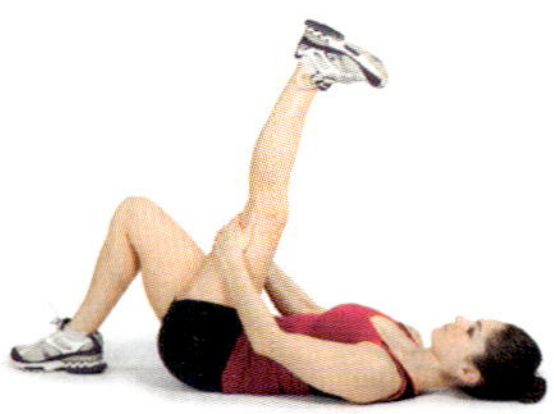

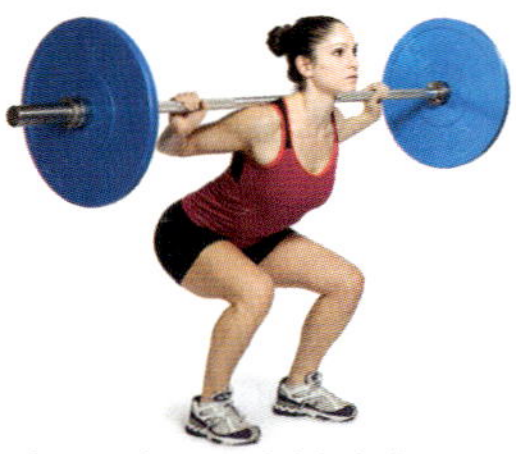

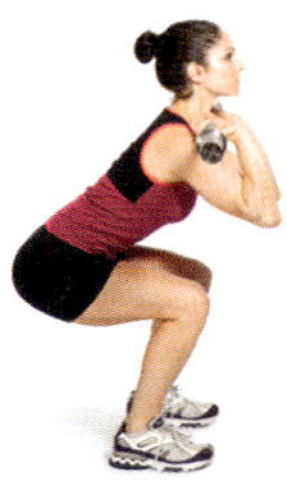

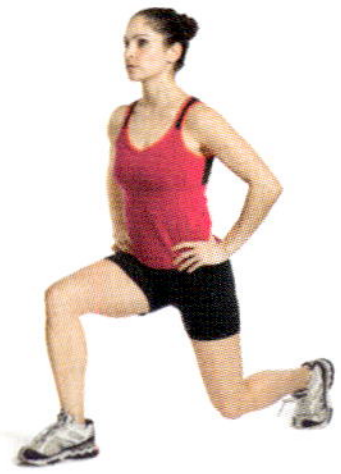

ÜBUNGSVERZEICHNIS

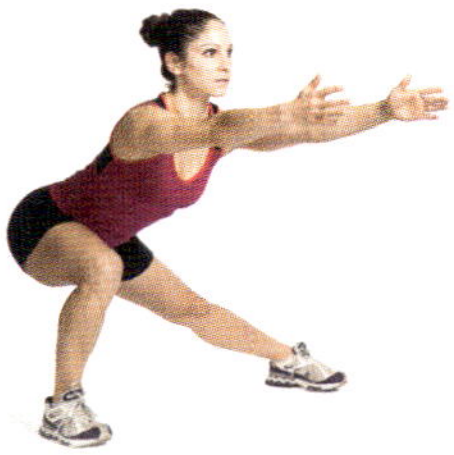
Seitlicher Ausfallschritt
S. 42

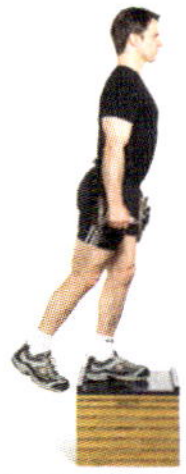
Aufsteigen
S. 44

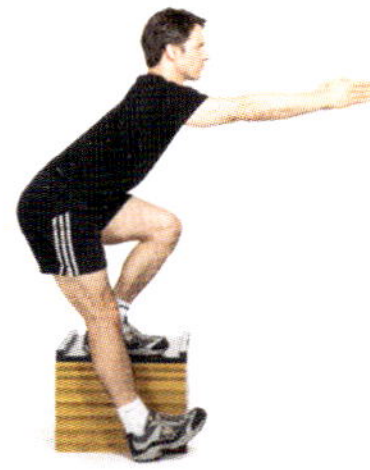
Absteigen
S. 46

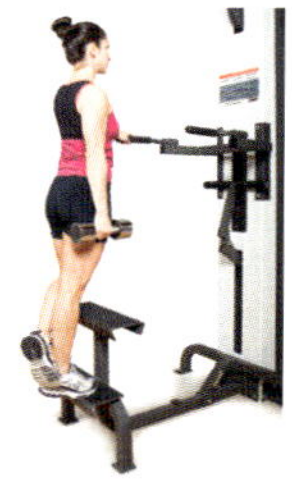
Waden heben
S. 48

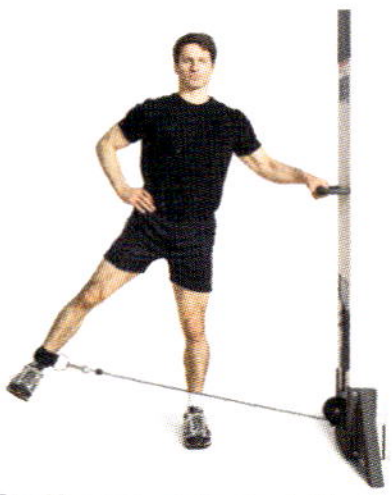
Seilzug-Abduktion
S. 50

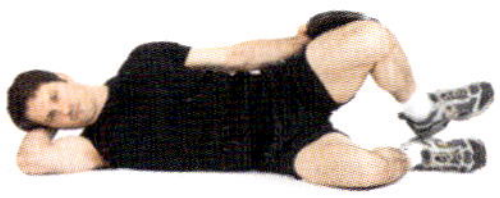
Muschelschale
S. 52

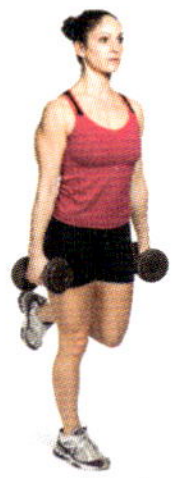
Kniebeuge einbeinig
S. 54

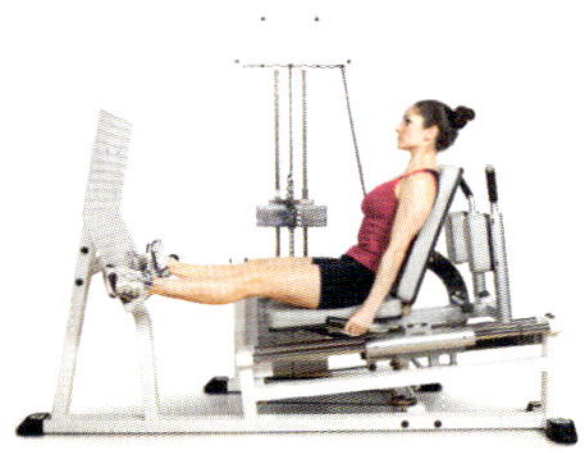
Beinpresse Plié
S. 56

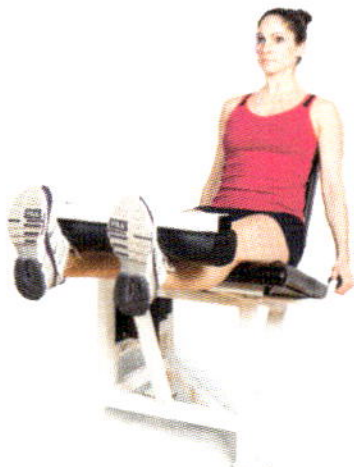
Beine strecken
S. 58

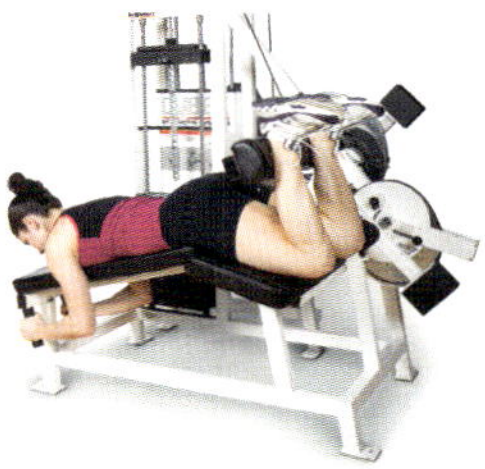
Beine beugen
S. 60

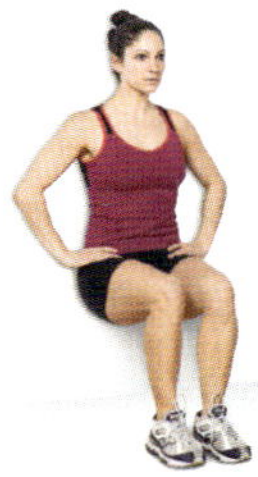
Wandkniebeuge
S. 62

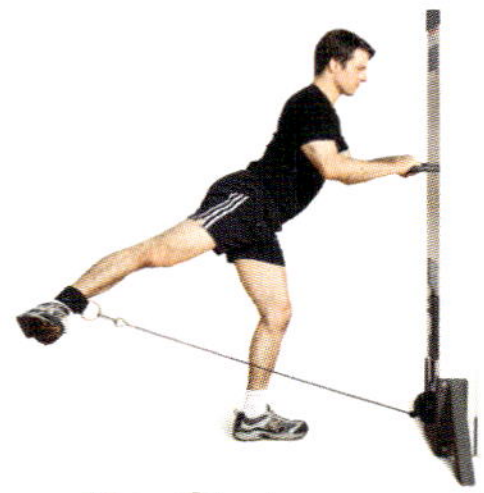
Der Skater
S. 64

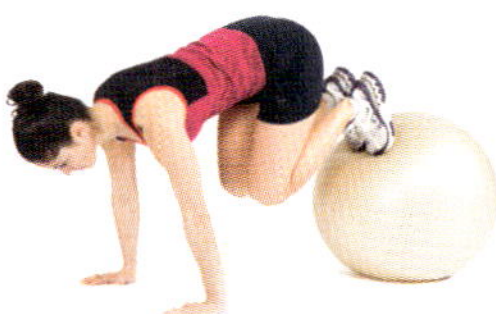
Der Pflug
S. 66

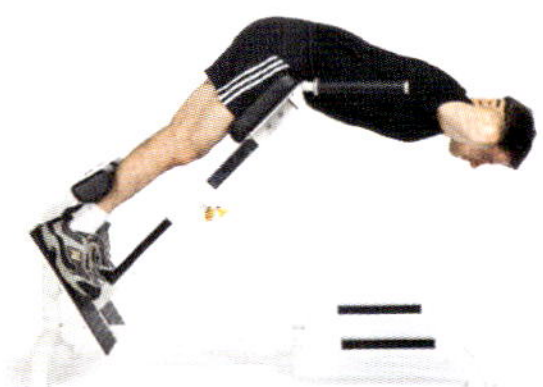
Rücken strecken
S. 72

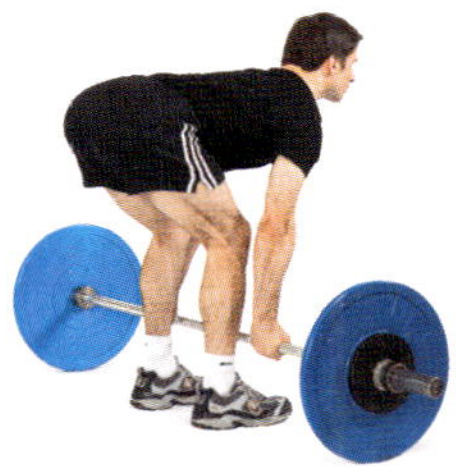
Kreuzheben Kammgriff
S. 74

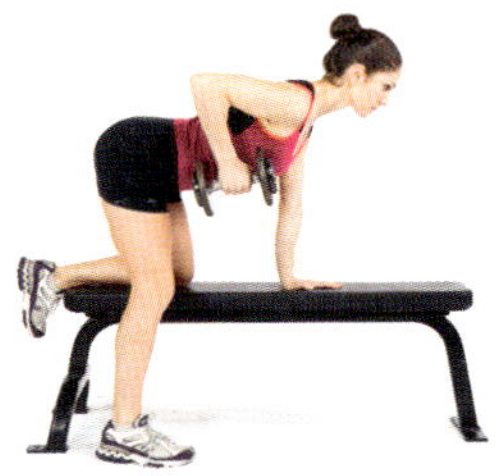
Einarmiges rudern
S. 76

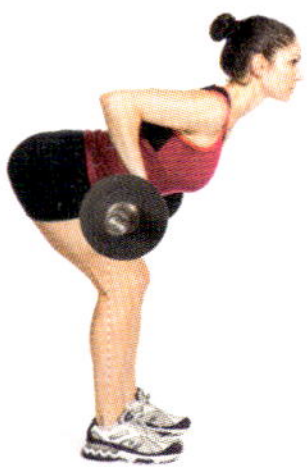
Langhantel-Rudern
S. 78

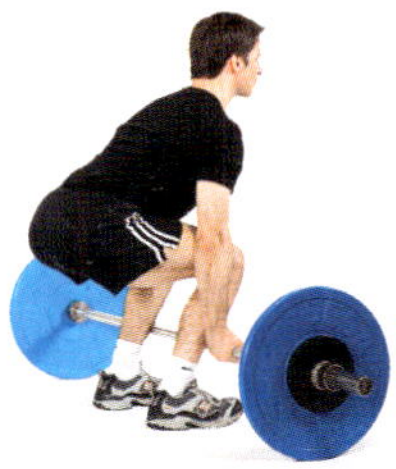
Kreuzheben Ristgriff
S. 80

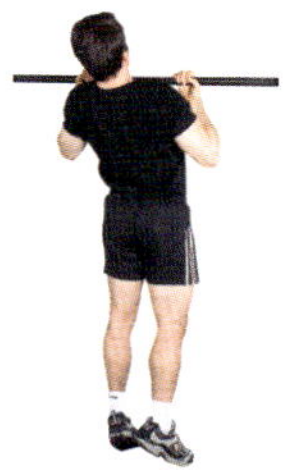
Klimmzug
S. 82

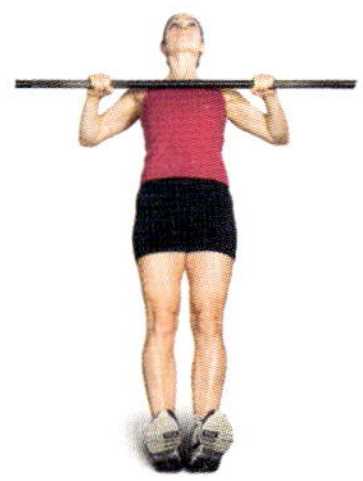
Körper-Rudern
S. 84

ÜBUNGSVERZEICHNIS

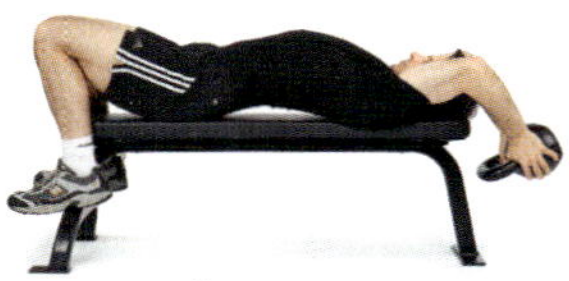

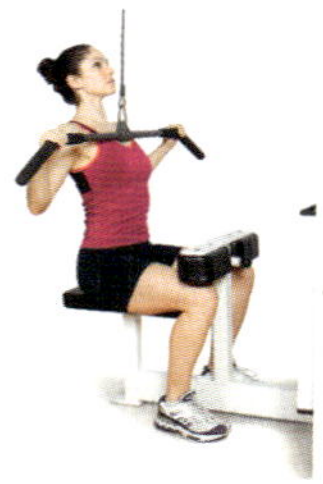

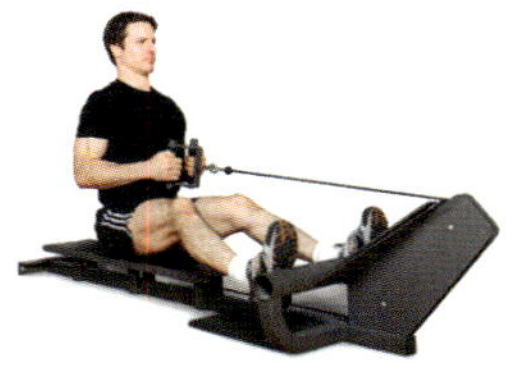

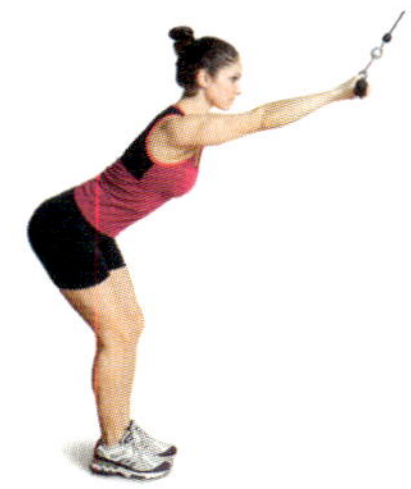

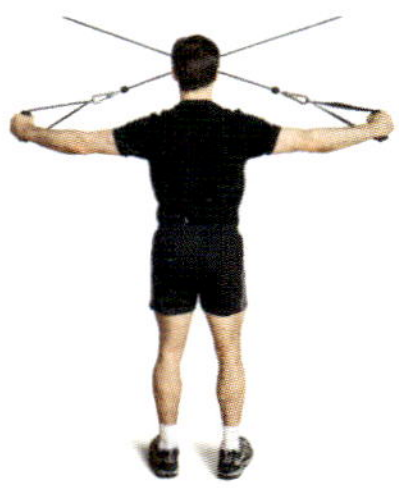

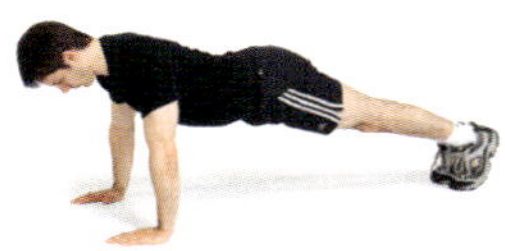

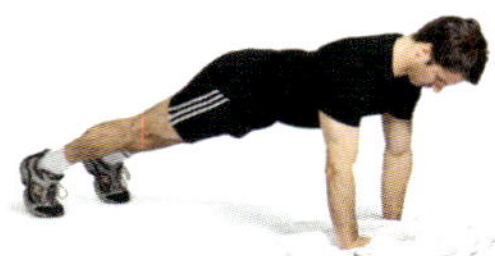

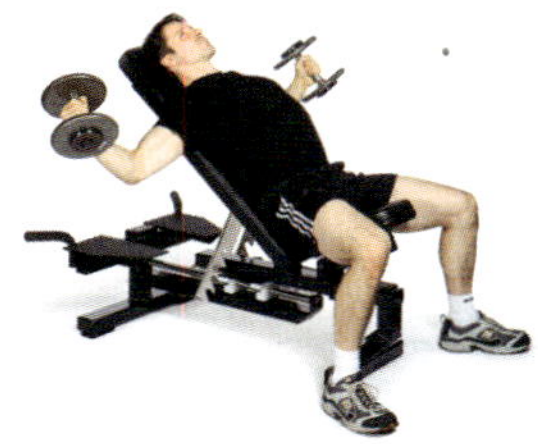

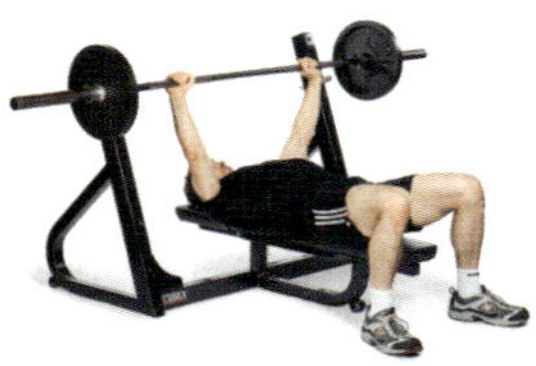

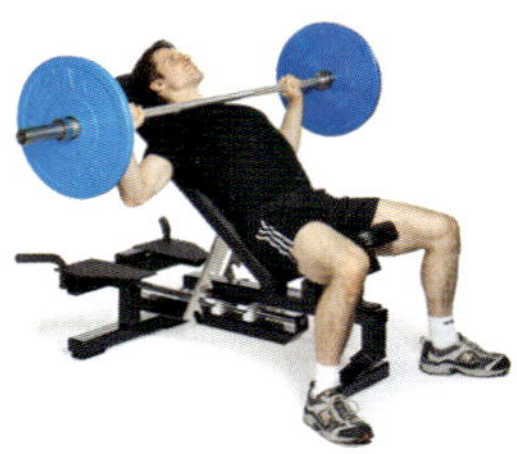

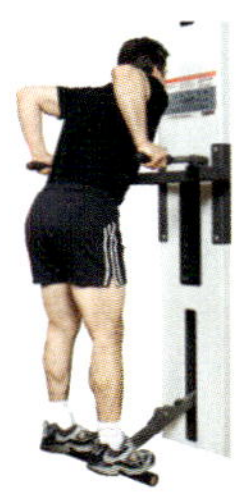

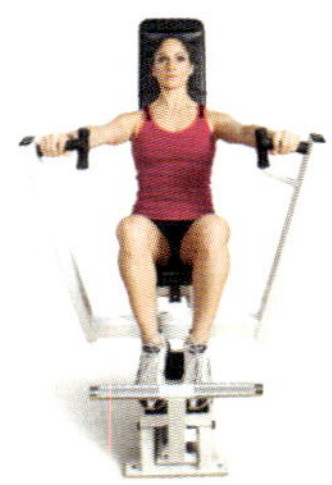

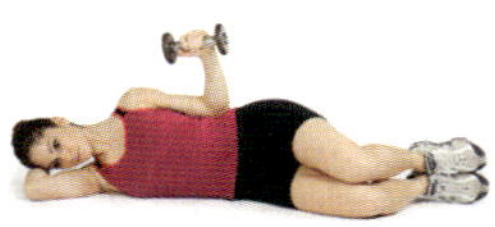

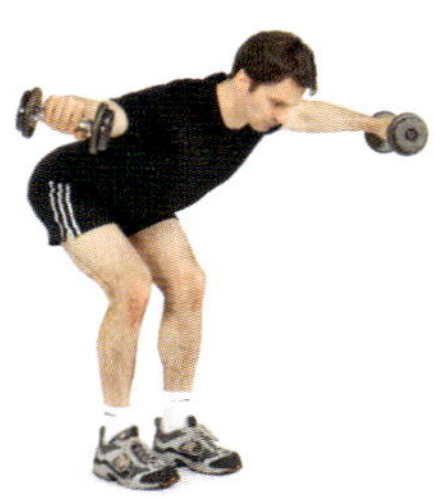

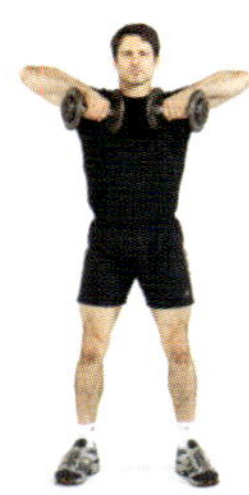

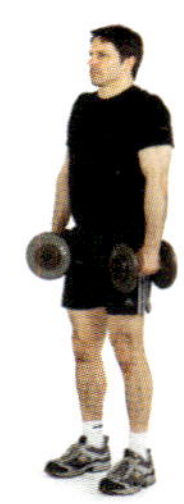

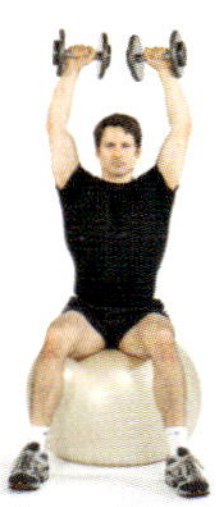

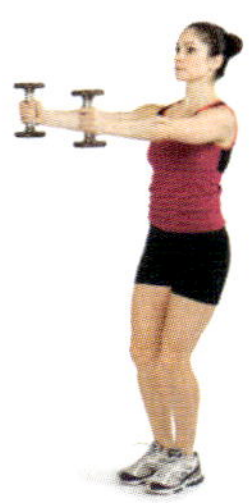

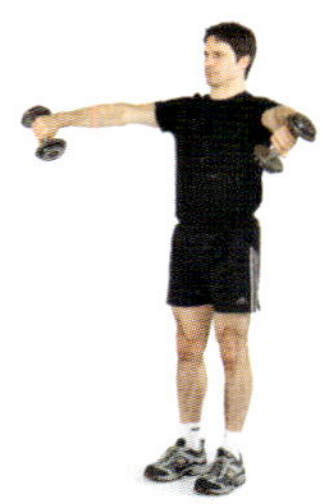

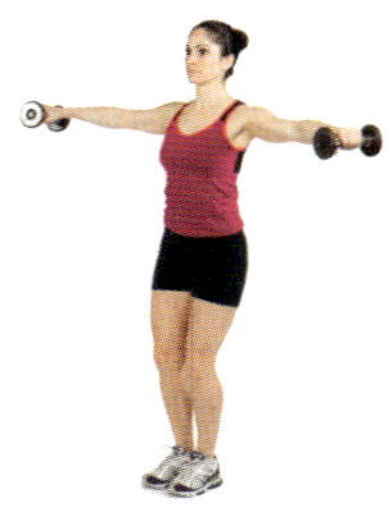

ÜBUNGSVERZEICHNIS

GLOSSAR

Abduktion: Abspreizen. Die Bewegung eines Körperteiles vom Körper weg.

Adduktion: Heranführen. Die Bewegung eines Körperteiles zum Körper hin.

Anatomie: Die Lehre vom Aufbau der Organismen. Die Muskelanatomie erforscht und beschreibt Anzahl, Art und Funktion der Muskeln des Körpers.

isometrische Kontraktion: Anspannung der Muskulatur gegen einen nicht zu bewegenden Widerstand.

Kontraktion: Aktive Anspannung eines Muskels.

Körperschwerpunkt: Gedachter Punkt, der die gesamte Masse des Körpers vereinigt (Massenmittelpunkt) und an dem in der Vorstellung die Schwerkraft angreift.

Langsitz: Sitzposition am Fußboden mit ausgestreckten Beinen.

Neutrale Stellung der Wirbelsäule: Stellung der Wirbel in ihrer Gesamtheit zueinander, die der natürlichen S-Form der Wirbelsäule entspricht.

PNF: Propiozeptive Neuromuskuläre Fazilitation – Methode der Physiotherapie mit unter anderem dem Ziel, gestörte Bewegungsabläufe zu normalisieren, unter der Zuhilfenahme komplexer Bewegungsmuster.

Schwungbein: Bein, das im Verlauf einer Bewegung agiert und keinen Kontakt zum Boden hat.

Standbein: Bein, das im Verlauf einer Bewegung Bodenkontakt hat und die Bewegung stützt.

Synergismus: Das Zusammenarbeiten verschiedener Muskeln zum Gelingen einer Bewegung.

LATEINISCHES GLOSSAR

Das folgende Glossar erklärt und übersetzt die lateinische Terminologie, die in der Wissenschaft verwendet wird, um die Muskulatur des menschlichen Körpers zu beschreiben, und/oder verweist auf die im Deutschen benutzten Namen. Jedem lateinischen Begriff wäre der Vollständigkeit halber das Wort „Musculus" (lat.: Muskel, eigentlich „Mäuschen") voranzusetzen.

OBERSCHENKEL

vastus lateralis: äußerer breiter Muskel („lateralis" = außen, „vastus" = breit)

vastus medialis: innerer breiter Muskel („medialis" = innen, „vastus" = breit)

vastus intermedius: mittlerer (intermedius) breiter (vastus) Muskel („intermedius" = dazwischen, „vastus" = breit)

rectus femoris: gerader Muskel des Oberschenkels („rectus" = gerade, „femur" = Oberschenkel)

adductor longus: langer Adduktor („longus" = lang)

adductor magnus: großer Adduktor („magnus" = groß)

gracilis: schlanker Muskel („gracilis" = schlank)

tensor fasciae latae: Spanner der Oberschenkelfaszie oder Schenkelbindenspanner („tenere" = dehnen, fascia = Band)

biceps femoris: zweiköpfiger Muskel des Oberschenkels („biceps" = zweiköpfig, „femur" = Oberschenkel)

semitendinosus: Halbsehnenmuskel („semi" = halb)

semimembranosus: halbmembranöser Muskel („semi" = halb)

sartorius: Schneidermuskel

UNTERSCHENKEL

gastrocnemius: zweiköpfiger Wadenmuskel (griechisch „gastroknémía" = Kalb [des Beines])

soleus: Schollenmuskel

tibialis posterior: hinterer Schienbeinmuskel („tibia" = Schienbein, „posterus" = danach)

tibialis anterior: vorderer Schienbeinmuskel („tibia" = Schienbein, „anterior" = davor)

peroneus: Wadenbeinmuskel

flexor hallucis: Großzehenbeuger („flexor" = Beuger, „hallucis" = die große Zehe)

extensor hallucis: Großzehenstrecker („extensor" = Strecker, „hallucis" = die große Zehe)

HÜFTE

gluteus medius: mittlerer Gesäßmuskel (griechisch: „gloutós" = Hinterteil, „medialis" = Mitte)

gluteus maximus: großer Gesäßmuskel (griechisch: „gloutós“ = Hinterteil, „maximus“ = größter)

gluteus minimus: kleiner Gesäßmuskel (griechisch: „gloutós“ = Hinterteil, „minimus“ = kleinster)

iliopsoas: Lendendarmbeinmuskel („ilia“, „ilium“ = Leiste; griechisch „psoa“ = Leistenmuskel)

iliacus: Darmbeinmuskel („ilia“, „ilium“ = Leiste)

obturator externus: äußerer Hüftlochmuskel („obturare“ = blockieren, „externus“ = außen)

obturator internus: innerer Hüftlochmuskel („obturare“ = blockieren, „internus“ = innen)

pectineus: Kammmuskel („pectin“ = Kamm)

gemellus superior: obererer Zwillingsmuskel („geminus“ = Zwilling, „superior“ = darüber)

gemellus inferior: unterer Zwillingsmuskel („geminus“ = Zwilling, „inferior“ = darunter)

piriformis: birnenförmiger Muskel („pirum“ = Birne, „formis“ = Form)

quadratus femoris: viereckiger Schenkelmuskel („femur“ = Oberschenkel, „quadratus“ = viereckig)

KÖRPERZENTRUM

transversus abdominis: querer Bauchmuskel („abdomen“ = Bauch, „transversus“ = quer)

rectus abdominis: gerader Bauchmuskel („abdomen“ = Bauch, „rectus“ = gerade)

obliquus internus: innerer schräger Bauchmuskel („obliquus“ = schräg, „internus“ = innen)

obliquus externus: äußerer schräger Bauchmuskel („obliquus“ = schräg, „externus“ = außen)

serratus anterior: vorderer Sägezahnmuskel („serra“ = Säge, „ante“ = vor)

RÜCKEN

trapezius: Trapezmuskel, Kapuzenmuskel, Kappenmuskel (griechisch „trapezion“ = kleiner Tisch)

rhomboideus: rautenförmiger Muskel

latissimus dorsi: breitester Rückenmuskel („latus“ = breit, „dorsum“ = Rücken)

erector spinae: Aufrichter der Wirbelsäule („erectus“ = aufgerichtet, gerade, „spina“ = Dorne)

quadratus lumborum: quadratischer Lendenmuskel („quadratus“ = rechteckig, „lumbus“ = Lende)

BRUST

pectoralis major: großer Brustmuskel („major“ = groß, „pectus“ = Brust)

pectoralis minor: kleiner Brustmuskel („minor“ = klein, „pectus“ = Brust)

coracobrachialis: Rabenschnabeloberarmmuskel (griechisch „korakoeidès“ = rabenartig; „brachium“ = Arm)

SCHULTER

deltoideus: Deltamuskel (griechisch „deltoeidés“ = deltaförmig)

supraspinatus: Obergrätenmuskel („supra“ = über, „spina“ = Dorne)

infraspinatus: Untergrätenmuskel („infra“ = unter, „spina“ = Dorne)

subscapularis: Unterschulterblattmuskel („sub“ = unter, „scapula“ = Schulterblatt)

teres major: großer runder Muskel („teres“ = rund, „major“ = groß)

teres minor: kleiner runder Muskel („teres“ = rund, „minor“ = klein)

levator scapulae: Schulterblattheber („levare” = heben, „scapula“ = Schulterblatt)

OBERARM

biceps brachii: zweiköpfiger Muskel des Armes („biceps“ = zweiköpfig, „brachium“ = Arm)

triceps brachii: dreiköpfiger Muskel des Armes („triceps“ = dreiköpfig, „brachium“ = Arm)

brachialis: Oberarmmuskel („brachium“ = Arm)

UNTERARM

brachioradialis: Oberarmspeichenmuskel („brachium“ = Arm, „radius“ = Speiche)

extensor carpi radialis: speichenseitiger Handstrecker („extendere“ = strecken; griechisch „karpós“ = Handgelenk; „radius“ = Speiche)

flexor carpi radialis: speichenseitiger Handbeuger („flectere“ = beugen; griechisch „karpós“ = Handgelenk; „radius“ = Speiche)

extensor digitorum: Fingerstrecker („extendere“ = strecken, „digitus“ = Finger, Zehe)

flexor digitorum: Fingerbeuger („flectere“ = strecken“, „digitus“ = Finger, Zehe)

HALS

sternocleidomastoideus: Kopfwender, Muskel zwischen Brustbein, Schlüsselbein und Schädelbasis (griechisch „sternón“ = Brust, griechisch „kleís“ = Schlüssel, griechisch „mastoeidés“ = brustartig)

scaleni: Treppenmuskeln („scalenus“ = schief, ungleichseitig)

splenius: Riemenmuskel

DANKSAGUNG

Seit über 20 Jahren trainiere ich Tag für Tag Menschen mit Übungen aus diesem Buch. Ich habe mit Kunden von 12 bis 92 Jahren gearbeitet, mit den unterschiedlichsten Lebensläufen, von Erholungssuchenden bis hin zu Hochleistungssportlern, von Herzpatienten bis hin zu Schwangeren und Frauen nach der Niederkunft. Ob mit Kunden aus dem Entertainment oder dem Geschäftsleben oder wo auch immer sie herkamen, zwei Dinge blieben immer gleich: Ich habe jede Minute genossen – ich schätze mich glücklich, dass ich die Gelegenheit dazu bekam – und ich habe immer wieder festgestellt, wie wichtig Training für jeden von uns ist.

Ich möchte mich an dieser Stelle bei allen Menschen bedanken, die geholfen haben, dieses Buch möglich zu machen. Vor allem aber danke ich meiner Familie: meiner Frau Deborah, die meine Ratgeberin in allen Belangen ist und deren Meinung für mich am meisten zählt, wenn es darum geht, wichtige Entscheidungen zu treffen. Ich danke meiner Tochter Milena und meinem Sohn Tony, der geboren wurde, als ich diese Zeilen schrieb. Sie sorgen dafür, dass alles, was ich tue, einen Grund hat. Und nicht zuletzt danke ich meiner Mama, die mir das Leben gab, das ich habe.